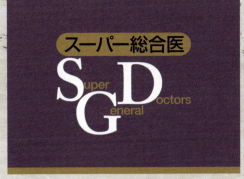

大規模災害時医療

専門編集●長 純一／永井康徳
監修●垂井清一郎／総編集●長尾和宏

中山書店

＜スーパー総合医＞

監　　修	垂井清一郎	大阪大学名誉教授
総 編 集	長尾和宏	長尾クリニック
編集委員	太田秀樹	おやま城北クリニック
	名郷直樹	武蔵国分寺公園クリニック
	和田忠志	いらはら診療所

シリーズ〈スーパー総合医〉
刊行に寄せて

　日本医師会では，地域医療の提供に最大の責任を持つ団体として，「かかりつけ医」を充実させる施策を実行してきており，今後も「かかりつけ医」を中心とした切れ目のない医療・介護を安定的に提供することが，社会保障の基盤を充実させ，国民の幸福を守ることに繋がると考え，会務を運営しているところです．

　日本が超高齢社会を迎えたことに伴い，国民の健康を守るため，医療がその人口構造・社会構造の変化に柔軟に対応する必要があることは言うまでもありません．

　社会情勢の変化に対応するために，医療界では，いわゆる患者さんを総合的に診察することができる医師の必要性が高まってきており，さまざまな場面で「総合的に診られる医師」を育成すべきとする意見が出され，それに対する対応が急務となっています．

　この「総合的に診られる医師」は，日常診療のほかに，疾病の早期発見，重症化予防，病診連携・診診連携，専門医への紹介，健康相談，健診・がん検診，母子保健，学校保健，産業保健，地域保健に至るまで，医療的な機能と社会的な機能を担っており，幅広い知識を持ち，また，それを実践できる力量を備えなければなりません．

　本シリーズ〈スーパー総合医〉は，従来の診療科目ごとの編集ではなく，医療活動を行う上で直面する場面から解説が加えられるということで，これから地域医療を実践されていく医師，また，すでに地域医療の現場で日々の診療に従事されている医師にも有用な書となると考えております．

　地域医療の再興と質の向上は，現在の日本医師会が取り組んでいる大きな課題でもありますので，本シリーズが，「かかりつけ医」が現場で必要とする実践的知識や技術を新たな視点から解説する診療ガイドとして，地域医療の最前線で活躍される先生方の一助となり，地域医療の充実に繋がることを期待いたします．

2014年2月

日本医師会会長
横倉義武

シリーズ＜スーパー総合医＞刊行にあたって

「人」を診て生活に寄り添う総合医を目指して

　プライマリ・ケアや総合医の必要性が叫ばれて久しいにもかかわらず，科学技術の進歩に伴う臓器別縦割り，専門分化の勢いに押されて，議論も実践もあまり進んでいません．その結果，たいへん残念ながら，ともすれば木を見て森を見ず，あるいは病気を診て人を診ず，となりがちなのが臨床現場の実状です．今，超高齢社会の日本に求められているのは，人間も診てくれる，さらにその人の生活にも寄り添ってくれる「総合医」であることは，間違いありません．

　「プライマリ・ケア」「総合医」という言葉は決して新しいものではなく，本来あるべき医療の姿のはずです．初診医の専門科によって患者さんの運命が大きく変わってしまう現状は，すべての医療の土台を総合医マインドとすることで変えることができます．日常ありふれた病気を，その背景をも十分に探索したうえで，薬物療法だけでなく，根本的な解決策をアドバイスできるのが総合医であると考えます．臓器別縦割りの専門医を縦糸とするならば，総合医は横糸に相当します．縦糸と横糸が上手く織り合ってこそ，患者さんが満足する，納得する医療を提供できるはずです．

　本シリーズは，超高齢社会を迎えた日本の医療ニーズに応えるべく，こうした横糸を通すことを目的に企画されました．現代版赤ひげ医学書シリーズともいえる，本邦初の大胆な企画です．執筆者は第一線の臨床現場でご活躍中の先生方ばかりで，「現場の目線」からご執筆いただきました．開業医のみならず，勤務医，そして医学生にも読んでいただけるよう，今日からすぐに役立つ情報を満載しさまざまな工夫を施して編集されています．

　本来，「総合医という思想」は，開業医であるとか勤務医であるとかにかかわらず，すべての臨床現場に必須であると考えます．また内科系，外科系を問いません．このシリーズ＜スーパー総合医＞が，手に取っていただいた先生方の日常診療のお役に立ち，そしてなによりも目の前におられる患者さんのお役に立てることを期待しています．

2014年2月

総編集　長尾和宏
長尾クリニック院長

『大規模災害時医療』
序

　東日本大震災から4年余りが経った．被災地の話題は，3.11の年中行事として以外，あるいは被災地以外では取り上げられることは，ほとんどなくなってきている．しかし被災地の現状は，丸4年経過して依然として20万人以上の仮設暮らしの方がおり，被災の激しかった地域ではようやく復興公営住宅が建ち始めたところという状況である．これからおそらく2, 3年のうちに仮設住宅から復興公営住宅への移行が進んでいくと思われるが，一方で仮設が終焉する過程と，新しい復興公営住宅での生活が始まっていく過程で，様々な問題が生じることが危惧される．

　常に「後医は名医」であり，振り返ってみて，あの時もっといい対応ができなかったのか？という疑問や批判は生じるが，現状においてもすでに今後起こりうる課題は予想されることであり，実は震災直後より予想できたこともあったはずである．しかし日本では，災害医療の仕組みがDMATをはじめとした救急医療を中心に整備されてきた経緯があり，中長期的な健康課題まで充分には視野に入っていなかった．たとえば，震災後半年から1年で大筋が決まっていく復興の街づくり・地域づくりに，超高齢社会の健康問題を視野に入れるような強い提言を行うところまでは至らなかった．

　そのような救急救命中心の災害医療の組み立ては，津波と原発事故という今回の災害ではあまり有効性を発揮できなかったという反省が聞かれるところである．一方，いわゆるプライマリケア・総合医の役割は注目されることとなった．日本医師会のJMAT，日本プライマリ・ケア連合学会のPCAT，在宅医療関係者のJRSなどであり，その後筆者を含む複数の総合医が被災地の医療復興を目指して活動している．また災害公衆衛生の領域が注目されるようになった．今後，総合診療・プライマリケア領域や公衆衛生が救急救命とともに，災害時医療（結局医療のみならずその後の健康政策に大きく影響を与える）を共に考え仕組みをつくっていくことが必要であると感じている．すなわち超高齢社会は亜急性期・慢性期などを考える視点が増えることとなり，被災後の地域を基本とする筆者としては，今回の東日本大震災の教訓を学ぶことで，非常に重要な視点が生まれ，さらに今後の大規模災害に備えての問題提起が必要と考えている．

　超高齢社会となったこと，すなわち虚弱高齢者の数・割合が大きくなっていることと，それに向けた平時の仕組みが整備されて来ていたことが，阪神・淡路大震災の20年前と異なるところである．筆者の経験上，阪神・淡路大震災の中長期支援の経験と比較し，今回は介護保険制度がつくられていたことが大きな違いだった．すなわち，介護支援専門員や地域包括支援センターが虚弱高齢者を把握していた点であり，震災後特にいわゆる認定を受けていない多くの方々の地域での暮らしを緩やかに掌握している地域包括支援センターは，震災後その住民全体を把握する際に大いに活躍したと考えられる．そういった点で普段から地域での多職種協働を実践している総合診療医，特に在宅医療に携わる医療者が被災地の支援で活躍したことは，災害の特性だけではなく，時代の変化から当然の帰結

であったと考えられる．

　実は今回の災害は，大規模な災害拠点を中心とした救急救命の視点（県レベル）に，地域包括ケアに代表される超高齢社会を背景とした地域の生活を支えることを含めた幅広い健康問題（市町村のさらには生活圏）への広がりを示唆するターニングポイントになる災害だったのではないか，と考えている．

　今後地域包括ケアシステムの構築が進むことで，日頃より多職種協働や行政との連携を行っている医師が確実に増えることと，さらに新専門医制度で総合診療医が社会的に認知されてくるこれからの時代に向けて，本書が災害医療に幅広く貢献できる可能性を総合医は持っていることを示す一助になれれば幸いである．

2015年6月

専門編集
長　純一
石巻市立病院開成仮診療所長
石巻市包括ケアセンター長

〈スーパー総合医〉大規模災害時医療

CONTENTS

1章 総論

災害医療におけるプライマリ・ケア	國井 修	2
災害救護に求められること 　東日本大震災対応の経験から見えてきた， 　求められる地域住民の備えと地域開業医の災害対応のありかた	石井 正	8
大学の果たした役割，今後の災害医療への提言	里見 進	14
PCAT 活動総論	前沢政次	20

2章 緊急時(急性期)

災害拠点病院としての急性期対応	山田康雄	28
大規模災害時における医療救護チームの派遣調整	佐藤顕一	36
地域災害医療コーディネーターの役割	成田徳雄	42
Special Lecture 災害時(急性期)のロジスティック支援 田中秀治，喜熨斗智也，高橋宏幸，後藤 奏，杉本勝彦，島崎修次		49
Special Lecture 診療所の被災 ―医師の体験より	村岡正朗	56
病院の被災	伊勢秀雄	59
Special Lecture 高齢者の在宅療養を支援する訪問診療医 被災地での challenge	川合秀治	65
Special Lecture 大災害時の検案	佐藤保生	70
急性期の歯科活動	佐々木啓一	74
新潟県中越地域でのサポートセンター構想 災害福祉広域支援ネットワーク・サンダーバードの創設	小山 剛	79

3章 生活支援期(中期)

災害時のボランティアコーディネート	林健太郎	88
災害時の要援護者への支援	小野沢滋	98
災害時にあっても求められる在宅医療	永井康徳	106
災害時における医薬品供給	丹野佳郎	112
災害時の食を中心とした多職種協働	古屋 聡	118
透析患者への救護支援活動	宮崎真理子	124
在宅人工呼吸器療養者への救護活動	川島孝一郎	130
感染症の予防，早期発見，そして隔離対策	高山義浩	138
Special Lecture 外部支援者の復興への取り組み	原澤慶太郎	144

〈スーパー総合医〉に関する最新情報は，中山書店 HP「スーパー総合医特設サイト」をご覧下さい
http://www.nakayamashoten.co.jp/bookss/define/sogo/index.html

| Special Lecture | 医師として，市長として | 立谷秀清 | 151 |

リハビリテーション科医の中期対応活動
　リハビリテーション科医が周囲に求めるもの ……………… 樫本　修 155
被災者から見た緊急時〜生活支援期におけるメンタルケア ……………… 宮城秀晃 160

4章　復興期（慢性期）

原発事故と慢性期の放射線医療 ……………… 坪倉正治 166
次の災害対策への公衆衛生の取り組み ……………… 石井正三 173
被災地での地域精神保健活動 ……………… 原　敬造 182
メンタルケア：PTSD，悲嘆反応など ……………… 村上典子 188

| Special Lecture | 子どものメンタルケア | 桑山紀彦 | 194 |

生活不活発病　災害時医療の新たな課題である「防ぎえる生活機能低下」 ……………… 大川弥生 199
継続支援 ……………… 大泉　樹 207

| Special Lecture | 災害支援ネットワークの活動 | 池田昌弘 | 213 |

釜石平田仮設の取り組み ……………… 後藤　純，辻　哲夫 216

| Special Lecture | 石巻市の地域包括ケアへの取り組み | 長　純一 | 222 |

新潟県中越地震から学んだこと　大規模災害時における医療支援のありかた ……………… 庭山昌明 228
復興期における視点　ソーシャル・キャピタルと社会格差 ……………… 近藤尚己 233

付　多職種からの活動報告と今後への対策

看護協会 ……………… 中板育美 240
訪問看護 ……………… 菅原由美 245
作業療法士 ……………… 小林　毅 249
理学療法士 ……………… 伊藤智典 252

| Special Lecture | 東日本大震災における歯科活動
　被災地の東北大学歯学研究科は何をしたか | 佐々木啓一 | 255 |

医療ソーシャルワーカー ……………… 笹岡眞弓 262
介護支援専門員(ケアマネ) ……………… 鷲見よしみ 266
薬剤師 ……………… 丹野佳郎 271

URL 一覧表 ……………… 275
索引 ……………… 277

■本文中に紹介された Web サイト等（　　　部）の URL は巻末の「URL 一覧表」および中山書店 HP「スーパー総合医特設サイト」（上記 QR コード）にリストを掲載，本リストより直接ジャンプ可能．

執筆者一覧 (執筆順)

國井　　修	世界エイズ結核マラリア対策基金		川島孝一郎	仙台往診クリニック（宮城県）
石井　　正	東北大学病院総合地域医療教育支援部（宮城県）		高山　義浩	沖縄県立中部病院感染症内科（沖縄県）
里見　　進	東北大学総長（宮城県）		原澤慶太郎	亀田総合病院（千葉県）
前沢　政次	京極町国保診療所（北海道）		立谷　秀清	福島県相馬市市長（福島県）
山田　康雄	仙台医療センター救命救急センター（宮城県）		樫本　　修	宮城県リハビリテーション支援センター附属診療所（宮城県）
佐藤　顕一	宮城県保健福祉部医療整備課（宮城県）		宮城　秀晃	宮城クリニック（宮城県）
成田　徳雄	気仙沼市立病院脳神経外科（宮城県）		坪倉　正治	東京大学医科学研究所 先端医療社会コミュニケーションシステム 社会連携研究部門（東京都）
田中　秀治	国士舘大学防災・救急救助総合研究所（東京都）		石井　正三	日本医師会/(医) 正風会石井脳神経外科・眼科病院（福島県）
喜熨斗智也	国士舘大学大学院救急システム研究科（東京都）		原　　敬造	震災こころのケア・ネットワークみやぎ からころステーション（宮城県）
高橋　宏幸	国士舘大学大学院救急システム研究科（東京都）		村上　典子	神戸赤十字病院心療内科（兵庫県）
後藤　　奏	国士舘大学防災・救急救助総合研究所（東京都）		桑山　紀彦	（認定）特定非営利活動法人「地球のステージ」（宮城県）
杉本　勝彦	国士舘大学防災・救急救助総合研究所（東京都）		大川　弥生	産業技術総合研究所ロボットイノベーション研究センター（茨城県）
島崎　修次	国士舘大学防災・救急救助総合研究所（東京都）		大泉　　樹	留寿都診療所（北海道）
村岡　正朗	村岡外科クリニック（宮城県）		池田　昌弘	全国コミュニティライフサポートセンター（宮城県）
伊勢　秀雄	石巻市立病院（宮城県）		後藤　　純	東京大学高齢社会総合研究機構（東京都）
川合　秀治	松原クリニック（岩手県）		辻　　哲夫	東京大学高齢社会総合研究機構（東京都）
佐藤　保生	診療所 在宅医療（宮城県）		長　　純一	石巻市立病院開成仮診療所（宮城県）
佐々木啓一	東北大学大学院歯学研究科（宮城県）		庭山　昌明	新潟県医師会（新潟県）
小山　　剛	高齢者総合ケアセンターこぶし園（新潟県）		近藤　尚己	東京大学大学院医学系研究科（東京都）
林　健太郎	一般社団法人 Barefoot Doctors OKINAWA（神奈川県）		中板　育美	日本看護協会
小野沢　滋	北里大学病院トータルサポートセンター（神奈川県）		菅原　由美	全国訪問ボランティアナースの会キャンナス（神奈川県）
永井　康徳	たんぽぽクリニック（愛媛県）		小林　　毅	千葉県立保健医療大学（千葉県）
丹野　佳郎	石巻薬剤師会（宮城県）		伊藤　智典	日本理学療法士協会
古屋　　聡	山梨市立牧丘病院（山梨県）		笹岡　眞弓	文京学院大学人間学部（埼玉県）
宮崎真理子	東北大学病院血液浄化療法部（宮城県）		鷲見よしみ	日本介護支援専門員協会

総論

1章

総論

災害医療におけるプライマリ・ケア

國井 修
世界エイズ結核マラリア対策基金

- ◆ 情報は災害支援の要であり，災害時のコミュニケーションは平常時以上の配慮を要する．
- ◆ 災害・緊急事態の種類，規模，場所といった発生状況や発災後の時間経過により，健康影響は異なる．総合的，全人的に被災者を診ることはもちろんパブリックヘルスの見地からの介入も必要である．
- ◆ 人道支援の原則は「現地に迷惑をかけない」ことと「現場から学ばせていただく」という謙虚な姿勢である．
- ◆ 災害時には多種多様なリスクやニーズが生じ，多職種との連携・協働が必要となる．医療コーディネーターの役割が重要となるが，この連携のシステムとして近年「クラスター・アプローチ」が導入されている．
- ◆ 災害復興をさらに前向きに捉え，災害前より良い状態に創生する「ビルド・バック・ベター」の概念が普及しつつあり，保健医療の復興計画にも取り入れられるべきである．

 はじめに

- 世界では様々な災害・緊急事態が発生し，近年日本でも阪神・淡路大震災や東日本大震災など「未曾有」の災害が起こった．が，リスク管理の基本は「最悪のシナリオ」を想定して準備することであり，原則からいえば，昨今の大震災も災害史上「未曾有」ではなく「想定しうるシナリオ」として準備すべきであった．
- 筆者はかつてプライマリ・ケア医として僻地医療に従事し，その後，途上国の自然・人為災害の支援にも関わってきた．災害対応の不備により，本来予防・管理可能であるはずの健康問題（感染症流行など）が発生し，多くの命が失われる現実を目の当たりにした．
- 程度の違いはあるが，阪神・淡路大震災や東日本大震災でも，災害準備・対応，特に健康に関わる分野では，未だに改善すべきことは多いと感じる．日本には災害時のパブリックヘルスに関する教科書もなかったため，東日本大震災を機にまとめた[1]．参考にしてほしい．
- プライマリ・ケアが災害時に果たす役割は多大である．被災者は，以前からもつ健康問題に加え，災害に伴う多様な健康リスクや問題を背負う．

プライマリ・ケアの5つの理念

被災者に対して，すぐ近くで訴えを聞き，診察・治療をし(Accessibility)，性・年齢，障害・介護度，慢性疾患が違っても，身体から精神問題まで様々な悩み・訴えを聞いて対処し(Comprehensiveness)，専門医や保健・福祉など多職種と連携を図り(Coordination)，後方支援病院や介護福祉施設への紹介など継続的な支援を行い(Continuity)，患者への説明をきちんと行い，診療・調剤などの患者負担を支援物資および保険診療・調剤により最小限に抑える(Accountability)といった，日本プライマリ・ケア連合学会が提唱する「プライマリ・ケアの5つの理念」は災害時には一層重要な意味をもつ．

- ただし，災害時には被災者の保健・医療・福祉ニーズが増加・多様化する一方で，現地のシステムは崩壊し，通常のプライマリ・ケアの知識・経験では対応できないことも多い．
- 本稿では，災害支援の現場でプライマリ・ケアに関わる医療者が留意すべき点を以下の5つに集約して解説する．

情報とコミュニケーション

災害時の情報管理

- 災害時には情報が錯綜し，必要な情報が不足する一方で，誤った情報が拡散し，被災者の不安を煽ることがある．また，コミュニケーションの問題から，チーム内や組織・多職種間で緊張や不和を生じ，連携・協力が円滑に進まなくなることもある．
- 情報は災害支援の要である．発災後できるだけ迅速にニーズ把握，ギャップ分析などを行い，必要な支援が必要な人々に届いているかを定期的にモニタリングしなければならない．
- 開発途上国では，災害発生後，時に感染症流行で数万人規模が死亡することもあるため，情報管理には予算を確保し，情報ユニットを設置して，データ・情報の収集・分析・共有を計画・実施することが多い．東日本大震災では，感染症サーベイランスが立ち上がったのが発災1か月以降で，保健・医療・介護ニーズなどに関する情報収集も，迅速で体系的とはいえなかった．
- 災害時の保健医療情報管理のあり方を述べることは本稿の目的ではないが，災害時のプライマリ・ケアに関連する情報・データ管理については，支援者は十分に理解しておかなければならない．

災害時の保健医療情報管理の課題

▶ 医療機関も被災して診療記録が失われ，現病歴，既往歴，服薬歴なども不明なまま，被災者の診療記録をいかに管理するか．
▶ 短期で医療チームが交替する場合，いかに情報を申し送るか．
▶ 健康影響のリスク因子をいかに把握・測定し，多職種と連携・対応していくか．
▶ いかに保健師などと協力して，地域ベースのデータ・情報の収集に関与し，それを基にした介入サービスに協力していくか．

● これらの課題には未だ正しい答がないものもあるので，今後の議論・検討を通じ，ガイドラインなどを作成する必要もあろう．

災害時のコミュニケーション

● コミュニケーションの重要性はよく知られているが，特に緊急対応期には支援者も被災者も精神的に高揚しており，客観的また冷静な判断や意思伝達ができなくなることがある．プライマリ・ケアで重要なのは，被災者の悩みや訴えにできるだけ耳を傾け，必要に応じて他職種につなげ，保健・医療・福祉を越えた課題の場合は，チームリーダーや避難所の担当者などに報告・連絡・相談をし，自分だけで情報や問題を抱え込まないことである．

● 災害時のコミュニケーションは平常時以上に配慮が必要で，お互いを尊重し，感謝し合い，課題があれば批判でなく，一緒に考え建設的に問題を解決する努力をし，相手の立場にたった言葉の選択・言い回しをする必要がある．

● また，メディアとのコミュニケーションにも注意が必要である．たった3日間1か所の避難所で医療を手伝っただけでも，「被災地で活動した医師」として，その言葉は被災地全体の問題のように伝えられ，日本全体，時に海外にまで広まることもある．特に，感染症流行や予見しにくい健康リスクは，エビデンスもなく憶測でものを言うと，それが事実のように誇大して報道され，被災者に懸念や不安を募らせる結果にもなる．

人を診ながら森を診る

● 災害・緊急事態の種類，規模，発生場所により，直接・間接的な健康影響は異なることが多い．たとえば，筆者が関わった緊急事態として，バングラデシュの竜巻では外傷，インドネシアの森林火災では呼吸器疾患，ソマリアの飢饉ではコレラ流行が問題となった．被災民の人口構成（特に，乳幼児や妊産婦，高齢者の割合），災害発生前の状況（予防接種率，栄養不良率，慢性疾患の有病率など）などによっても，災害後の保健医療ニーズは異なってくる．

● 日本国内の災害でも，地震と津波，都会と農村，原発問題の有無などの状況の違いによって健康影響は異なり，発災後の時間経過によりニーズも変遷する．

● このように，災害時には様々な健康影響，それをもたらすリスクがあり，注

東日本大震災では，わずか数日だけ支援に来た医療チームが，現場で休まず活動している地元の医療者や保健師に対し，あれができていない，これはだめだと批判する場面があった．また，大学から派遣されたチームのリーダーが，地元の保健師や他の医療ボランティア・チームに上から目線で命令・指示をして，軋轢を生んだこともある．

被災地の事例
中には，飲料水が供給されていながら，トイレまで遠いなどの理由で高齢者が水の摂取を控えて脱水になる，捨てる場所がないため，カップラーメンの塩分の多いスープを残さず飲むことが避難所で暗黙の了解になっているなど，実際に避難生活を観察しないと見えないリスクもある．

意深く被災者に耳を傾けなければならない．
- 被災地でプライマリ・ケアを実践する場合，総合的，全人的に被災者を診ることはもちろん，被災者の避難生活を含めた森全体を診て，パブリックヘルスの見地から介入・改善を提言する必要もある．
- さらに，森を診ながらも，避難生活の中で，乳幼児，妊産婦，高齢者，障害者など，食事・栄養，水分摂取，トイレなどに関わる特別の配慮，予防，リハビリ，介助・介護などに関わる特別の支援を必要としている個人を把握し，個別の対応を推進することも大切である．

主役は誰か

- 世界の緊急事態では，様々な政治，社会，宗教などの複雑な問題があるため，人道支援には行動規範や基本原則と呼ばれるものがある．そのひとつが "Do Not Harm"，簡単に言うと「現地に迷惑をかけない」ことである．
- 悲惨な災害現場の映像や記事を見て，現地に支援に行きたい，支援物資を送りたいと感じるその気持ちと行動は尊いが，行動に移す前に，自分は現場に本当に役立つか，現地に迷惑をかけないか，送ろうとする支援物資は現地が求めているものかを検討すべきである．
- 特に，緊急対応期には被災地は混乱し，道は渋滞し，被災者に与えられるべき限られた居住スペースや水・食事を奪うことにもなる．不要な援助物資を送られ，その物品の整理・処理に時間や人手をとられることもある．
- 自明のことだが，現場の主役は被災者であり，ニーズがなければボランティアも支援物資もいらない．外部支援が必要なのは，現地の対応能力を超えた，現場で備蓄がない，調達できないなどの場合である．外部支援者は脇役・黒子に徹し，現地の医療機関や行政でカバーできない部分をいかに補うか，という視点で行動すべきである．
- その一方で，災害現場は最高の学びの場でもあることも事実である．坐学では学べないことが現場にある．将来の災害支援人材を養成する意味では，戦略的に現場で学ぶ機会を与えるのも重要である．その場合も現場に迷惑をかけないよう，経験豊かな専門家と一緒に派遣されることが望ましく，「現場から学ばせていただく」という謙虚な姿勢が必要である．
- 被災者が主役であることは言うまでもないが，被災者を「支援される者」に押し込む必要はない．むしろ，被災者も自らの支援に加わり，一緒に考え支援活動を行う「参加型」が求められる．被災者の尊厳と自尊心を保ち，自立と自律につなげるにはどうしたらよいか，支援者も被災者と共に考え，被災者から学ぶ姿勢が大切である．

阪神・淡路大震災の際，兵庫県西宮市で医療チームの調整役をしていたことがある．そこで困ったのは「自分のクリニックを休業して支援にきたのに，活動の場がない」「持ってきた医薬品や支援物資が使われない」などと怒りをあらわにする医療者への対応である．

アクションのための連携・協働

- 上述したように，災害時には多種多様なリスクやニーズが生じ，プライマリ・ケアの医療チームだけでは解決できず，多職種との連携・協働が必要となる

ことが多い．

- 開発途上国の大災害では，現地の対応能力が限られるため，国外から多くの支援が参入することが多いが，どこで誰が何を支援しているのか，どのニーズが満たされ，何が満たされないのか見えなくなることがある．
- そこで近年導入されているのが「クラスター・アプローチ」で，保健医療，食料・栄養，水・衛生，ロジスティクスなど，主要セクターのそれぞれに政府，国連，市民団体など主な組織・団体が集まり，セクター毎に支援計画を作り，活動の調整・連携を行う．また，各クラスターの調整役が集まり，クラスター間の連携・協力も行う．
- 東日本大震災では，各地で医療コーディネーターが活躍し，医療チームの連携・調整という面では機能していた．しかし，健康リスクを低減し，健康を守るという意味で，プライマリ・ケア，さらにパブリックヘルス全体としての連携・協力や，予防・診断・治療・疾病管理・リハビリなどの連続性を保持し，保健・医療・福祉のニーズに対する総合的・包括的な連携・協働という面では，未だ十分とはいえない．

クラスター・アプローチ

人道支援活動に際して，国連人道機関が個別に活動するのではなく，クラスター毎にリード・エージェンシーを指定し，リード・エージェンシーを中心とする人道機関間のパートナーシップ構築により，現場における支援ギャップに対応しつつ支援活動の効果を高めるためのアプローチ．
2005年の国連人道支援改革の議論の柱の一つ「能力及び予見可能性の向上」に応えるものとして，2005年10月に発生したパキスタン等大地震の際に試験的に導入された．
（外務省ホームページ「緊急・人道支援　国際機関を通じた援助　用語説明」より抜粋）

> **連携・協働の重要ポイント**
>
> これらの連携・協働で重要なのは，誰が，何のために，どのような連携・協働を行うべきか，目標，手段・方法，必要な人材・物品・予算，実施に向けたスケジュールなどを具体的に議論し，共同で計画を立てることである．緊急対応が求められ，刻々と状況が変化し，支援者も頻繁に変わる中，それらの行動計画は文書化・可視化して確認し合い，必要に応じて柔軟に変更していく．

- さらに，多職種連携のための調整役も必要になることがある．医療コーディネーターがすべてを行うことは難しいので，主要な職種間連携については，平時に調整役の育成や能力強化を行い，将来の大規模災害のために人材バンクを作るなどの準備が必要であろう．

ビルド・バック・ベターを目指して

- 災害復旧・復興の究極の目的は，できるだけ早く，被災者を通常の生活に戻らせることである．しかし，近年では災害復興をさらに前向きに捉え，災害前より良い状態に創生する「ビルド・バック・ベター（Build Back Better）」という概念が普及しつつある．
- 特に開発途上国では，災害前から貧困や感染症が蔓延し，保健医療インフラや人材が不足する地域が多いため，これら「慢性的な問題」を含め，開発の視点から災害支援・復興を考える必要がある．
- 程度の差こそあれ，東日本大震災でも，災害前から地域が抱える医療過疎などの「慢性的な問題」があり，その上に災害による医療システムの崩壊などの「急性の問題」が生じた．

- したがって，復興計画を作る上で，被災地の人々の健康を守り，増進し，保健・医療・福祉体制を災害前よりも改善・強化するにはどうすべきか，行政と関係機関・団体がじっくり議論し，具体的な目標，指標，行動計画などを作成することが求められる．
- ここで重要なのは，できるだけエビデンスを基に，住民の視点から計画を作ることである．往々にして，災害復興でも，政治的要因，行政・医療提供者側の視点，実現可能性の観点などから，病院・診療所の再建，医療人材の配置などが決まることが多い．しかし，どのくらいの住民が，いかなる健康問題を抱え，どのような保健・医療・福祉サービスを求め，それを充足するにはいかなるサービス提供が必要か，いかにサービスの質を確保し，連携・協力を強化していくかなどを予測しながら，具体的に検討する必要がある．
- プライマリ・ケアについても，被災者・住民と意見交換しながら，行政，医療機関，医師会，地元大学などが「あるべき姿」やビジョンを議論しながら，保健医療の復興計画を作成・実施すべきである．
- 今でも被災地にはプライマリ・ケアの学びの場がたくさんある．さらに開発途上国には山ほどある．本書を読んだ後は，是非現場に出かけて行って体で学ぶことをお勧めする．
- プライマリ・ケアの醍醐味は病院や診療所の外にある．

文献
1) 國井修（編）．災害時の公衆衛生―私たちにできること．南山堂；2012.

総論

災害救護に求められること
東日本大震災対応の経験から見えてきた，求められる地域住民の備えと地域開業医の災害対応のありかた

石井　正

東北大学病院総合地域医療教育支援部／
宮城県災害医療コーディネーター／石巻赤十字病院病院長特別補佐

- ◆ 石巻の支援に入ったすべての組織の救護チームを一元化した「石巻圏合同救護チーム」を立ち上げ，圏内にあった避難所すべてに対し環境・衛生状態・傷病内訳におけるアセスメントおよび巡回診療活動を行った．
- ◆ 過剰な医療救護はむしろ逆効果であり，あくまで目標は被災者の自立支援であるとした．
- ◆ 大災害に対する地域住民の備えの一つとして「お薬手帳」を避難時に携行するなど自分の服用歴がわかるようにしておくこと（自助）も重要である．またふだんから地域医療機関や町内会的コミュニティとの連携を深めておく（共助）必要がある．
- ◆ 開業医の役割としては，自身のクリニックの再開を最優先に行動することであり，外部からの依頼・調整事案はなるべく合同救護チームに担ってもらうようにする．
- ◆ 被災地外からの開業医チームであるいわゆる日本医師会災害医療チーム（JMAT）は，「患者の近くに寄り添う医療活動」を得意とし，亜急性期以降の救護活動において極めて有力である．

 はじめに

- 2011年3月11日に発生した東日本大震災では宮城県石巻市，東松島市，女川町からなる石巻医療圏は死者・行方不明者合わせて約6,000名（被災地全体で約18,000名）と最大被災地となった．
- 当時筆者が勤務していた石巻赤十字病院は，石巻圏においてただ一つ100％機能を維持しえた高次対応可能な医療施設であり，また石巻市の行政や保健所も被災し，発災直後にその機能が著しく低下したため，必然的に現地医療救護活動の拠点本部となった．
- また筆者は宮城県災害医療コーディネーターでもあったため，「石巻圏」の医療救護活動を統括する役割を担うことになった．
- まずこの経験について，院外救護活動を中心に紹介し，次にその経験から見えてきた，大災害時に求められる地域住民の備えおよび地域開業医の役割について論じ，最後に災害支援プレーヤーとしての被災地外の開業医の役割の重要性についての私見を述べてみたい．

石巻医療圏における東日本大震災への対応

- 大規模災害においては，平時の常識は通用しない．すなわち本震災時の石巻市や保健所のように，機能できない組織をあてにしてはいけないと考えた．また，医療対応のみに活動を厳密に限定せず，被災地の健康管理に関することは最大限行う方針とした．
- 2011年3月20日，東北大学，医師会，自治体等の関係機関と直接調整し，石巻の支援に入ったすべての組織の救護チームを一元化した「石巻圏合同救護チーム」を立ち上げ，圏内に当初最大328か所あった避難所すべてに対し環境・衛生状態・傷病内訳などを項目としたアセスメントを継続的に行い，時系列データをすべて記録・保管した．
- 被害が甚大かつ広域であったため，石巻医療圏を14のエリアに分け，エリアごとに必要に応じて救護チームを割り振る「エリア・ライン制」を敷いた．
- 主業務となる避難所巡回診療活動のほかにも，
  ①食料不足の避難所35か所に対する行政への食料配給要望と石巻赤十字病院への支援物資の可及的配布
  ②衛生環境の劣悪な避難所100か所に対する，感染管理認定看護師の派遣およびラップ式トイレの配布(116台)や手洗い装置の設置(11か所)
  ③殺到する被災者による本院負担軽減のためのサテライト救護所2か所の開設
  ④無医地域に対して定点救護所2か所の開設
  ⑤回復遅延地域への支援としての，在宅被災者も利用可能な定点救護所4か所の設営および被災者の交通手段確保目的のための無料医療支援バス運行
  ⑥要介護者対応を協議する「介護会議」の開催と，避難所内要介護者のアセスメント調査
  ⑦石巻市による福祉避難所立ち上げのサポート
  ⑧災害弱者用の療養型避難所の開設
  ⑨巡回診療時処方薬の後日配達システムの構築
  などの様々な施策を行った．
- 過剰な医療救護はむしろ逆効果で，あくまで目標は被災者の自立支援であると考え，開業医の先生方の診療再開とともに，4月中旬ころから徐々に活動避難所数を漸減していき，9月30日に合同救護チーム活動を終了した．登録延べ955チームが参加し，カバーした避難所数は最大328か所(46,480名)，避難所や定点救護所で診療した延べ人数は53,696名であった．
- 上述したように，われわれが巡回救護していた避難所・運営救護所において，継続的に有症状者(発熱，下痢，嘔吐，咳，インフルエンザ，呼吸器疾患)数のアセスメントも行っていたが，その症状別の推移を 1 に示す．
- 2011年3月下旬から4月上旬にかけてピークを迎え，6月下旬ごろまでにはすべてのエリアにおいてモニターしていた症状を有する被災者をほとんど認めなくなった．

1 避難所・救護所受診者の症状推移

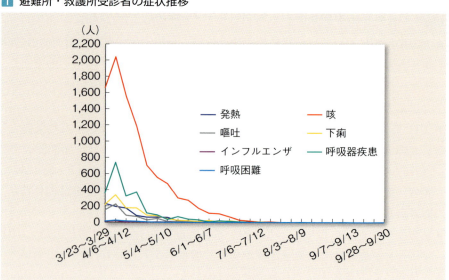

- マスコミ等に危惧されていた石巻医療圏内での感染爆発や感染症の蔓延は認めなかったと思われる．

地域としての備え

- 大災害が発生したとき，被災地域はどのように対応すべきで，そのためにはどのような備えが必要になるのであろうか．この項では，大災害に対しての地域住民の備えについて，また発災時の地域の開業医の役割について考えてみたい．

地域住民の備えについて

- 大災害が起こったとき，適切に被災地の住民が対応するためには，平時からの備えが重要である．
- 第一に，地震や津波が起こったときに，どこに逃げるか調べておくべきである．その安全な場所を家族の集合場所としておけば，離れた場所で被災しても合流できる．
- 第二に，たとえば南海トラフ地震時には1週間は救護支援が入らないことが想定されている（平成25年5月中央防災会議 防災対策推進検討会議南海トラフ巨大地震対策検討ワーキンググループ報告書）ように，大災害時には1週間は自力で耐えられるように備えておくことも必要だ．具体的には，非常食，水，救急用品，衣類，マスク，タオル，懐中電灯，身分証明書，マッチ（ライター）などなどであろうか．これらはいわゆる「自助」としての備えといえる．

> 中でも，東日本大震災では，被災者の服用している薬の種類，量の把握に大変難渋した経験から，被災者は，自分の服用歴を記してある「お薬手帳」を，避難時にはぜひ携行すべきである．それができなくなってしまうリスクに備え，コピーをとっておき，親戚などに分散させておくことや，携帯電話に服用している薬の情報や写真を入れておくのも一つの方法である．ただし，これらの情報は個人情報でもあるので，自己責任で管理する必要がある．

- 第三に，地域医療機関を含めたコミュニティとしての連携体制を構築することも重要である．
  - 一つ目は，非常事態でも受診できる医療機関を確保しておくことである．特に透析治療や在宅酸素療法を受けている患者にとって，災害時にこれらの治療を中断するわけにはいかないので，必須である．
  - 二つ目は，近隣とのつながりを深めておくと，災害時には有利に働く．お互いが顔見知りであれば，たとえ独居であったとしても「ご近所の○○さんはどうなった」となり，消息をよりたどりやすくなる．
  - 三つ目は，町内会的コミュニティが構築されていることも，避難所などで共同生活を行う必要に迫られた場合，より円滑に運営することが可能になるため有効である．

  これらのことは，「共助」としての備えといえよう．

被災地域の開業医の役割について

- 地域の開業医を中心として構成される医師会は，地域貢献の一環として災害時には率先して地域の災害救護活動を行うべき，と一般的に考えられることが多いが，筆者の考えは若干異なる．
- 被災地の地元医師会もまた被災者であり，守るべきクリニック・従業員を抱えている開業医の先生方に，被災した場合でも救護所を設置して公的救護活動を行えとか，外部からの支援の調整を行えというのは，正直酷である．
- 石巻市では東日本大震災発災当初，医療機関の大半(86施設中80施設)が機能停止に陥った．それでも石巻市医師会は，石巻高校に定点の救護所を発災3日目の3月14日に開設，同医師会の先生方が交代で診療を行い，地域を守るために奮闘した(2)．われわれが把握しているだけでも，4月20日終了まで延べ1,040名もの被災者を診察している．
- このとき，われわれは地元の医師会に対して「外部からの依頼事や調整を要する事案については，すべて石巻圏合同救護チームに回してください．またクリニック再開を遅らせてまで無理して救護所診療などの救護活動に参加していただかなくても『余裕があれば』で大丈夫です．先生方にはぜひご自身のクリニック再開に全力をお尽くしいただければと思います．なぜなら，それこそが医療復興への近道であると思いますので」とお願いし，再開するクリニックとバッティングしないよう，クリニック周辺地域より救護チームは

2 石巻市医師会による「石巻高校救護所」

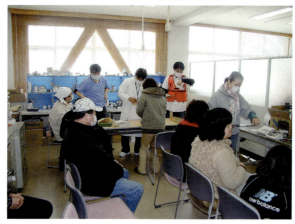

(石巻市医師会より写真提供)

3 石巻圏合同救護チームの巡回避難所数の推移

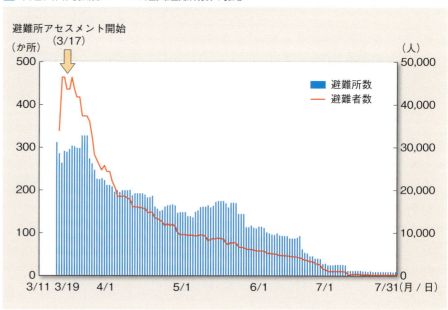

順次撤収した(3).

- すなわち,開業医の各クリニックは地元に根付いた診療施設であり,診療を継続,あるいは速やかに再開することは,地域住民にもともと周知された医療施設であることから,その地域で定点救護所を運営する以上の効果があるうえ,テンポラリーな医療提供組織である救護チームが医療提供体制を維持したままシームレスに撤収できるというメリットがある.
- これらの調整を行いつつ,救護ニーズを正確に評価したうえで過剰でも過少でもない適正な救護活動を行うためにも,医師会との密な継続的連携は必須であると考え,圏内の二つある医師会(石巻市医師会,桃生郡医師会)の医師

会長に2011年3月24日から6月9日まで毎日電話で連絡を取り，6月10日以降も定期的な連絡を継続した．このような地元医師会との密な連携は，地域で救護活動を行ううえで必須であると考える．

 ## 被災地外の開業医の役割

- いわゆる日本医師会災害医療チーム（JMAT）構想が，日本医師会長の諮問機関である救急災害医療対策委員会により2010年に発表されていたが，実は筆者はこの震災が起こるまで，この構想に対し，第一に，JMATといっても開業医の先生方は自分の診療所を閉めてまで本当に他地域の救護活動をするのだろうか？ 第二に，医師会としてのプレゼンスを示すのが真の目的なのではないか？ 第三に，救急医療に慣れてない開業医の先生が災害現場ではたして役に立つのだろうか？ という疑念が正直あった．

- しかしこれらの疑念は，少なくとも東日本大震災時の石巻圏においてはすべて誤りであった．石巻圏合同救護チームに参集したJMATまたは医師会有志チームの数は，期間にして3月12日から6月30日までの111日間にわたり，延べ165チーム，派遣元となった医師会数は，30チーム以上の派遣をいただいた多摩・調布医師会，兵庫県医師会，岡山県医師会など19にのぼる．この方々は，平気で診療所を閉めて被災地に駆けつけた．兵庫県医師会などは，支援希望者が殺到して，調整の関係上，一部断らざるを得ないくらいであったそうである．

- 亜急性期以降の救護活動の中心は定点救護所での診療や避難所巡回，在宅被災者への訪問診療のような「患者の近くに寄り添う医療活動」なのだが，災害拠点病院勤務者で主に構成されるDMATはじめ，大学病院や地域の中核病院からの救護チームと比べ，この活動はJMATや医師会チームのほうがはるかに得意な「お手のもの」の診療パターンだったようで，被災地での評判も非常によかった．

- 今後の災害においても，特に亜急性期以降の救護活動において，JMATは必要不可欠なプレーヤーであると考える．

JMAT
Japan Medical Association Team；日本医師会災害医療チーム

DMAT
Disaster Medical Assistance Team；災害派遣医療チーム

 ## おわりに

- 以上，石巻圏合同救護チーム統括の経験から，大災害時対応のために必要な地域住民の備えと地域開業医の災害対応のありかたについて述べた．今後は，被災地の開業医や支援する側に回った開業医の皆さんが，各県で整備が進みつつある「災害医療コーディネートシステム」のいわゆるcommand and controlの中で，他組織と住み分け，あるいは円滑に協働する仕組みの確立が急がれると考える．その際，本稿で述べたような東日本大震災におけるわれわれの対応を参考にしていただければ幸甚である．

総論

大学の果たした役割，今後の災害医療への提言

里見　進
東北大学総長

- ◆東北大学病院では四段階を経て県内外の医療の復旧に対処した．
- ◆第一段階：入院患者および職員の安全確保と緊急のトリアージ体制の確立
- ◆第二段階：病院機能の復旧と仙台市周辺の医療機関への支援およびトリアージの継続
- ◆第三段階：県内外の医療機関への支援強化
- ◆第四段階：避難所の長期的な診療体制の整備と病院の正常機能への復帰

 ## はじめに

- 平成23年3月11日に発生した東日本大震災では，東北大学病院も研究棟や外来棟，手術部，検査部などに大きな被害を受けた．しかしながら，平成18年に完成した病棟は制震構造となっており，患者さんにはほとんど被害がなかった．また，職員にもけが人が少なかったことが幸いし，比較的早い段階から病院機能の復旧に取り掛かるとともに，県内外の医療体制を支える活動を開始できた．
- 本報告では，今回の大震災に際しての東北大学病院の取り組みと，そこから得られた今後の災害医療の在り方への提言を行う．

 ## 東北大学病院の被災状況

- 電気・ガス・水道・エレベーターなどのライフラインは発災後すぐに停止した．電気は非常用発電装置がすぐに作動したので，生命維持装置などは滞りなく維持できた．水道は断水，さらには一部建物内に漏水が発生したために，揚水ポンプを一時的に停止して点検を行った．
- 病棟は平成18年に完成した制震構造になっており壁の亀裂程度で済んだが，外来診療棟・中央診療棟は築年数が古いこともあって壁の損傷や機器の損壊が著しく，専門家によって安全性が確認されるまでは一時的に立ち入り禁止とした．研究室である医学部二号館や三号館は器物が倒壊散乱し，特に三号館は耐震性にも問題があり，長期間の立ち入り制限となった．
- ライフラインの復旧は，電気については翌日から電力会社より特別高圧一回線の供給が開始された．医学部二・三号館については復旧に1週間以上を要

した．市ガスは復旧が最も遅延し，3月18日にパワーセンターへの供給が40％開始されたものの，病棟や外来・中央診療棟への蒸気の供給再開には震災後20日を要した．この間は手術に必要な器具の消毒滅菌を山形大学などの他施設に依頼した．エレベーターは一時全機が停止したが，病棟に関しては順次点検を行い早期に回復した．

復旧への取り組み

- 例年行ってきた訓練が生かされ，震災発生後20分以内に対策本部，また40分後には高度救命救急センターを中心にしたトリアージ体制を設置できた．以後，東北大学病院では四段階を経て県内外の医療の復旧に対処した．
- これらの段階は大まかに区分したものであり，実際にはそれぞれが一部前後しながら，また重複して進行した．

第一段階：入院患者および職員の安全確保と緊急のトリアージ体制の確立

- 打合わせのとおりに高度救命救急センターを中心にして，正面玄関にトリアージ・エリアを設置した．30数年前の宮城沖地震の経験からトリアージ外来には多くの患者が押し掛けると想定していた．しかしながら実際には発災後の5日間で来院者は800人程度にとどまり，しかもそのほとんどが軽傷者であった．
- 手術部では7件の手術が進行中であったが，幸いにも手術台から転落する患者はなく倒れた手術機器もなかった．多くの手術は中断し，中断できない手術は余震の頻発する中，最後まで続行した．
- 当日は重症病棟をはじめとして1,000名を超える患者が入院していた．生命維持装置は非常用電源に切り替わることで維持され，喀痰吸引装置の不具合などの困難はあったものの，幸運にも1人の死者も出すことなく第一段階をクリアーできた．

第二段階：病院機能の復旧と仙台市周辺の医療機関への支援およびトリアージの継続

- 発災後1週間目までの段階であり，通常の外来は中止してトリアージ体制を中心にした．手術に関しては本来の手術室は使用不能であり，緊急手術のみに対応した．予想より外傷手術は少なく，緊急帝王切開が多かった．壊滅的被害を受けた検査室は別の場所に移転させ，検査体制・診療支援システムも再整備した．
- 震災後3日目には仙台市内の病院からの患者の受け入れを開始した．また，沿岸部の被害状況が激烈であるとの情報を得たので，全国の大学病院に医療チームの派遣を要請し，同時に3月15日からは最前線の病院や避難所へ医療スタッフの派遣を開始した．

■1 東北大学病院の活動

・医薬品・医療材料，食糧の確保（大学病院，支援病院用）
・被災病院からの患者の受け入れ，県外への患者搬送
・被災地域＝基幹病院への医師・看護師派遣，医薬品・医療物資の提供

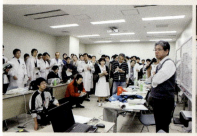
大学病院対策本部

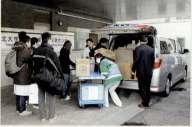
医療物資の搬送

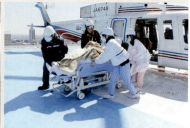
ドクターヘリによる患者受け入れ

- 全診療科が「すべての医師は総合医として活動してほしい」との要請に，全面的に協力する体制をとった．
- 病院内の食糧，医薬品や医療材料も不足することが懸念されたので，在京の大学関係者に物資の購入・搬送を依頼するとともに，全国の国立大学病院・学会関係者にも物資の支援を要請した．翌日から大量の支援物資が届けられ，大学病院は食糧や医薬品の欠乏を心配することなく支援活動に専念することができた（1）．

⚓ 第三段階：県内外の医療機関への支援強化

- 多くの沿岸部の病院は津波によって破壊され機能を完全に失っていた．また，かろうじて津波の害を免れた病院も多くの患者が殺到し，放置すれば機能不全に陥ることは明らかであった．
- 東北大学病院では「最前線の病院を絶対に疲弊させるな」を合言葉に，連日，医療スタッフや支援物資を搬送し続ける体制をとった．派遣した医療スタッフ数は，対策本部で把握しただけでも7月までの約4か月間で2,500名余になる．
- 被災地の病院からの転院要請は無条件に受け入れることを宣言し，氏名と年齢・疾患名だけで患者を受け取り，担当の副病院長の権限で大学病院の空き病床に収容することとした．発災後1か月の間に被災地の病院から受け入れた患者数は石巻市や気仙沼市を中心に450名余であった（2）．
- 施設が被災したために透析が受けられなくなった患者を自衛隊の輸送機で札幌の病院に搬送する，わが国の緊急医療史上初めてとなる大量広域搬送も経験した．

2 総入院数および被災地からの入院数（気仙沼市，石巻市，南三陸町，亘理町，福島県調べ）

日付	3月11日	3月12日	3月13日	3月14日	3月15日	3月16日	3月17日	3月18日	3月19日	3月20日	3月21日
総入院数	72	38	41	42	90	50	53	53	123	27	51
うち被災地からの入院数	5	1	11	16	27	13	18	24	97	5	29

日付	3月22日	3月23日	3月24日	3月25日	3月26日	3月27日	3月28日	3月29日	3月30日	3月31日
総入院数	40	47	88	45	15	27	66	69	54	48
うち被災地からの入院数	14	13	46	10	5	11	9	17	7	9

日付	4月1日	4月2日	4月3日	4月4日	4月5日	4月6日	4月7日	4月8日	4月9日	4月10日	計
総入院数	40	19	14	85	72	53	60	55	10	19	1,566
うち被災地からの入院数	4	5	4	10	12	10	10	7	1	2	452

第四段階：避難所の長期的な診療体制の整備と病院の正常機能への復帰

- 今回の災害医療の特徴はけがや骨折などの外科的疾患が少なく，当初から低体温や慢性疾患・精神的な疾患が主であったことである．同時に避難民の大半は1か月を過ぎても帰宅する場所がなく，長期の避難所生活を余儀なくされるというこれまでに経験したことのない災害医療が必要となった．
- 被災直後は宮城県だけでも1,000を超えたと思われる避難所があったと推定されている．被災数日後には各種団体の緊急医療支援チームが活動を開始したが，これらの支援チームは外科系主体の医療チームであったために，今回必要とされた慢性疾患・精神疾患に対処する体制になっていなかった．しかも2ないし3日の短期間の滞在であり，長期化する避難所生活と衛生環境の悪化がもたらす感染症の増加などには対処できない体制となっていた．
- そこで，これまでの災害医療とは異なる視点での医療体制の整備が必要と考え，エリア・ライン制を導入することにした（**3**）．これはある地域をいくつかに分け，少なくとも1か月間はその場所で継続して診療を行うことを約束したチームに責任者になってもらう制度で，数日滞在のチームはサブとして補助に回ってもらうことにした．当初は宮城県だけでも100を超えるライン，すなわち長期滞在チームがあった．
- 東北大学病院は，感染症科や精神科・耳鼻科・眼科・皮膚科・がん化学療法科・てんかん科・歯科などが避難所を巡回診療し，エリア・ライン制ではカバーできない領域の医療を専門家として補完することにした．
- 東北大学病院の病院機能は，1か月後には全面的に復旧した．病棟4階の会議室に設置した対策本部の朝夕の会議も，5月の連休明けには非定期の開催になった．

3 エリア・ライン制

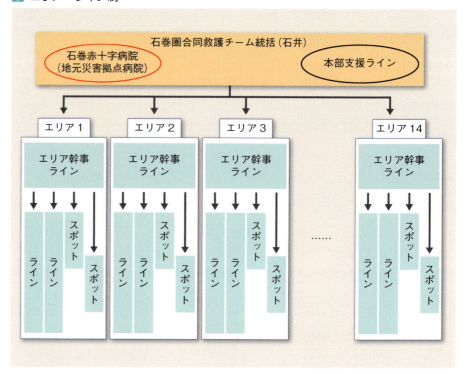

今後の災害医療への提言

- 今回の震災を経験し対策に携わる中で明らかになった問題点と，今後の災害医療の在り方についていくつかの提言をしたい．

① 家屋の耐震化の普及
- 建築物の耐震補強や耐震技術は有効である．したがって，公的な機関の建物（学校，病院，政府の機関など）は少なくとも耐震建築にすべきである．被災後の復旧にかかる予算よりも耐震化を進めることが経済的である．

② 日頃の訓練の必要性
- 防災訓練（対策本部の立ち上げ，トリアージ体制の整備，放射線の除染訓練）はできるだけ厳しい困難な状況を想定し真剣に行う必要がある．

③ 緊急医療支援体制（DMAT）の整備
- DMATは今回も早い段階から活動を開始している．今後の課題としては，災害の規模に応じた派遣の仕組みや急性期，亜急性期，慢性期治療に対応するチーム編成を考慮すべきである．
- 介護や福祉などとも共同でチームを編成し，お互いが顔見知りになっていることも大切である．

④ 食糧や医薬品の備蓄
- 食糧は職員分を含めて1週間分は備蓄，医薬品や医療品は2週間程度の備蓄

が必要．
- 近県の病院と相互に補完し合える関係を構築することも大切である．

⑤ エネルギーの自給能力の増加
- 自家発電の能力を高めると同時に，重油の備蓄など行政の取り組みを強化する必要がある．
- 今回はガス供給の再開に長時間を有し，病院機能回復が遅延した．公的機関へは選択的に供給できる迂回回路の設置などの対策が求められる．

⑥ 通信・輸送手段の改善
- 今回通信手段として最も有用であったのは衛星回線とMCA無線であった．今後想定されている東海・東南海地震に備える意味からも災害に強い通信手段の開発は必須である．
- ガソリンをはじめとする燃料は，国家的な視点で備蓄体制を整備すべきである．

⑦ 医療情報の共有化
- 今回の震災では多くの医療情報も同時に失われた．セキュリティー面での強化を図りつつ情報を共有する体制を全国規模で構築する必要がある．

⑧ 仮設診療所を設置する資材の準備
- 海外からの支援で医療の面で貢献度が高かったのは南三陸町に設置されたイスラエル軍の仮設診療所である．彼らが設置した医療施設の装備は素晴らしく，検査は無論のこと分娩や手術も可能で，その後の南三陸の医療に大きく貢献した．このような仮設の診療所が震災後の早い時期に三陸の沿岸部に数か所設置されていたら，その後の医療の展開は全く違うものになっていたに違いない．わが国でも早急にこの体制を整備すべきである．

⑨ 巡回機能を装備した特殊車両の整備
- 眼科・耳鼻科・皮膚科でチームを作り避難所の巡回診療を行った．その際にアメリカから貸与された眼科用の特殊車両が力を発揮した．今後のわが国の災害医療を考えるうえで備えるべきもののひとつである．

おわりに
- 今回の東日本大震災では東北大学病院も大変な被害を受けたが，全国の皆様の暖かいご支援に励まされながら，大学病院の使命である「医療の最後の砦」としての務めを果たせたと自負している．今回のわれわれの体験から明らかになった問題点や対策が，今後の大災害への備えとして参考になれば幸いである．
- これまでご支援をいただいた多くの皆様に感謝を申し上げます．

総論

PCAT 活動総論

前沢政次
京極町国保診療所

◆ 災害時には救急医療だけではなく，避難所当直，在宅医療，介護などプライマリ・ケアが得意とする領域がある．
◆ 災害時プライマリ・ケア活動では継続性と多職種協働が重視される．
◆ 災害医療の訓練がされていない派遣者には，派遣前研修や派遣後のデブリーフィングが必要である．

PCAT
Primary Care for All Team（ピーキャット）

災害時プライマリ・ケアとは

医療における災害サイクル

- 災害に対する支援方法は介入時期によって異なる．一般的な災害サイクルは，超急性期，急性期，亜急性期，慢性期，継続期である．**1** に時期別支援方法を一般的な支援とプライマリ・ケア活動を比較して示した．
- 超急性期は災害発生からおおむね48時間までの時期である．DMAT などの出番である．災害により負傷した傷病者の救出と救助，さらに救命のための医療が行われる．プライマリ・ケアの出番はほとんどない．一部避難所での急病対応がある程度である．
- 急性期は数日後から1週間程度の時期である．もともと体力のない人たちが急に限界に達する場合，あるいは重度のストレスによって急激に体力が落ちてしまった人への対応がある．DMAT 活動は終了して，日赤や一般病院からの医療救護班やJMAT が救護所活動や，被災地内の巡回活動を行う．
- 亜急性期はライフラインの途絶や避難所生活が長引くなど生活環境の悪化によって内科的疾患が増加する時期である．集団生活による疲労の蓄積，体調不良，持病の悪化，服薬中断による急性増悪，感染症の蔓延などが問題となる．また，被災が心的外傷になり，不眠やイライラなど感情のコントロールが難しくなる．「急性ストレス障害」である．
- 慢性期には避難所や仮設住宅における慢性疾患の悪化予防やストレス対策が講じられる．精神面の訴えが多くなり，地域保健師による地道な活動が求められ，必要に応じて精神科専門医との連携を図る．また日常生活の回復に向

1 災害発生後の時期別支援方法

時期	一般的支援	災害時プライマリ・ケア
超急性期 （災害発生後 48時間以内）	トリアージタッグ添付 傷病者の救出・救助・救命 救急医療機関への搬送 DMATが主体	
急性期	避難所での急性期内科的障害対応，救命救急科や内科への搬送指示，検死 救護班，JMAT等が担当	避難所での夜間サポート 地元職員の休息・体力回復 検死の支援
亜急性期	長引く避難所生活で体調を崩しやすい人のケア 感染症の早期発見・治療 急性ストレス障害のケア	潜在的弱者-要介護者の発掘のための全世帯訪問
慢性期	廃用症候群の増加 衛生環境改善 被災者のこころのケア 保健師，精神科医が担当	避難所巡回診療 母子保健活動 医師不足医療機関の支援 福祉避難所のケア支援 ショートステイ・ベース支援 ダニバスターズ
継続期	ライフライン強化 防災システムの再構築	医師不足医療機関への支援

けての活動が展開され，地域全体の再生を行う復興支援が重要となる．
- 継続期は復興がある程度なされ，次の災害での被害を最小限にするためのライフラインの強化や防災システムの構築を確実に行う時となる．慢性期と継続期の境界は不明確である．

⚓ プライマリ・ケアの役割

- 災害時プライマリ・ケアは災害発症後約48時間までの超急性期においてDMATが活躍する場面にはほとんど協力体制がとれない．プライマリ・ケア医が介入する場があるとすれば避難所における応急処置や高齢者や障害者などに対するケアである．
- プライマリ・ケアの本領が発揮できるのは急性期以降である．避難所の救護班の多くは24時間体制をとることは難しい．自らの健康維持のために9～15時あるいは17時勤務を守る．そのため夜間の対応は空白となることが多い．これを埋めるのがプライマリ・ケア担当者である．
- たとえば今回ある避難所では夜間当直中に症状を訴える人が多数あった．夜間の発熱者も少なくなく，インフルエンザ患者の発見もできた．急遽，発熱外来を設置し，隔離スペースも設けた．インフルエンザ陽性者の避難所内マップも作成した．
- 脱水児の発見や下痢患者の掘り起こしも行い，多数確認できた．原因がトイレの不衛生状態であることを突き止めた．便所掃除隊を結成して対応に努めた．
- このようにわれわれの仲間は急性期対応の医療活動では不十分な問題点を見つけ出し，穴埋め的な活動を柔軟にしていった．救護班がやりたくてもやれないこと，彼らが気づかないことを発見して行動に移すことが災害時プライ

マリ・ケアの役割である．
- 災害時プライマリ・ケアは，急性期から長期におよぶ息の長い支援である．その視点は被災者の生活全般を見守ることである．被災者を身体・心理・社会的存在として見守り，身体機能ばかりでなく，食事，排泄，睡眠，身体清潔など生活全般を観察し，手を差し伸べることである．

PCATの具体的活動

- 東日本大震災発生の翌日には学会の理事長・副理事長が話し合い，学会として活動できるかどうかの可能性を探った．
- 3月15日に対策本部を学会事務局内に置き，会議とメーリングリストを動かした．専従コーディネーターの志望者がおり，早速任についてもらった．
- 最初に考えたプランは次の2点であった．

　　Aプラン：被災地から少し離れた医療機関に代診医や代診チームを派遣し，その医療機関の医師に被災地のニーズ調査に当たってもらう，あるいは休養してもらう．

　　Bプラン：被災地の医療従事者や行政と連携して，避難所で暮らす人々の健康状態の把握，医療支援を行う．

- また，岩手，宮城，福島の3県にハブ機能をもつベースキャンプをおくことにした．岩手は藤沢町民病院，宮城は涌谷町医療福祉センター，福島は天栄村湯本診療所である．しかし，藤沢からは宮城県気仙沼市を支援し，岩手県への支援はできなかった．福島県は一定の地域を継続的に支援するには至らなかった．
- 東日本大震災における医療ニーズを検討すると，①救急医療の出番が少ないこと，②高度な医療技術を要する患者は津波の被災地から離れた内陸部の病院に移送したこと，③避難所での慢性疾患管理，生活支援が重要となること，④喪失体験者に寄り添うケアが求められること，が次第に明らかになり，2に示すような活動を展開した．これらの活動には多くの団体の協力があって可能となった．
- 狭義の医療よりも介護を重視した活動であった．石巻市における要介護者の流れを3に示した．

なぜ学術団体が被災地活動をしたか

- 日本プライマリ・ケア連合学会は2010年4月に日本プライマリ・ケア学会，日本家庭医療学会，日本総合診療医学会の3学会が合併してできた学術団体である．
- 定款には学会の目的を「人々が健康的な生活を営むことができるように，地域住民とのつながりを大切にした，継続的で包括的な保健・医療・福祉の実践，および学術活動を行う」としている．
- 2011年3月にはこの領域の学会として，はじめて日本医学会加入が認めら

2 PCAT 活動の概要

石巻・東松島地区（涌谷ハブから）	
在宅要介護者調査	小野澤 滋医師や保健師の在宅調査（ローラー作戦）に協力
遊楽館避難所	福祉避難所である遊楽館の入所者を石巻市立病院スタッフと共にサポート
SSB 避難所	短期であっても入所ケアの必要な人をロイヤル病院に預かりサポート
PCOT（妊産婦母子支援プロジェクト）	東松島市で助産師が妊婦および子育て中の母子を支援
ダニバスターズ	避難所の不衛生な布団などのダニ退治を通して清潔なものに
ψ（サイ）プロジェクト	メンタルヘルスの支援
健康カフェ	避難所や仮設住宅におけるご近所の寄合を支援．医師が助言などを行った．
気仙沼地区（藤沢ハブから）	
肺炎球菌ワクチン接種	5,500 人分を南三陸地区も合わせ接種
医師レスキュープロジェクト	現地医師の疲労軽減策
K-WAVE 避難所救護	時間外・当直業務を担当　感染対策も実施
JRS（巡回療養支援隊）	松山市永井康徳医師や現地村岡正朗医師らによる在宅患者巡回に協力
気仙沼市立本吉病院医師派遣	主として後期研修医を派遣
福島県	
南相馬リハ専門家派遣	南相馬市立総合病院のリハ部門を支援
原発被災地健診事業	上昌広医師が指揮をとる飯舘村，相馬市，川内村の健診，健康相談に協力

SSB：ショートステイ・ベース，PCOT：Primary Care for Obstetrics and Gynecology Team，K-WAVE：気仙沼市総合体育館．

3 要介護者・患者の流れ

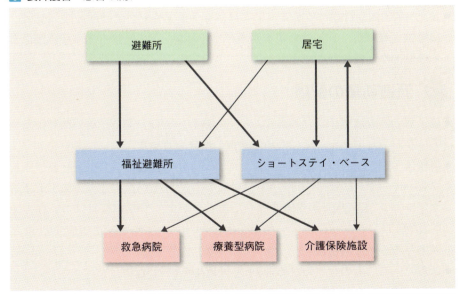

（石井　正．東日本大震災石巻災害医療の全記録．講談社；2012 より 2 つの図を参考に作成）

れた．東日本大震災が起きたのはその4日前のことであった．医学界でようやく認知された団体として，社会に対しても何らかのアクションを起こしたかった．

- ソロプラクティスの開業医が主たる会員であった旧日本プライマリ・ケア学会では被災地への医師派遣が困難であった．1995年阪神淡路大震災，2004年新潟県中越地震，2008年岩手・宮城内陸地震に対して組織的な活動はできなかった．旧日本家庭医療学会会員はその多くがグループプラクティスの診療所，または病院勤務で，家庭医療専門医の育成を行っていたために，医師派遣が可能であった．つまり，医師人員の多い病院は医師を派遣しやすいが，診療所からは派遣が難しいからだ．今回の震災では後期研修医たちが大いに活躍することになる．
- 定款にある「包括的な保健・医療・福祉」とは地域住民の生活に密着した医療であり，衣食住などに配慮する介護と重なる部分が多い．従来の急性期災害医療と比較し，学会員が多面的な視点を持つわれわれにしかできない活動がある．
- 活動資金は学会員からの寄付ばかりでなく，ユニセフ，日本財団，在宅医療勇美記念財団などからはPCATの活動に対し，多額のご寄付をいただいた．

プライマリ・ケアの原点

アルマ・アタ宣言
1978年，旧ソ連カザフ共和国の首都アルマ・アタでWHOとユニセフが開催した国際会議で採択された宣言．プライマリ・ヘルス・ケアの理念を掲げ「2000年までに世界のすべての人に健康を」をスローガンとした．

- 学会の名称で用いているプライマリ・ケアはプライマリ・ヘルス・ケアの理念を汲んだものである．この理念はWHOのアルマ・アタ宣言に表現されている．健康権の尊重，社会正義，住民の自立・自助などを基盤にしている．その精神は災害時において有効に発揮できる性質を持つ．
- また，米国国立科学アカデミーによればプライマリ・ケアは近接性，包括性，協働性，継続性，責任性を基本要素としており，災害時にも多職種協働による継続的な活動を展開できた．

派遣前後の配慮

- 被災地の活動はベテラン医師にとっても厳しいものである．若い医師にとってはなおさらである．そのため派遣前の研修を行った．
- 研修スケジュールは派遣時期によって異なるが，①挨拶・自己紹介＆アイスブレーキング（10分），②PCAT活動概要の説明（20分），③ケース・ディスカッション（45分），④支援者へのこころのケア，⑥配布資料についての説明（5分），⑦クロージング：感想を出し合い，アンケート記入（5分），などが主たるものであった．
- さらに，こころのケアのためのPFAの研修を取り入れた．

PFA
psychological first aid；心理的応急処置

- 一方，支援する側の問題も生じてくる．地元の行政職員や医療従事者自身もその多くは被災者である．被災者自らが他の被災者をケアするには強靭な精神力が求められる．自分の悲しみ，怒りを鎮め，他者に奉仕する．休みなき

労働が続けば，精神的疲労は蓄積していき燃え尽き症候群(burnout)を来たしかねない．検死作業により外傷後ストレス症候群(PTSD)になる人もいる．過酷な任務の後，結果を尋ねたり，報告を聞くデブリーフィング(debriefing)という技法が重要となる．一部の派遣者にはこの手法を用いた．

PTSD
post-traumatic stress disorder；外傷後ストレス症候群

災害時プライマリ・ケア活動の評価

- 一つの学会ができることはきわめて小さい．ごく一部の地域に支援ができるだけである．また，活動がすべて初期の目標を達成できたわけではない．中途半端な形で終結を迎えなければならない活動もあった．次の災害への準備もまだきわめて不十分である．
- ただし，われわれの仲間から現地で復興医療のために働く人材が生まれたことは明記しておきたい．気仙沼市，石巻市，南三陸町での彼らの活躍，そして若い医師たちがそれに続こうと集まってくれていることに，学会の成長を見ることができる．

参考文献
- 石井　正．東日本大震災石巻災害医療の全記録．講談社；2012．
- 日本プライマリ・ケア連合学会．東日本大震災プロジェクトPCAT医療支援活動の記録．

緊急時（急性期）

2 章

緊急時（急性期）

災害拠点病院としての急性期対応

山田康雄
仙台医療センター 救命救急センター

- 災害拠点病院は耐震性，ライフラインの自立性，物資の備蓄をもち，大規模災害時においても地域の中心となり医療継続を行う病院である．
- 災害拠点病院は傷病者の受け入れと診療を行うのみならず，DMATをはじめとした医療支援チームの活動拠点となり，地域全体の医療支援における派遣調整基地となる．
- 災害拠点病院は，災害時にも機能する通信基盤を保有し，行政・他の医療機関・消防などの防災機関と連携し情報収集・分析・提供につとめる．
- 災害拠点病院は，保健所・市町村などの行政機関，医師会，医療支援チームなどとともに地域災害医療対策会議に参画し，地域全体の医療コーディネーションに携わることが求められる．

 災害拠点病院の成り立ち

- 1995年1月に発生した阪神・淡路大震災は，本邦の災害医療の大きな転換点となった．「阪神・淡路大震災を契機とした災害医療体制のあり方に関する研究会」において震災時の災害医療の問題点が**1**のように要約された．これを受けて1996年5月10日付で発出された厚生省健康政策局長通知「災害時における初期救急医療体制の充実強化について」（健政発第451号）は**2**に示す事項の推進を強調した[1]．

1 阪神・淡路大震災で浮上した災害医療の問題点
① 情報収集の困難
② 円滑な患者搬送・医療物資の供給の困難
③ 医療機関のライフライン・設備損壊による診療機能の低下
④ トリアージの未実施
⑤ 防災訓練や備蓄等の事前準備が不十分
⑥ 救護班の配置調整・避難所への巡回健康診断等が保健所で実施された場合が評価
⑦ PTSD・メンタルヘルス・感染症対策・生活環境が重要な問題

（厚生省 監．21世紀の災害医療体制．災害に備える医療のあり方．へるす出版；1996[1] より抜粋）

2 災害時における初期救急医療体制の充実強化について（1996年5月10日付厚生省健康政策局長通知）
① 地方防災会議等への医療関係者の参加の促進
② 災害時における応援協定の締結
③ 広域災害・救急医療情報システムの整備
④ 災害拠点病院の整備
⑤ 災害医療に係る保健所機能の強化
⑥ 災害医療に関する普及啓発・研修・訓練の実施
⑦ 病院防災マニュアル作成ガイドラインの活用
⑧ 災害時における消防機関との連携
⑨ 災害時における死体検案体制の整備

（厚生省 監．21世紀の災害医療体制．災害に備える医療のあり方．へるす出版；1996[1] より抜粋）

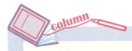

日本 DMAT

　DMAT は「大規模災害時，急性期（おおむね 48 時間以内）に活動できる機動性をもった，専門的な訓練を受けた医療チーム」と定義されている．阪神・淡路大震災において，急性期に平時の救急医療レベルの医療が提供されていたら救命可能であった「避けられた災害死」がおよそ 500 名は存在した，という検討結果を踏まえ，「避けられた災害死」を可能な限り減らす目的で DMAT は誕生した．重症外傷やクラッシュ症候群など重症傷病者の救命医療を行うために，病院支援，域内・域外搬送，広域医療搬送拠点（SCU）運営，災害現場活動が主な活動内容と規定されている[2]．要員構成は医師，看護師，事務調整員（ロジスティクス担当）で 1 チーム 5 名を基本とする（現在は 4 名に変更）．これまで 1,000 を超えるチームが研修を修了し，DMAT として登録されている．

3 災害拠点病院の指定要件（1996 年 5 月 10 日付厚生省健康政策局長通知）

(1) 運営方針
- 24 時間緊急対応が可能
- ヘリコプター搬送への対応能力
- 消防と連携した自己完結型医療救護班の派遣体制

(2) 施設および設備
- 災害時に多発する重篤救急患者（多発外傷，挫滅症候群，広範囲熱傷など）の救命医療を行える診療機能
- 多数傷病者に対応できるスペース・資機材の備蓄
- 耐震構造
- 水・電気等のライフラインの維持機能
- 広域災害・救急医療情報システムの端末
- 原則として病院敷地内に，やむを得ない場合は近接地にヘリポートを確保
- 医療救護チーム派遣用の緊急車両

（厚生省 監．21 世紀の災害医療体制．災害に備える医療のあり方．へるす出版；1996[1]より抜粋して作成）

- 災害拠点病院の指定と整備は，こうした阪神・淡路大震災での検証をもとに進められた．災害拠点病院は基本的に 2 次医療圏に 1 か所設置され（地域災害拠点病院），さらに各都道府県に 1 か所の基幹災害拠点病院が置かれた．当時の災害拠点病院の指定要件は，3 に示すとおりである[1]．

DMAT の登場

- 阪神・淡路大震災後，前述の事項に加えて災害派遣医療チーム整備の必要性が議論された．平成 13 年度（2001 年度）厚生科学特別研究「日本における災害派遣医療チーム（DMAT）の標準化に関する研究」報告書において，日本 DMAT の創設が提唱された．これを受け 2005 年 4 月，厚生労働省は日本 DMAT の研修事業を開始し，DMAT を発足させた．DMAT は 2007 年の新潟県中越沖地震など，数々の災害で支援活動を行った．DMAT の登場を受け，災害拠点病院には DMAT が被災地に参集し活動するための拠点として機能することが求められることとなった．

DMAT
Disaster Medical Assistance Team；災害派遣医療チーム

東日本大震災における災害拠点病院の急性期対応 ── 仙台医療センターの実例

- 国立病院機構仙台医療センター（以下，当院）は，宮城県内14施設（2011年3月当時）の災害拠点病院の中で，基幹災害拠点病院に指定されていた．以下に当院の急性期対応の概括を示す．

① 災害対策本部の立ち上げ

- 2011年3月11日震災発生数分後に，院長を本部長とする災害対策本部を設置し，指揮命令系統を確立した．本部長の下に情報収集・発信（院外・院内），人員管理，資材管理，物品調達，診療，安全管理などの各部門を配置した．
- 時系列記録（クロノロジー）の担当者を決め，初動からの対応内容の記録を開始した．

② 院内情報収集・安全確認

- 院内の既存各部門から，職員・患者さんの被害，施設・設備損壊の状況を収集した．収集手段は，予め準備されたチェックリストに被害状況を記載し，メッセンジャーを以て対策本部に届けさせる方法を主軸に据えた．
- 入院患者，職員に大きな被害はなく，退去を要するほどの施設損壊もなかった．
- ライフラインについては，電気，水道，ガスのすべてが停止した．当院には2系統の自家発電設備（重油発電とガス発電）があったが，津波で沿岸部のガスタンクが破壊されたためガス発電は稼働困難となり，自家発電の深刻な制限を受けた（4）．また，水については地下水をくみ上げ貯水槽に貯める方式をとっていたが，貯水槽と高架水槽が損壊し水漏れを生じた．この2点が，病院の能力を低下させる大きな原因となった．
- エレベーターはすべて停止した．

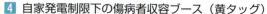
4 自家発電制限下の傷病者収容ブース（黄タッグ）

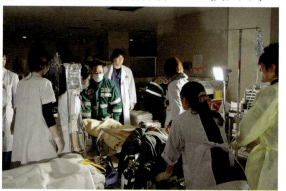

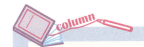

> **EMIS**
>   厚生労働省では広域災害救急医療情報システム（EMIS）をWeb上に開いている．EMISに自施設の被害状況を入力することで全国への発信が可能となり，逆に他施設の被害状況を俯瞰することができる．また，DMATをはじめとした医療救援チームの活動内容を入力・モニターすることで，医療救援の戦略決定に力を発揮する．

- 単純X線撮影は可能だが，CT，MRI，血管造影は使用不能であった．手術は限定的ながら可能であった．

③ 院外情報収集

- 院内情報収集と並行して，外部情報収集を行った．収集すべき情報の内容は，災害の規模，地域の被害状況，他機関の動き（地域の医療機関，県・市町村の対策本部，消防・警察・自衛隊などの防災機関など）である．
- 通常の固定電話・携帯電話での通信は，輻輳や基地局・通信ケーブルの被災により困難であった．
- 災害優先電話・衛星携帯電話・MCA無線などの音声通信と，インターネットによる文字・画像通信など，複数のツールを使用したが，これらも何らかの形で障害を受けた．
- 広域災害救急医療情報システム（EMIS）は，宮城県では県庁のみの加盟となっており，インターネット環境のダウンと相まって超急性期に十分機能を発揮できなかった．

EMIS
Emergency Medical Information System

④ 活動可否の決断

- 集まった情報を基に，病院として災害医療活動が継続可能か否かを判断した．施設損壊，ライフラインの深刻なダウン，物資の枯渇などで入院患者の安全を確保できない場合には病院避難を考慮する必要があるが，当院では診療継続は可能であった．

⑤ 多数傷病者の受け入れ

- 多数傷病者対応のための新設部門を開設し，人員配置を行った．トリアージポストと各トリアージ・カテゴリー，すなわち赤（緊急治療群）・黄（準緊急治療群）・緑（非緊急治療群）・黒（救命不能群）それぞれの初期診療部門にリーダーと要員を配置し，指揮系統を確立した．
- 救急搬送は事前の収容要請なしに無条件に受け入れることとした．各部門とも，災害対策本部との連絡を密に取り，患者の自院内収容あるいは転送の調整を要請した．

- 特に重要となるのは赤タッグ収容部門であり，ここに収容された傷病者から「防ぎ得た災害死」を作らないよう，自施設の対応能力を超える症例は域外搬送とした．
- 黄タッグ部門は傷病者のボリュームの多さという点でかなりの混乱を生じ，部門内の指揮系統の明確化が課題となった．
- 外来患者は原則的に帰宅を促したが，帰宅困難者が少なからずおり，その収容スペースを準備する必要が生じた．
- 当院災害対策本部は1日複数回の職員全体ミーティングを開き，情報共有を行った（5）．また職員の疲弊を最小限に抑えるため，ローテーション表を作成し，各診療部門の交代制シフトを組んだ．

⑥ DMATとの協働

- 基幹災害拠点病院である当院は宮城県におけるDMATの参集拠点に指定され，活動拠点本部が設置されることとなった．発災4時間後に支援DMATの第1隊が到着し，8時間後には本部機能が本格的に動き出した．以後，3月16日までの6日間，DMATは当院スタッフとの連絡調整を行いつつ，医療支援活動を行った．

5 職員全体ミーティング

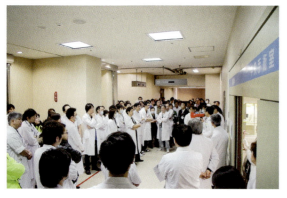

6 DMATの病院支援

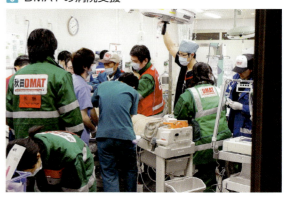

7 SCU活動

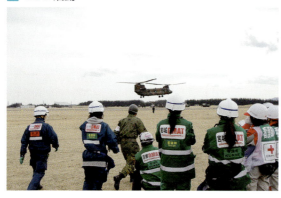

- 活動内容は，当院を含めた各地域の災害拠点病院支援(6)，域内・域外搬送，SCU運営(7)，被災現場活動，避難所支援であった．当院のDMAT要員も，陸上自衛隊霞目航空基地に設置されたSCUの統括スタッフとして派遣された．阪神・淡路大震災型の傷病者構造，すなわち"建造物倒壊等による多数の重症外傷患者の発生"がみられない被災状況であったため，各災害拠点病院支援の際，支援側・受援側双方から「DMATのニーズはない」と判断されることがしばしばあった．

SCU
Staging Care Unit；広域医療搬送拠点

⑦ 急性期から亜急性期への移行

- トリアージ体制による災害急性期対応は6日間にわたり行われ，この間，平常時の5倍超の救急患者を受け入れた．その後，通常救急診療体制に移行し，通常診療も再開した．DMATは3月16日に撤収した．
- 一方，3月15日から国立病院機構医療班が，当院を参集拠点として活動を開始し，沿岸被災地域での救護所運営・巡回診療を行った．ただし，DMATと国立病院機構医療班の活動は各々別のミッションであり，DMATが展開してきた活動を国立病院機構医療班が継承したわけではなかった．

東日本大震災から得られた教訓

- 東日本大震災後，厚生労働省は「災害医療等のあり方に関する検討会」を開催，東日本大震災における災害医療の問題点を洗い出し，今後の指針を提言した[3]．この報告書をもとに，平成24年3月21日，厚生労働省医政局長通達「災害時における医療体制の充実強化について」(医政発0321第2号)が発出され，この中で災害拠点病院の指定要件に変更が加わった．その骨子は，施設耐震化と備蓄・水および電源確保の徹底，病院敷地内のヘリポート設置，衛星回線インターネット接続環境の整備，EMIS活用の徹底，DMATの保有義務，などである(8)[4]．
- さらに災害時の医療提供体制についても指針が示された．急性期における災害医療体制の中で，災害拠点病院はDMAT活動拠点本部と協力し，また地域災害医療対策会議と連携しながら，地域内の医療機関・被災現場・避難所の支援に当たる．また都道府県災害対策本部内にできる災害医療本部とも緊密な連携をとる．基幹災害拠点病院は都道府県災害医療本部内の派遣調整本部に参加することが示されている(9)[4]．
- 医療支援チームとして，超急性期(48時間以内)にはDMATが活動するが，その後，JMAT(日本医師会災害医療チーム)，日本赤十字社，大学病院，国立病院機構，都道府県など多数の系統のチームが活動を開始する．従来，DMATは重症外傷やクラッシュ症候群への対応を中心とした超急性期の活動を旨としてきたが，このため亜急性期以降の医療チーム活動との間にギャップを生じたことは否めない．東日本大震災以後，DMATは現場のニーズに応じて(慢性疾患にも)柔軟に対応し，活動期間延長の必要があれば2次

JMAT
Japan Medical Association Team

8 東日本大震災の課題を踏まえた,災害拠点病院の指定要件(医政発0321第2号「災害時における医療体制の充実強化について」より)

● 耐震化	・診療機能を有する施設を耐震化(病院機能を維持するための施設の耐震化が望ましい)
● ライフライン	・衛星電話を保有,衛星回線インターネットに接続できる環境を整備 ・EMISへ確実に情報を入力する体制を整備 ・通常の6割程度の発電容量を備えた自家発電機を保有し,3日程度の燃料を備蓄 ・受水槽の保有や井戸設備の整備,優先的な給水の協定等により,水を確保
● 備蓄・流通	・食料,飲料水,医薬品等を3日分程度備蓄 ・地域の関係団体・業者との協定の締結等による体制整備
● ヘリポート	・原則として病院敷地内にヘリポートを整備
● 平時からの役割	・DMATを保有し,DMATや医療チームを受け入れる体制整備 ・救命救急センターもしくは2次救急病院の指定 ・災害時の応急用医療資器材の貸出機能 ・地域の2次救急医療機関等の医療機関とともに,定期的な訓練を実施 ・災害時に地域の医療機関への支援を検討するための院内の体制を整備
● 基幹災害拠点病院	・病院機能を維持するための施設を耐震化 ・病院敷地内のヘリポート整備 ・複数のDMAT保有 ・救命救急センター指定

(厚生労働省.大規模災害発生時の災害医療等について[4]より抜粋して作成)

隊・3次隊を派遣する方針を固めた[5].今後DMATから後続の医療チームへの円滑な移行を調整するうえで,活動拠点となる災害拠点病院が果たすべき役割は大きい.

● 災害拠点病院は,地域の災害医療展開において「本部機能」が要求される.それゆえ「情報収集・分析・発信」とそれに基づいた調整能力が極めて重要である.東日本大震災では,情報ツールのダウンもさることながら,情報管理部門に専従する人的資源が十分でなかったことも問題の一つである.「災害医療は情報戦である」との認識をもち,情報管理に携わる人員を十分に確保することが必要である.

● 東日本大震災では,津波災害により被災地域の医療システムが崩壊し,地域住民が必要とする日常の医療を提供する場が消失した.このニーズに最も理想的な形で応えられるのは,まさに総合医である.診療録など患者情報が消失した,あるいは生活基盤の水準低下により病状が多彩に変化した患者の病像に,総合的かつ的確に対処しうるのは総合医をおいていない.

● 災害拠点病院は地域全体を見渡し災害医療のコーディネートに携わっていく以上,総合医の視点をもって調整を行う人材を必要とする.災害医療急性期の特殊なパラダイムを理解し,かつ総合診療能力をもつ医師の育成が,今後の災害拠点病院には必要である.

文献

1) 厚生省健康政策局指導課(監).21世紀の災害医療体制.災害に備える医療のあり方.へる

⑨ 東日本大震災を踏まえた，被災地における災害急性期の医療提供体制

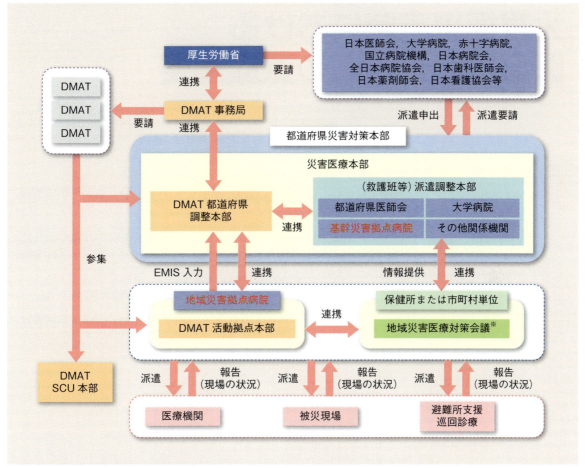

※地域災害医療対策会議は，保健所または市町村のほか，郡市医師会・歯科医師会・薬剤師会・看護協会等の医療関係団体，および地域災害拠点病院も含めた医療機関等で構成される．

(厚生労働省．大規模災害発生時の災害医療等について[4] より抜粋して作成)

す出版；1996．pp9-14．
2) 日本集団災害医学会 DMAT テキスト編集委員会(編)．DMAT 標準テキスト．第1版．へるす出版；2011．pp18-23．
3) 大友康裕．災害医療等のあり方に関する検討会報告．内科 2012；110：926-933．
4) 厚生労働省．大規模災害発生時の災害医療等について．中央防災会議防災対策推進検討会議・首都直下地震対策検討ワーキンググループ(第7回)．
5) 厚生労働省医政局長通達(平成25年9月4日付)．日本DMAT活動要領の一部改正について．

緊急時（急性期）

大規模災害時における医療救護チームの派遣調整

佐藤顕一
宮城県保健福祉部医療整備課

- 医療救護チームとは，医師・薬剤師・看護師・事務職員等により構成され，県内外の医療機関等から被災地に派遣される医療チームである．
- 医療救護チームは，大きく，発災直後から概ね48時間を目安とした初期救急段階の急性期医療に対応するDMATと，初期救急段階から医療救護活動終了までの期間を対応する医療救護班とに分けられる．
- 医療救護チームの派遣調整は，災害対策本部内に設置される災害医療本部で実施し，更に，災害医療本部内に設置されるDMAT調整本部と医療救護班派遣調整本部が，具体的な調整役を担うことになる．

DMAT
Disaster Medical Assistance Team の略．「災害急性期に活動できる機動性を持ったトレーニングを受けた医療チーム」と定義されており，医師，看護師，業務調整員（医師・看護師以外の医療職及び事務職員）で構成され，大規模災害や多数の傷病者が発生した事故などの現場に，急性期（概ね48時間以内）に活動できる機動性を持った，専門的な訓練を受けた医療チーム．

医療救護チームとは

- 医療救護チームとは，医師・薬剤師・看護師・事務職員等により構成され，県内外の医療機関等から被災地に派遣される医療チームを指し，発災直後から概ね48時間を目安とした初期救急段階の急性期医療に対応するDMAT（災害派遣医療チーム）と，初期救急段階から医療救護活動終了までの期間を対応する医療救護班とに分けられる．
- 災害発生から医療救護活動の実施にいたるまで想定される一連の流れは，**1**のようになっているが，本稿では大規模災害時（県内で震度6弱以上の地震を観測した場合，または，県下に相当規模以上の災害が発生し，あるいは発生するおそれがある場合）のDMAT及び医療救護班の派遣にいたるまでの調整について，宮城県の事例をもとに記載することにする．

組織体制

- 宮城県災害対策本部は，災害が発生し，または発生のおそれがある場合で知事が必要と認めたときに設置され，県内で震度6弱以上の地震が観測されたときには，自動的に設置される．また，各広域行政圏（地方振興事務所または地方振興事務所地域事務所の管轄区域）においては，災害対策本部地方支部及び地域部が設置される．
- 医療救護活動に関する総合調整と市町村の医療救護活動の支援を行うため，

1 災害発生から医療救護実施にいたるまでの流れ

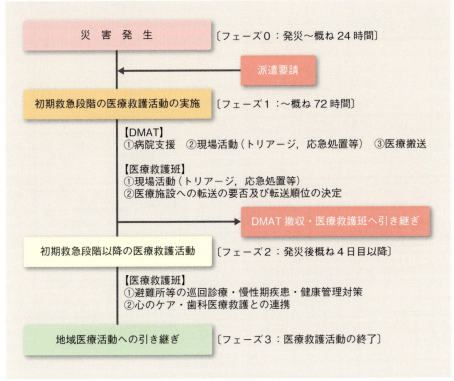

（大規模災害時医療救護活動マニュアル．宮城県HPより）

医療救護班
原則として被災直後は3日程度を，また，その後は1週間前後を想定した派遣体制を持った医療救護チームである．医師・薬剤師・看護師・事務職員等により構成され，県内外の医療機関等から被災地に派遣される．日本医師会が組織するもの（JMAT），各都道府県が派遣するもの，独立行政法人国立病院機構，医学部を持つ大学，全日本病院協会等の医療関係団体，医学・医療に関する学会などから派遣されるもの等がある．

- 県内でDMATまたは医療救護班による医療救護活動が行われる間，宮城県災害対策本部内に宮城県災害医療本部が設置される．
- 災害医療本部内には，DMATの受入と配置調整等を行う宮城県DMAT調整本部と，医療救護班の受入と配置調整を行う医療救護班派遣調整本部を設置するとともに，それらの総合調整役等を担う県災害医療コーディネーターを配置する．
- 災害対策本部地方支部及び地域部の保健福祉班（保健福祉事務所・地域事務所（保健所））には，その管内で医療救護活動が行われる間，地域災害医療支部を設置し，管内の災害拠点病院に設置されるDMAT活動拠点本部や市町村と連携し，管内の医療救護活動の総合調整を行う．
- 地域災害医療支部には，DMAT活動拠点本部や県災害医療コーディネーターと連携しながら地域内の災害医療の調整を行う地域災害医療コーディネーターを配置するとともに，管内の医療救護班の派遣調整等を行う地域災害医療連絡会議を設置する．

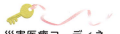

災害医療コーディネーター
大規模災害が発生した際，医療機関への傷病者の受入調整等，医療救護活動全般の調整役を担う者．平常時においては，災害時の医療体制が適切に構築されるよう，県などに対して必要な助言を行う．

地域災害医療連絡会議
地域災害医療コーディネーター，管内市町村，郡市医師会，地区歯科医師会，薬剤師会支部，看護協会支部，管内災害拠点病院等で構成．平時から管内の医療救護活動の情報を共有するとともに，災害時には医療救護班の派遣調整等を実施する．

DMATの派遣調整

- 知事（医療整備課）は，相当の災害が発生した場合，県災害医療コーディネーターや厚生労働省DMAT事務局等と調整し，DMAT派遣要請基準（**3**）に

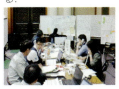

宮城県災害医療本部

2 組織体制

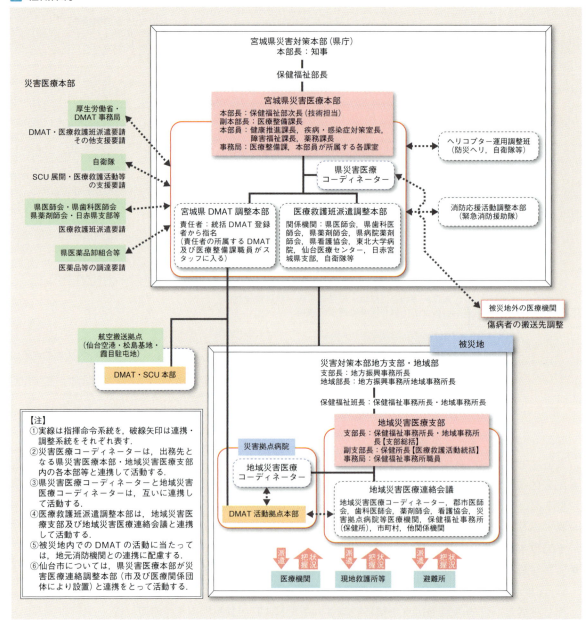

(第6次宮城県地域医療計画. 宮城県HPより)

基づき,宮城県DMAT及び他都道府県へ派遣要請を行う(大規模な広域災害の場合は,より広範囲の都道府県へ派遣要請する場合もある).

● DMATの指揮系統は4のとおりであり,災害医療本部内に宮城県DMAT調整本部を設置し,県内で活動するすべてのDMATを統括する(宮城県DMAT調整本部の責任者は,統括DMAT登録者から指名).また,宮城県DMAT調整本部は,DMAT活動拠点本部及びDMAT・SCU本部の指揮・調整を行うほか,県災害医療コーディネーターや関係機関(消防,自衛隊,

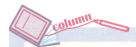

SCU
　航空搬送拠点臨時医療施設 Staging Care Unit の略．主に航空機搬送に際して患者の症状の安定化を図り，被災地内外に搬送を実施するため患者を一時収容する施設として設置されるもの．

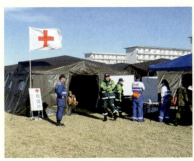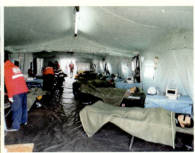

DMAT・SCU 本部

3 『日本 DMAT 活動要領』に定める DMAT 派遣要請基準及び範囲

① 震度 6 弱の地震又は死者数が 2 人以上 50 人未満若しくは傷病者数が 20 人以上見込まれる災害
　→宮城 DMAT 指定病院に派遣を要請
② 震度 6 強の地震又は死者数が 50 人以上 100 人未満見込まれる災害
　→宮城 DMAT 指定病院及び東北ブロック各県(東北 6 県及び新潟県)に派遣を要請
③ 震度 7 の地震又は死者数が 100 人以上見込まれる災害
　→②の要請範囲に加え，隣接ブロック(北海道，関東，中部)の都道県に派遣を要請
　関東ブロック：茨城県，栃木県，群馬県，埼玉県，千葉県，東京都，神奈川県
　中部ブロック：富山県，石川県，福井県，山梨県，長野県，岐阜県，静岡県，愛知県，三重県

医師会等)との連携を図り，必要な機材の調達や広域医療搬送等，県内における災害医療救護活動全般に関する調整を行うものとする．

● 被災地域において医療救護班が確保され，組織的な支援が可能となった場合，県は厚生労働省 DMAT 事務局や宮城県 DMAT 調整本部，県災害医療コーディネーター等の助言を踏まえて DMAT 活動の終了と要請解除を決定する(DMAT 活動により得られた被災地域の医療に関する情報は，DMAT 活動拠点本部を通じて地域災害医療支部に集約し，DMAT 撤収後に活動する医療救護班の活動のために活用する)．

医療救護班の派遣調整

● 宮城県における医療救護班の派遣要請の流れは，5 のとおりであり，図に示す機関の他，協力の申し出があった団体等に医療救護班の派遣を要請する場合がある．
● 医療救護班派遣調整本部は，市町村からの派遣要請を受けた地域災害医療支部から情報を集約し，派遣する医療救護班の地域災害医療支部単位で割り振りを行う．

4 DMATの指揮系統

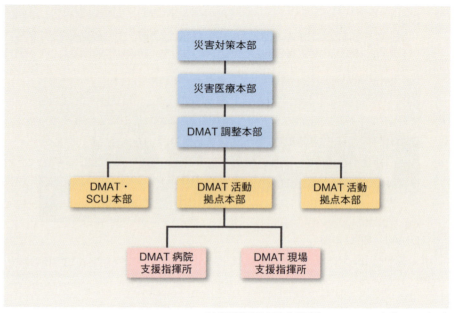

(大規模災害時医療救護活動マニュアル.宮城県HPより)

5 医療救護班の派遣要請の流れ

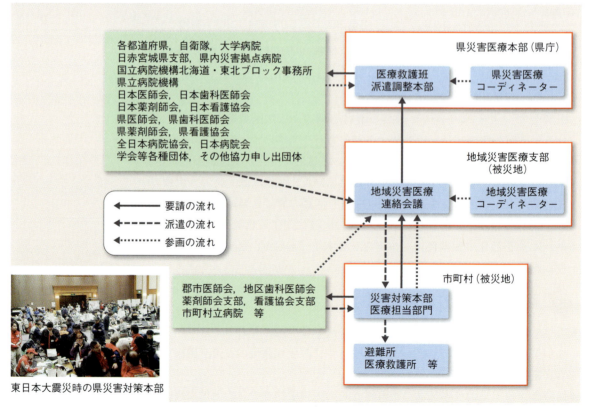

東日本大震災時の県災害対策本部

(大規模災害時医療救護活動マニュアル.宮城県HPより)

6 医療救護班の派遣要請先

第1　各都道府県，日本医師会（JMAT），日本歯科医師会，日本薬剤師会，日本看護協会，日本赤十字社宮城県支部，陸上自衛隊東北方面総監部（医務官室），国立病院機構北海道・東北ブロック事務所，国立大学等大学病院，全日本病院協会，日本病院会
第2　県内災害拠点病院，県立病院機構
第3　宮城県医師会，宮城県歯科医師会，宮城県薬剤師会，宮城県看護協会

- 地域災害医療連絡会議は，管内の医療救護活動の実施状況を踏まえながら，医療救護班派遣調整本部から割り振られた医療救護班の派遣先を決定する．
- 医療救護班の派遣要請先（6）の順位については，被災地の場所，被災状況及び派遣医療機関の準備体制等により決定することとする．特に大規模災害で，県内の医療資源だけで不足することが明らかな場合は第1から第3の順に派遣を要請し，県内の医療資源で対応が可能な場合は第2以下に派遣を要請する．

東日本大震災時の医療救護チームの活動状況と今後の課題

- DMATについては，震災翌日の平成23年3月12日の時点で120チームが参集し，仙台医療センターにDMAT活動拠点本部が設置され，撤収となった3月16日の時点では146チームが参集し，仙台市立病院，石巻赤十字病院等へ派遣された．
- 医療救護班については，ピーク時にはJMAT（日本医師会災害医療チーム），日本赤十字社をはじめとした他都道府県の医療機関等から約120チームが県内で活動を行い，平成23年10月5日まで活動した．
- 震災時の反省点としては，①通信ツールの一部地域の途絶や想定を超えた被災のため，被災地の情報が本部に集約されなかった，②そのため，多数のDMATが参集したが，要請する活動内容を効果的に提示できない事例がみられた，③DMATの活動期間は発災後48時間程度を想定したものであり，長期にわたる医療救護班の派遣については十分な救護体制が準備されていなかったため，医療救護班へ引き継ぐ際，一時的に医療救護活動が手薄となる事態が発生した，ことなどがあげられる．
- これらを踏まえ，①関係機関へのMCA無線機の導入促進やMCA無線中継局の耐震構造の補強対策，通信訓練等の実施，②被災地情報の集約化を図る地域災害医療連絡会議の新設，③DMATと医療救護班との連携強化や中長期の医療救護活動への対応を盛り込んだ，大規模災害時医療救護活動マニュアルの全面改定，などを行ってきたところである．

参考資料
- 第6次宮城県地域医療計画
- 大規模災害時医療救護活動マニュアル（改訂版）
- 東日本大震災〜保健福祉部災害対応・支援活動の記録〜

地域災害医療コーディネーターの役割

成田徳雄
気仙沼市立病院脳神経外科

◆ 大規模災害の混乱し複雑化した状況下においても、迅速かつ的確に医療が提供されるための調整を担うのが災害医療コーディネーターである．
◆ 地域災害医療コーディネーターは初動期において、DMATと連携して地域災害医療対策本部の指揮・調整を行う．
◆ 被災地域の市町村災害対策本部において、自衛隊・警察・消防などの各組織との情報共有および連携強化が必要である．
◆ 大規模災害の医療現場において、問題解決のために、特に重要なのは情報管理であり、現場の情報収集・発信・共有により、意思決定を迅速化し、実際の運用を効率的に行う必要がある．
◆ 地域災害医療コーディネーターは被災地に参集する急性期から慢性期・復興期にいたる、すべての外部支援組織への情報提供と支援配分・調整の任務を担う．

災害医療コーディネーターとは

- 災害等により大規模な人的被害が発生した場合において、必要とされる医療が迅速かつ的確に提供されるための調整を担う．
- 災害医療に精通し、かつ地域医療の現状について熟知している医師に都道府県知事により委嘱される．
- 災害発生時には、都道府県災害医療対策本部および地域災害医療対策本部において活動する（ 1 ）．
- 都道府県災害医療コーディネーターの活動としては、大規模災害において、都道府県または被災地の災害医療対策本部に出務して災害の状況に応じて適切な医療体制が構築されるよう助言し、また被災地における医療スタッフの配置、患者の収容先医療機関の確保等の災害時の医療活動を調整することにある．
- 都道府県災害医療コーディネーターの業務は、急性期における傷病者の受け入れ医療機関の調整と、医療救護班の派遣先となる地域の調整である．
- 地域災害医療コーディネーターは、原則として災害拠点病院へ出務し、災害医療対策本部の構築とともに、地域内の医療救護班の派遣先の調整と、公衆衛生活動を行うスタッフとの情報提供・連携の確保を行う（ 2 ）．

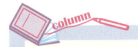

被災地に参集する支援組織の例
- DPAT（Disaster Psychiatric Assistance Team）：ディーパット
  大規模災害時に被災地からの要請により活動する，精神科医療および精神補完活動の支援を行うための専門的な精神医療チーム．
- JRAT（Japan Rehabilitation Assistance Team）：ジェイラット
  リハビリテーション関連12団体協議会による大規模災害時のリハビリテーション支援チーム．被災地からの要請に基づき，避難所・仮設住宅あるいは自宅での高齢者・障害者の生活不活発病予防活動に当たる．
- DHEAT（Disaster Health Emergency Assistance Team）：ディヘート
  大規模災害時の公衆衛生専門職による健康危機管理を支援するチーム．県型保健所や市町村災害対策本部の指揮下に入り活動する．
- JMAT（Japan Medical Association Team）：ジェイマット
  日本医師会災害医療チーム．被災者の生命および健康を守り，被災地の公衆衛生を回復し，地域医療の再生を支援することを目的とする．活動は，被災地の災害医療コーディネーターまたは，被災地医師会との連携のもと行うことを原則とする．

1 宮城県災害対策本部の活動および情報フロー

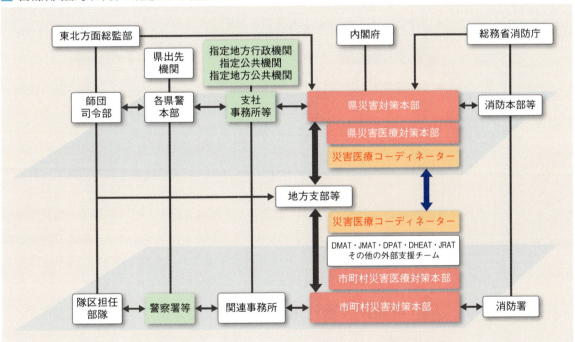

（「みちのく ALERT 2014」資料を参考に作成）

2 3.11 東日本大震災における気仙沼災害医療対策本部：情報共有と支援配分

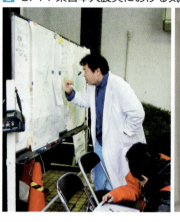
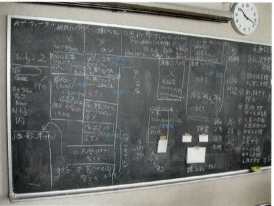

- 都道府県災害医療コーディネーターと地域災害医療コーディネーター間に上下関係はなく，互いに連携し，カウンターパートとして業務に従事する必要がある．
- 平時においては，災害時の医療体制が適切に構築されるよう，都道府県などに対し必要な助言を行う．
- 宮城県では平成 22 年より運用を開始している[1]．

災害医療コーディネーターとDMATの連携

- 大規模災害が発生した場合，DMAT は都道府県 DMAT 調整本部の指揮・調整の下に行動する．DMAT 調整本部は都道府県災害医療コーディネーターとの連携の下に，DMAT 活動拠点本部および DMAT・SCU 本部の指揮・調整を行う．
- 地域災害医療コーディネーターは，DMAT 活動拠点本部と連携して行動する．
- 具体的には，DMAT から要請された傷病者について，その受け入れ医療機関を調整し，確保した受け入れ先を DMAT に伝えるほか，現地でつかんだ医療ニーズや DMAT・医療救護班の活動支援の要望などに関する情報を DMAT 活動拠点本部に伝える．

宮城県災害対策本部における活動

- 災害医療は行政が主体であり，自衛隊・警察・消防などの各組織との連携・協働が必要となる[2]．
- 災害医療コーディネーターは，災害対策本部活動を通して各組織との情報共有，さらには連携強化のために各組織の指揮命令系統を熟知する必要がある．

3.11東日本大震災気仙沼災害医療における具体的コーディネート活動[3]

- 発災後,情報通信ツールが途絶し孤立した状況下での情報発信方法の模索.
- 3月15日早朝,市街地火災の延焼,さらに自家発電装置不具合による病院機能継続の危機の際の院内重症傷病者24名の緊急医療搬送.
- 3月15日光ヶ丘保養園,森林火災の延焼による病院退避.
- 壊滅的被害を受けた気仙沼市立本吉病院入院患者17名の域外搬送調整.
- 3月22日・23日慢性透析患者78名の北海道への自衛隊固定翼機による広域医療搬送.
- 3月21日インフルエンザ第一例発生後の避難所での患者隔離および濃厚接触者への抗インフルエンザ薬予防的投与の実施.
- 3月28日大量の急性肺炎発生にあたっての環境調査,さらには救護所でのガイドライン作成および肺炎球菌ワクチン投与に対する依頼・調整・運用.
- 在宅要介護者の生活支援体制が必要との認識で,3月25日に巡回療養専門の医療救護体制の構築.
- 4月以降各避難所での生活不活発病対策として,リハビリテーション関連10団体からの組織的リハビリテーション支援体制を構築し,福祉避難所の運用を行った[4].

地域災害医療コーディネーターの役割

情報収集および発信

- 災害医療現場において発災以降,各フェーズにおいて様々な問題が生じた.日々体制が変わる多数の医療支援チームと協働し,複雑な医療システムを柔軟かつ迅速に運用を行う必要が生じた.問題解決のために,特に重要なのは情報管理であり,現場の情報収集・発信・共有により,意思決定を迅速化し,実際の運用を効率的に行う必要がある.
- 災害時に被災した都道府県を越えて医療機関の稼働状況など災害に関わる情報を共有し,被災地域での迅速かつ適切な医療・救護に関わる各種情報を集約・提供することを目的に広域災害救急医療情報システム(EMIS)が整備されている.
- ただし,大規模災害では情報通信ツールが途絶し,孤立することがあり,多重的・多層的な整備が必要である.
- 発災後急性期から支援期・復興期におよぶタイムラインに沿った,また多種・多様な被災状況および被災者のライフスタイルに応じた医療需要を迅速に収集し,支援要請を行う必要がある.ライフラインの復旧程度は地域によって差異が生じ,外部支援配分の不確定要素となった.災害対策本部からの情報収集により,救護所ごとに画一的ではない,多面的な支援体制を構築する

ことが可能となる．
- 災害時の保健医療福祉調整に必要な情報を以下に記す（ACT 研究所資料より引用）．
    1) 被災前の一般的な情報：地図，人口統計，医療機関の位置情報
    2) 安全とアクセスに関する情報：道路，ヘリポート，気象，ライフライン情報
    3) 人口と社会構造に関する情報：被災者数，災害弱者数
    4) 医療機関情報
    5) 医療支援に関する情報
    6) 薬剤，医療資機材に関する情報
    7) 調整相手に関する情報：行政，自衛隊，消防，警察など
    8) 避難所に関する情報
    9) 保健情報
    10) 福祉情報

災害時保健医療の4つの役割

1) 災害時集団外傷（mass casualities）への対応
2) 被災者・避難者の健康管理
   ① 災害事象に起因する負傷・罹病への対応
   ② 継続する一般医療ニーズへの対応（緊急疾患，慢性疾患など）
   ③ 災害弱者の保護（在宅医療，機器依存医療を含む）
   ④ 被災環境下での疾病要因への対策/予防管理（感染症，塵埃肺炎など）
3) 地域保健医療システムの機能維持と再建
4) 災害が間接的に健康に及ぼす悪影響の制御と中長期的ケア

（上原鳴夫．東日本大震災における保健医療救護活動の記録と教訓．2012[5]より）

クラスター・アプローチ

- 災害対策本部の中に，重要課題別の問題解決のための調整システムが必要となる．
- 国連主導の分野別調整システム「クラスター・アプローチ」は保健医療，食料，栄養，水衛生，教育，保護，シェルター，通信，ロジスティクスなど約10のクラスターを設置し，それぞれに関連する外部支援者と調整を行うシステムである．

復興期

- 東日本大震災から4年が経過している現在においても，ようやく災害公営住宅への入居が始まったばかりであり，多くの住民が仮設住宅に入所中である．特に高齢者および障害者・要介護者の生活不活発病・廃用症候群予防対策が必要である．
- 外部支援者への情報提供および支援配分・調整は復興期においても必要とな

る.
- 自治体の復興事業に対する助言,次なる大規模災害に備える体制整備・人材育成も継続して行う必要がある.

東日本大震災の教訓および課題

- 東日本大震災において医療機関の被災状況の情報収集・発信・共有が極めて困難であった.
- 大規模災害時の医療需要を迅速に収集・発信・共有するシステムの構築が必要.
- 災害拠点病院だけでなく,中小医療機関や医療依存度が高い災害弱者を多く抱える介護施設の状況把握も必要である.
- 発災初期の初動期における情報収集も重要であるが,DMATが撤収する前の発災48時間から72時間までの情報収集は,72時間以降の医療救護班の支援配分を見積もるためにも,さらに重要であると認識している.
- 情報通信システムが途絶した被災地で,広域災害救急医療情報システム(EMIS)を補完するヘリ空撮による情報収集システムを開発した(3).
- システムは写真撮影と同時に位置情報を自動計測可能な特殊カメラと被災施設の屋上に設置するトリアージ用シートからなる.
- 地理情報システム(GIS)は,地理的位置を手がかりに,位置に関する情報を持ったデータ(空間データ)を総合的に管理・加工し,視覚的に表示し,高度な分析や迅速な判断を可能にする.
- 気仙沼における2回の実証訓練では,短時間で網羅的な調査が可能であり,操作も容易であった.施設トリアージ用シートの視認性は高く,文字の判読

GIS
Geographic Information System

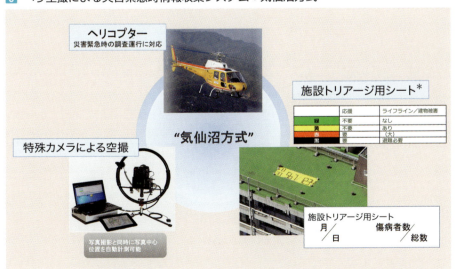

3 ヘリ空撮による災害緊急時情報収集システム:気仙沼方式

* California Public Health and Medical Emergency Operations Manual[6]を参考に作成.

性も比較的良好であった．コンパクトで場所もとらず，長期保存も可能である．避難所となる学校でも利用可能である．避難所運営訓練のアイテムとしても活用可能である．
- 今後の課題は，施設トリアージ用シートの標準化と対応指針の作成である．

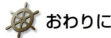 おわりに

- 大規模災害において，地域災害医療コーディネーターは発災直後から復興期まで長期にわたる活動となる．
- 東日本大震災の経験を教訓として，次なる大規模災害に備え，防災・減災システムや人材教育システムの開発が必要である．
- "Build Back Betterの精神"をさらに進化させ，"より早期の復興を，より広域に，さらにはより深層の災害弱者へ"と展開することが必要とされており，地域災害医療コーディネーターとしての活動を継続していくべきと考えている．

文献
1) 大規模災害時医療救護活動マニュアル(改訂版)．平成25年3月．宮城県．
2) 佐々木勝．医療従事者のための災害対応アプローチガイド「改訂版」．新興医学出版社；2015．
3) 成田徳雄．気仙沼市の医療救護活動．上原鳴夫(編)．東日本大震災における保健医療救護活動の記録と教訓．じほう；2012．pp106-111．
4) 東日本大震災リハビリテーション支援関連10団体．「大規模災害リハビリテーション対応マニュアル」作成ワーキンググループ．大規模災害リハビリテーション対応マニュアル．医歯薬出版；2012．
5) 上原鳴夫．大規模災害に対する保健医療の備え．上原鳴夫(編)．東日本大震災における保健医療救護活動の記録と教訓．じほう；2012．pp175-186．
6) California Public Health and Medical Emergency Operations Manual. July 2011.

Special Lecture

災害時（急性期）のロジスティック支援

田中秀治[1,2]，喜熨斗智也[1]，高橋宏幸[1]，後藤　奏[2]，杉本勝彦[1,2]，島崎修次[1,2]

1) 国士舘大学大学院救急システム研究科，2) 国士舘大学防災・救急救助総合研究所

はじめに

災害時の支援物資の供給においては，必要な物資を，求められている場所に，適切な時に送れることが望ましい．東日本大震災では被害が広範囲にわたり，空港・鉄道・高速道路などの遮断によって，食糧や生活物資が不足した．このため多くの被災者が食事・睡眠・入浴・排泄などの基本的な生活すら維持できなくなり，長期にわたり避難所生活を余儀なくされたことが課題として残された．他方過剰な支援物資が，求められていない場所に供給され集積していたことも事実である．震災の対応に追われる被災地に過大な支援物資はまた現地における作業増大と人的負荷となり大きな問題となった．

災害時の支援に対する考え方には人道援助ロジスティクス（humanitarian logistics）という概念がなじみやすい．生活物資が枯渇する被災地（テロや紛争も含む）に，難民や被災者への医療支援や医療物資・生活物資を目的としたロジスティクスのことである．最近のネパールの大地震もこの人道支援が行われているが，また支援物資の供給に問題が生じた．

過去にわが国は震災・戦争などさまざまな経験をしてきた．国内では明治時代初めから人道的援助の概念を導入した日本赤十字社が支援団体としてその役割を担ってきた．戦後には幾多の自然災害に見舞われているが，地域行政・自衛隊・日本赤十字社が中心となって被災地で活動してきた．本稿では，現在注目が集まる災害時のロジスティクスの重要性について，述べていきたい．

災害超急性期に必要とされる医療支援とロジスティクスの必要性

わが国は世界有数の災害大国である．昭和30年代前半までは，大型台風や大規模地震，大雪，大雨，度重なる戦争により，一定の間隔で死者数千人に及ぶ被害が多発していたが，防災体制の整備・強化，国土保全の推進，気象予報の向上，災害情報の伝達手段の充実により改善している．これは1959年に発災した伊勢湾台風を契機に策定された災害対策基本法によるところが大きい．災害対策基本法とは「国民の生命，身体及び財産を災害から保護し，もって，社会の秩序の維持と公共の福祉の確保に資することを目的とする」法律である．国を挙げて災害対応能力の向上，災害に対する備えを講じてきた功績といえる．

もう一つ，わが国における災害医療が発展する契機となったのが1995年1月に起きた阪神・淡路大震災である．近畿圏へのマグニチュード7.2の直下型地震により，全壊家屋104,906棟，被災家屋512,882棟，死者・行方不明者6,425名，負傷者43,772名という甚大なものであった．この阪神・淡路大震災はのちの検証において，初期医療体制の遅れが指摘され，平時の救急医療レベルの医療が提供されていれば救命できたであろうと考えられるいわゆる「避けられた災害死」が500名程度存在したと指摘されている．

この教訓から各行政機関，消防，警察，自衛

隊と連携しながら救助活動と並行し，医師が災害現場で医療を行う災害医療分野の学問体系構築の必要性が認識され，DMATが創設された．

これまで厚生労働省は災害緊急時に3つの災害医療の柱を地域医療計画のなかで構築してきた(**1**)．その1つが災害拠点病院の整備事業で，全国で638病院が指定されている．これは，診療に必要な施設が耐震構造を有する特殊な災害に対する施設を指定し，重篤患者の救命医療を行うために必要な施設・設備・医療従事者の確保，多数の患者に対応可能な居室や簡易ベッドの確保を行うこととしている．また被災時における生活必需基盤の維持体制，水・食料，医薬品，医療機材等の備蓄，対応マニュアルの整備，研修・訓練等による人材育成，瞬時に災害情報の共有を図る広域災害・救急医療情報システム(EMIS)の利用などを図ってきた．

2つ目は，前述した地域の救急医療体制が崩壊するような広域災害の場合には被災地以外からの支援を行うDMAT等の構築である．DMATは災害緊急時(概ね48時間から96時間以内)に活動できる機動性を持った，専門的な研修・訓練を受けた災害派遣医療チームであり，平成26年度までの研修修了チーム数(延べ数)は1,002チームに達する．このDMATチームは被災地から重症患者を広域医療搬送によって非被災地の医療施設へ移送すること，また被災地の災害拠点病院の支援，域内搬送，現場活動等を主な活動とし，厚生労働省の行う災害時の医療支援の柱となっている．

3つ目の柱が地域保健医療体制の構築である(**2**)．地域医療行政の出先機関である保健所を活用し，救護所，避難所において地域住民の感染のまん延防止，衛生面からのケア，被災後からのメンタルヘルスケアなどを行うもので，もっぱら地域医師会の診療所医師，病院医師などの参加をもってなすものである．

これを支える仕組みとして日本赤十字社災害救護チームやJMAT，県別の医療支援チーム，国立病院機構・大学(Kokushikan DMAT)・病院(Tokusyukai DMAT)・HumaやNPO・NGOなどさまざまな支援ネットワークが構築

1 災害医療計画

	【災害拠点病院】	【応援派遣】	【健康管理】
機能	災害拠点病院としての機能	DMAT等医療従事者を派遣する機能	救護所，避難所等において健康管理を実施する機能
目標	・多発外傷等の重篤患者の救命医療 ・患者等の受入・搬出を行う広域医療搬送 ・自己完結型の医療救護チームの派遣 ・地域医療機関への応急用機器材の貸し出し	・多被災地周辺に対する，DMAT等自己完結型の緊急医療チームの派遣 ・被災患者の集中する医療機関に対する医療従事者の応援派遣	・災害発生後，救護所，避難所に医療従事者を派遣し，被災者に対する，感染症のまん延防止，衛生面のケア，メンタルヘルスケアを実施
医療機関例	・救命救急センター ・入院救急医療を担う医療機関 ・緊急被ばく医療機関	・救命救急センターを有する病院	・病院又は診療所
求められる事項(抄)	・重篤患者の救命医療を行うために必要な施設・設備・医療従事者 ・多数の患者に対応可能な居室や簡易ベッド ・診療に必要な施設が耐震構造であること ・特殊な災害に対する施設・設備 ・被災時における生活必需基盤の維持体制 ・水・食料，医薬品，医療機材等の備蓄 ・対応マニュアルの整備，研修・訓練等による人材育成 ・広域災害・救急医療情報システムの利用	・DMAT研修等必要なトレーニングを受けている医療従事者チームの確保 ・被災地における自己完結型の医療救護に対応できる携行式の応急用医療資器材，応急用医薬品，テント，発電機等	・感染症のまん延防止，衛生面のケア，メンタルヘルスケアを適切に行える医師 ・携行式の応急用医療資器材，応急用医薬品

(厚生労働省資料「災害医療について」より抜粋)

されている.

なかでも全国に90の災害拠点病院を持つ日本赤十字社の力は大きい.病院の人的財産を生かした連携,特に豊富な災害時の救護経験や赤十字ネットワーク(本社・支部・病院・血液センター,ボランティア),救護車両等をはじめとする救護装備など数多くの防災・減災に対する人的・知的財産は,DMATを凌ぐともいわれる.災害救護活動の主体は十分なトレーニングを受けた日赤職員が中心となり,ボランティアや他団体との連携も必要に応じて行うという多彩なチーム編成であり,地域からの信頼も厚い.実際,日本赤十字社では次に起こる東海・東南海・東京都直下型地震などを想定し,実践的な訓練を開始している.

日本赤十字社の次の震災に対する準備としては,①被災地内病院の支援のための職員派遣として第1次(5日間)および第2次(1週間)を想定し,②支援要員として,医師258名,看護師970名,事務職員311名,計1,539名を派遣,③救護班の派遣として第1次救護班(5日間),第2次救護班(1週間)として各々90個班を派遣,④広域後方医療としてDMATと協働する救護班を派遣し,広域後方医療施設への傷病者搬送を実施,⑤ロジスティック支援として第2ブロックおよび第4ブロックが発災後4日から1週,などである.このように災害医療のステージと医療のニーズに合わせた日本赤十字社の多彩なチーム編成が,わが国の災害医療をけん引しているといえる.

災害緊急時の医療体制とロジスティクスの重要性

超急性期がすぎると,地域保健医療のサポートが主体となる時期となる.すなわち,この時

2 被災地における保健医療体制の整備

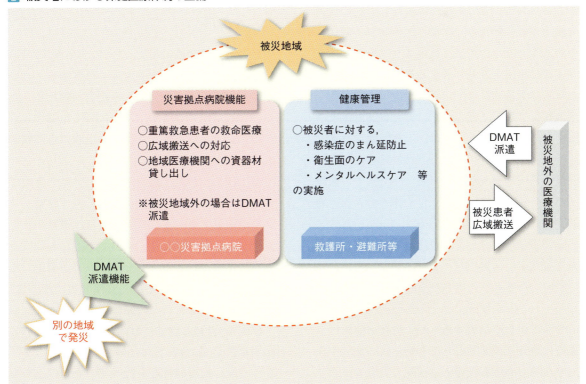

(厚生労働省資料「災害医療について」より)

期の医療は救急・疾病医療から予防医療への移行期である．DMATなどの救急医療から訪問診療に近い地域保健医療のステージとなる．効果的な体制確保には地域医療行政の出先機関である保健所を活用し，救護所，避難所において地域住民の有病率の低下を図るために環境の整備，インフルエンザやノロウイルスなど感染のまん延防止，入浴や皮膚の衛生面からのケア，食生活の指導と十分な細胞外液の補充，被災後からのメンタルヘルスケア，歯科口腔ケアさらには生活不活発病予防や食中毒の予防まであらゆる予防を行うもので，もっぱら保健師，地域医師会・歯科医師会の診療所医師，病院医師，歯科医師，周辺の医療従事者などが中心となるものである．

災害発災時は被災したエリアの人々の負担を減らすために，他地域からの医療支援者はあくまで支援に徹し，被災地のニーズをしっかりと汲み取り，丁寧に答えていくことこそが求められている．このことを後方支援者として理解することが大変重要である．災害時に必要な後方支援は多岐にわたり，単なる医療物資の搬送に終わることなく，広域で被災エリアを面と物量で支援し負担を軽減分散する必要がある．

東日本大震災における宮城県の対応として，宮城県災害対策本部のほかに災害保健医療支援室を立ち上げた．そこでは，①被災地域ライフライン情報の収集，②被災地域医療情報の収集，③被災地域避難所情報の収集，④活動中の医療団体への物的支援，⑤現地自治体への人的・物的支援，といった，被災地のリアルタイム性のある情報収集，さらに現地活動中の団体への後方支援を主な活動内容とした．

当時，石巻地区には300を超える避難所が存在しており，保健所ではその実態把握がまったくできていない状況であった．災害保健医療支援室は現地支援活動として石巻地区の地域中核医療機関である石巻赤十字病院の災害コーディネーターが環境整備を行い，避難所実態調査や，各避難所の避難者数やトイレや水回りなどの衛生状況，慢性疾病患者の有無や服薬の流失の有無，救援物資の需要や供給状況など様々な情報のピックアップ作業を行った．

石巻赤十字病院では災害コーディネーターの指示のもと地域を100に分け，巡回型の災害時緊急医療ネットワークを構築することに成功し，災害拠点病院の新たな役割を担った．支援医療チームが情報を共有し必要な物資を持って避難所を回る活動を始めた．器材や処方薬などを事前に準備して活動することができた．この時期に起こりうる病気は地域の救護所における疾病予防で大半は対処しうるものになる．すなわち災害時の予防医学である(3)．疾病発生の予防は救急医療の負担を軽減しさらに将来の救急患者発生を減少させることが可能であり，改めて災害医療ロジスティクスの重要性が明らかとなった．

災害時の理想的なロジスティクスとは

発災時には普段の物流（ロジスティクス）の遮断が避難生活にもっとも大きく影響する．これまでも大規模災害が発生するたびに物流ネットワークは遮断されるが，いかに早く復旧するかがポイントとなる．また復旧の過程に専門家が入ることがきわめて重要である．

例えば，土石流・高潮・洪水・竜巻・津波では搬送車両を喪失し飛行場などの高速移動インフラが水没する．また豪雪地帯では道路ネットワークが寸断されたり，地震では道路の陥没や施設の倒壊が起きる．もちろん災害が発生した時を考えて，平時に立案，訓練計画に基づき，行政や地元医師会などの関係機関との連携，および調整を行い，現地における医療救援活動に，必要な医薬品，資器材などの調達，保管，スタッフの安全，健康の管理を行っていかねばならない．

3 避難所における保健・健康管理のポイント──避難所において疾病予防で注意するべきこと

1. 疾病発生の予防としては
   (1) 感染症予防
   (2) 粉じん吸入予防
   (3) 慢性疾患の悪化予防
   (4) エコノミークラス症候群予防
   (5) 生活不活発病予防
   (6) 熱中症予防
   (7) 低体温予防
   (8) 口腔衛生管理
   (9) 一酸化炭素中毒予防
   (10) アレルギー疾患の悪化予防
   (11) 健康診査等について
   (12) 救急受診体制の構築，など

2. 生活・身の回りについてのプリベンタブルケア
   (1) 居住環境，空調・換気の重要性
   (2) 水分・飲料水
   (3) 排尿・排便
   (4) 栄養管理・食中毒予防
   (5) 入浴ができない場合
   (6) 避難所周辺環境の整備

3. こころの健康保持(災害弱者に対するそれぞれに応じた留意事項)
   (1) 妊婦さんや産後間もないお母さんと乳幼児への留意点
   (2) 子どもに対する留意点
   (3) 高齢者に対する留意点
   (4) 慢性疾患の方々に対する留意点

4 発災時の物流専門家派遣による適正化

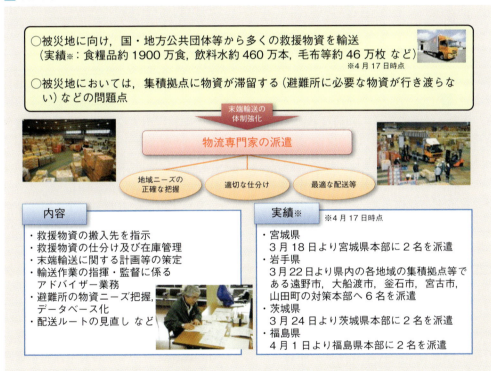

(内閣府資料)

緊急支援物資輸送とサプライチェーン

緊急支援物資輸送

物流インフラの対応について阪神・淡路大震災と東日本大震災を比較すると，東日本大震災では自衛隊・米軍の支援があり自己完結的な本格的なロジスティクスの威力をまざまざとみることになった．また内閣府が，緊急支援物資の調達・輸送のために早々と302億円の予備費支出を決め，被災した県などの物資集積拠点の運

5 発災直後期の民間倉庫における支援物資入出庫状況（宮城）

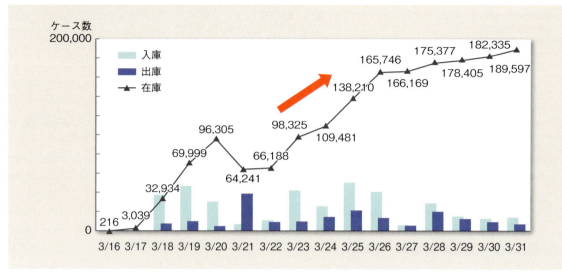

（宮城県倉庫協会）

営について，物流事業専門家の協力を要請したことも大きい（4）．

これは，阪神・淡路大震災の初期において物資集積拠点が輻輳して避難所への供給が滞ったことの反省と，2004年に発生した新潟中越地震では直ちに物資集積拠点の運営を物流企業に委託したことなどの前例があったことによる．東日本大震災では3月23日まで東北自動車道等の高速道は，緊急通行車両以外は通行禁止とし緊急支援物資輸送を優先したことが大きい．

テレコミュニケーションについては，携帯電話が普及していなかった阪神・淡路大震災当時に比べ携帯への依存度合が高くなっており，通信基地停電で携帯電話が使えなくなるのはコミュニケーション上の大きな問題として提示された．一方で施設・車両が被災してしまい，燃料もなくなった物流事業者も多い．東北地方運輸局調べでは，トラック運送事業者の建物被害は613棟，車両被害は6,526両にのぼっている．

サプライチェーン

広域・大規模災害時においては，被災地における迅速かつ効果的な応急対応活動が減災の鍵を握るが，救援・救助活動に必要な機材および被災者の避難所等での生活に必要な救援物資の管理・配給に関する問題への対応が大きな課題になっている（5）．

FEMA（Federal Emergency Management Agency 米国緊急事態管理庁）は，ハリケーン・カトリーナ災害の教訓を踏まえて，ロジスティクス能力の強化に取り組み，救援物資の要請，発注，在庫管理，出荷，納入等に至るライフサイクルのサプライチェーンを，リアルタイムで視覚的に管理できるロジスティクス・システムを開発・導入した．国内では新潟中越地震（2004年10月）等において，特に避難所に対する救援物資の配給において，物資の種類や量に偏りがあり，被災地の地方自治体の職員が大量に送られてきた救援物資の仕分け作業にかなり苦労したことが伝えられており（5），現場のロジスティック要員を大量に確保しなければ救援物資の迅速かつ効率的な管理・配給ができないという点は，東日本大震災でも解決されていない．

今後，東海・南海・東南海地震，首都大規模地震等の大規模震災が懸念されているが，これらのような大規模・広域災害が起きた場合には，

数多くの避難所・施設等から要請される多様かつ多量の救援物資の調達・運送・配給等を迅速かつ効果的に行うことがきわめて困難になることが予想される．このため，国内でも"救援物資・資材の見える化"に向けて，ICTを活用した国，都道府県，市町村，NGO等間で共有できる統合的なロジスティクス・システムを構築していくことが望まれる．

おわりに

東日本大震災では全国には2,000以上もの避難所が構築された．緊急時の医療はDMAT隊の構築や日本赤十字社や日本医師会の災害支援制度が効果的に運用された．

しかし保健所を中心とした地域保健機構や被災者に対する資器材を届けるためのシステムができていなかった．このロジスティクスの改善が今後の問題である．

今後，災害の現場で困っている人たちに支援物資を効率的に届けるには，ロジスティクスの専門家が，不要な物資や不良在庫を削除しつつ救援のための適切なロジスティックスペースを確保することが重要である．そのためには，各避難所の需要（ニーズ）の情報を正確に集めること，情報を集約して災害コーディネーターのもと計画的な支援体制の構築がきわめて重要である．

Special Lecture

診療所の被災
―医師の体験より

村岡正朗
村岡外科クリニック

気仙沼地域の被災概要

　気仙沼医療圏域の医師数は 115.3 人/10 万人と全国平均のほぼ半分である（平成 20 年末）．また，他の医療従事者数や病院，診療所等の医療機関数は全国偏差値数 40 程度の医療過疎の地である．高齢化率は 28.5％であった．

　気仙沼では震災により都市計画区域面積の 20.5％が浸水し，死者 1,136 人，行方不明者 226 人，住宅被災棟数 15,815 棟，被災世帯数 9,500 世帯という被害を受けた．

　その結果，最大時には 105 箇所の避難所に 20,086 人が避難生活を送るという状況になった．医療も，44 医療機関中全壊 28 件，半壊・一部損壊 7 件，死亡医師 2 人という被害を受けた（①）．

　被災が軽度の医療機関においても，インフラの途絶により医療行為を実施するのは困難となり，唯一医療機能が残存した気仙沼市立病院ですらも，医療行為は行えたが自家発電器の状況次第という状態であった．

　この様な状況下での体験から多少でも教訓を汲み取ってもらえれば幸いである．

超急性期
（津波襲来直後～当日深夜）

　津波の襲来では，我が家を含めた建物が津波にのまれていくのを高台の避難場所から呆然と眺めていた（②）．

　津波の襲来直後の雪がちらつき始めた頃より，ずぶ濡れになった被災者や骨折等を受傷した被災者が避難場所に集まってきた．医療器材を持たずに避難した私は，徒手空拳で救護活動を始めなければならなかった．びしょ濡れで低体温となった人は，毛布でくるみ近くにいた警察車両の中に収容し暖房を全開にして温めたり，近くの市民会館の楽屋の座布団や毛布を利用し温めた．骨折に対してはダンボール箱をバラしてシーネの代用としてガムテープで固定した．周囲にある利用できそうなものは，思いつく限りなんでも利用した．避難所となった気仙沼中学校の体育館と気仙沼市民会館にあったの

② 津波襲来後

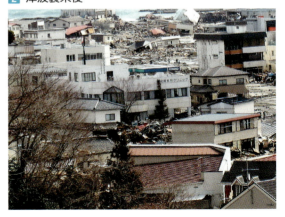

① 気仙沼医療圏域の医療関連の被害

	死亡	震災後退会移動
開業会員　36 名	1 名	6 名
勤務会員　34 名	1 名	7 名

	全壊	損壊
病院　（震災前 7 施設）	4 施設	1 施設
診療所　（震災前 37 施設）	24 施設	6 施設

は，ガーゼ，三角巾と聴診器しか入っていない大きな救急箱が一つだけであった．

　日没となると，医療が必要な被災者が集まってくることは，ほぼ途絶えた．その日，最後に避難所に担ぎ込まれて来たのは，びしょ濡れで重油混じりの海水を飲み込んだ4歳の女児だった．その子は，呼吸状態が悪化してきたために，なんとか調達した車に乗せて当院の看護師と共に午後11時頃気仙沼市立病院に搬送した．即入院となり呼吸器管理となったようであるが回復し元気になったことを後日聞いた．この時，気仙沼市立病院にはDMATの第一陣のチームが到着しており，トリアージテントが建てられトリアージが始まっていたようである．私は気仙沼市立病院は重傷者でごったがえしていると思いこんでいたのだがそれほどでもないことがわかり，自分が避難所でかかえている外傷等の患者を翌日以降に搬送してくることを伝え，避難所へと戻った．

　夜間は，避難所に新たな被災者が来ることはなかった．その理由がわかったのは翌早朝であった．

急性期（震災2日目夜明け～）

　翌日は夜明けとともに被災者が避難所に集まってきた．その大半はびしょ濡れの人々か軽度の外傷を受けた人々である．トリアージタグの赤になる被災者は，ほとんどいない．あの零下の夜を過ごすことができなかったのである．自分たちがいままでいた場所の近くで弱まる声が聞こえていたから助けに行ってくれとの要請もあり，救助に向かったが大半は亡くなっていた．助かった被災者によると「真っ暗のなかでびしょ濡れになりながら身動きができずじっと耐えていた．明るくなってから，やっと移動することができた．夜のうちに周りで聞こえていた声がどんどん小さくなっていった」と言っていた．亡くなった家族を連れてきたから検死してくれと頼まれ始めたのも，この頃である．

　私が気仙沼中学校の避難所にいると聞いて気仙沼市歯科医師会長が「鎮痛剤と抗生剤は医科も歯科も関係なく使えるでしょ．集めてきたから使ってよ」と持ってきてくれたり，近所の調剤薬局の薬剤師が「うちにある風邪薬と頭痛薬持ってきたから使ってよ」と差し入れてくれた．中学校の教室を避難所の部屋として開放することになり，体育館から多少の食料品とともに移動し始めたのもこの頃である．また，毛布等の生活物資の配給も徐々にではあるが届くようになった．避難所には緑タグの被災者しかいなかった．

　私は，保健室を利用して救護所を開設することになり，ここに移動した．とりあえず落ち着く場所ができた被災者たちのなかから，自分が普段内服している薬がないと心配し薬を処方してくれという人たちが出始めた．内容としては，高血圧，高脂血症，糖尿病等の普段の薬が主であった．しかしながら，手ぶらで避難したため差し入れの薬をもってしても処方することは不可能だった．このような時に，安否確認をしがてら医師会の職員が来て，不足している薬品が手に入るかも知れないからリストを出してくれと言ってきた．とりあえず銘柄は問わないから降圧薬，高脂血症薬，血糖降下薬を届けてくれとリストを渡した．処方を希望する被災者には，「いままでしっかり服用していたなら2，3日服用しなくても大丈夫だよ」，また「いまの食糧事情なら高血糖になるくらい食料はないから」と話し，近いうちに薬が届くだろうから心配しなくてもいいと説明し納得させた．

　救護所を手伝いたいとDMATの一隊がやってきたが，断ってしまった．私は，DMATは赤タグ，黄タグの面倒をみるものだと解釈していたうえに，自分がいる避難所の周辺以外は阿鼻叫喚の世界が広がっていると思いこんでいたため，そこで必要になると思っていたからである．情報があまり入ってこなかったうえに前夜の火災の印象が強かったため，そう思いこんでいた．おそらく，当日から翌日にかけての被災

3 自衛隊の仮設診療所

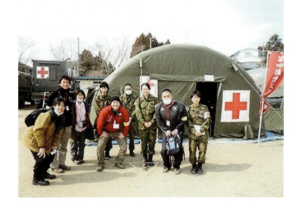

4 保健室の救護所

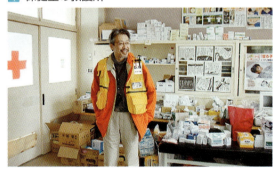

地の状況については，当事者である我々よりもテレビ等を見ていた遠隔地の方々のほうが詳しかったのではないかと思う．

亜急性期（震災3日目）

3日目は，早朝から前日に提出したリストに沿った薬品が徐々に避難所に届き始めた．当初は100錠程度であったが，後には大量に届くようになった．支援物資を持ってきたボランティアに郊外の障害者施設を紹介したところ「支援の手がまったく届いていませんでした．自分たちが支援できて非常に嬉しいです」と泣きながら感謝されたのもこの頃である．また，自衛隊の医療班が避難所に救護所を開設したいとやってきた．自衛隊は，救急車，レントゲン車や電源車まで持ってきて瞬く間にテントの仮設診療所を設営した．野戦病院のための設備だと思うが自衛隊の持つ自己完結力には驚かされた（ 3 ）．

飲料水の配給や炊き出しも始まりつつあったこの頃から，眠れないと訴える人が，夜間も救護所になっていた保健室を訪れるようになった．睡眠導入剤などがあるわけでもないため，ただひたすら相槌をうちながら彼らの話を聴いているだけだった．それでも，話を聴いてもらうだけで安心するのか「じゃっ，これで眠れる」と言っては保健室を出て行き，一人出ると次の人が入ってくるということが，電気が復旧する震災後7日目まで続いた．文明のありがたさを痛感した出来事であった．

震災直後は乏しかった医薬品も簡単に手に入るようになり，震災前の自分の診療所以上の在庫となった．4の写真の後ろに映っているのが支援で届いた医薬品である．災害時医療が収束した際に，未使用だった分はすべて宮城県に返却した．自分が居た避難所の被災者の大半が震災以前からの患者やその家族等であったため，救護所活動が非常にやりやすかったのは私にとって幸運だったと思っている．

私の経験からの感想は，
・いまの日本の物流状態では三日持ちこたえればなんとかなる．
・常日頃からの周辺住民との信頼関係が重要
・他の医療関係者との人間関係が重要
・情報の収集は必須

の4点である．

私の乏しい経験が今後の震災の時に役立つことがあれば幸いである．

緊急時（急性期）

病院の被災

伊勢秀雄
石巻市立病院長

- 自然災害や人災など種々の災害があるが，被災時に第一にすべきことは自分の身を守ることであり，患者の身を守ることである．
- 病院災害対策本部を立ち上げる．
- 医療職員は入院患者や外来患者など院内にいる人々の人的被害の有無，病棟や診察室，検査室や放射線室などの担当部署の被害の有無，程度を把握する．
- 事務職員は病院建物本体や機械室そして配管類の被害の有無，程度を調べる．
- 人的，物的被害の有無・程度を各部署は病院災害対策本部に連絡する．
- 病院災害対策本部は緊急的対応を決定し，各部署に連絡する．次いで今後の対策を立て，職員に連絡する．
- 繰り返す災害訓練により職員は冷静沈着で適切な行動がとれる．

病院の被災とは

- 災害とは，気象などの自然現象の変化，あるいは人為的な原因などによって，人命や社会生活に対する被害を生じる現象をいう．一般的には自然現象に起因する自然災害（天災）を指すが，人為的な原因による事故（人災）も災害に含むことがある．
- 病院の被災とは，これらの災害を病院が被ることであるが，種々の災害があるのでその種類により対応は異なってくる[1]．今回は先の東日本大震災の津波により病院機能が瞬時に喪失した石巻市立病院の経験[2,3]について述べる．

災害対策基本法では，災害とは「暴風・豪雨・豪雪・洪水・高潮・地震，津波，噴火その他の異常な自然現象又は大規模な火事若しくは爆発その他その及ぼす被害の程度においてこれらに類する政令で定める原因により生ずる被害」としている．

震災当日

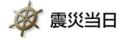 自分の身，患者の身を守る

- 震度6強の揺れは立ち続けることが困難であり，歩いて移動することはほとんどできない強烈な揺れである．その場に屈みこむ，机などの下に潜り込む，周囲の物につかまる，倒れそうな重いもののそばを離れる．まずわが身を守ることが重要である．患者の傍らにいる職員は点滴台などをつかむ，立ちあ

がらないように大声で叫ぶなどで患者を守る．

⚓ 病院災害対策本部の立ち上げ
- 激震が収まった直後に病院災害対策本部を立ち上げた．全館放送で「落ち着いて行動すること，この病院の耐震構造は充分で安全であること，災害マニュアル通りに行動し患者および自分自身の安全を図ること，災害対策本部を2階会議室に設置したこと」を放送した．

⚓ 被害状況の確認と直後の方針決定
- 医療職員は病棟や外来の患者の人的および医療機器の被害を，事務職員は病院建物や設備などの被害をチェックし，その結果を災害対策本部に部署ごとにまとめて報告した．
- 院外へ緊急的に避難すべき要素[1)]はなく，院内にとどまる方針とした．

⚓ トリアージゾーンの作製
- 地震による負傷者の来院に備えて，1階の椅子などを移動して広いスペースを作り，玄関そばには，受け付け用の机，トリアージタグ，ホワイトボードなどを用意した．

    トリアージタグ
    赤　第一順位　重症．ただちに治療を行えば救命が可能な患者．
    黄　第二順位　中等症．治療が多少遅れても生命には危険がない患者．
    緑　第三順位　軽症．傷が軽く，専門医の治療をほとんど必要としない患者．
    黒　第四順位　すでに死亡している者，または，ただちに処置を行っても救命が明らかに不可能な者．

⚓ 津波襲来時の対応
- 午後3時過ぎに大津波警報が発令されたので，1階にいる人々を上層階へ避難誘導した．
- 津波が襲来し（ **1** , **2** ），病院1階の3メートルの高さまで水位が達した．さらに大きな津波が襲ってくる可能性もあり，3階病室の患者を4階へ避難誘導した．
- 1階には機械室（自家発電機設置），調理室（備蓄食料保管）や電子カルテなどのサーバー室（ **3** ）があり，津波によりすべてのライフラインが断絶し，孤立状態となった．
- 手術室は2階にあり，胃切除術中だったが，緊急閉腹し，麻酔を覚醒させて気管チューブを抜管し自発呼吸として3階の病室へ避難させた．

1 津波の中の石巻市立病院

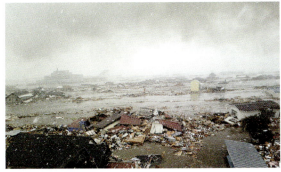

雪でかすみ海の中に浮かんでいるように見える．

2 津波後の病院周辺（平成23年5月）

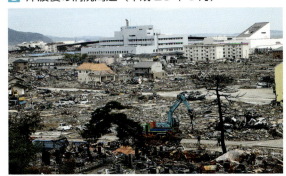

3 津波後のサーバー室

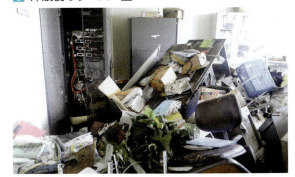

4 病室の模様

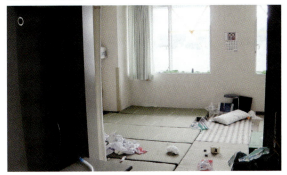

マットを敷き詰めて一部屋に多くの患者を収容した．

津波直後の対応

- 吸引器や輸液用ポンプなどはバッテリーが切れたら別のものに交換して使用を続けた．微量点滴セットに変え，目視で流速を設定した．
- 1階調理室に非常食を備蓄しており，すぐに飲食できるものは皆無に等しかった．5階に備蓄していたペットボトルの水を経口摂取可能な入院患者に500 mlずつ配布した．他の人には，自動販売機の飲料，ポットや洗浄用蒸留水などを均等にわずかずつ配給した．
- 排泄処理は，段ボールで造った仮設便器を用い，小さなビニール袋を使って1回ごとに袋の口を縛って閉じ，大きな黒いビニール袋に収容した．

災害対策本部会議

- 現在の院内にいる人数を知らせ，食料や水はほとんどないこと，院内からの出火は致命的であり，火気は厳禁すること，電子カルテが使用できないので，紙カルテにすること（非常時の対応マニュアル通り），医師は患者サマリーを，看護師は看護サマリーをそれぞれ書いておくようにすること，各病室（4）の収容患者を増やし24時間体制で看護師など職員が交代制で患者看護，容態

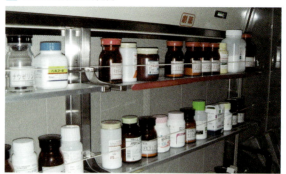

5 ゴムで支えた薬瓶

地震に備えていた院内対応の一つで,薬瓶の落下破損はなかった.

のチェックをすること,今後の展開が現時点ではまったく不明なので,体力を消耗しないようにすること,薬や点滴はすべて破損などなく(**5**),1週分程度の量があることなどを伝達した.

情報収集
- ラジオはつけっぱなしにしていたが,石巻近辺の情報は皆無であり,院外の情報はまったく得ることができず,無線,携帯電話,メールなどは不通で,われわれの情報も院外へ発信することができなかった.

震災2日目

備蓄食料の回収
- 外の水が引けたのを確認し,1階の調理室に向かうも,院内からは入れず,見張りを立てて院外へ出,破壊された窓から調理室へ入り,保管していた備蓄食料を取り出した.
- 食料は管理栄養士が一括管理し,一度に使い切らないように小分けして使うように指示した.なお,この日の献立は,レトルト米飯3分の1パックで作ったおむすび1個,または,レトルト粥2分の1パックと魚缶詰4分の1パックであった.

回診
- 異常な状況下ではあったが,医師,看護師はいつも通りに朝の回診をして患者の状態確認を行った.職員は笑顔を絶やさないように努めていた.震災が原因で急に増悪した患者はいなかった.

脱出路の確保
- 病院から脱出のため,夜間通用口に近い階段に10 cmほどに積もったヘド

ロや瓦礫を職員が手作業で取り除き，脱出路を確保した．

外部への情報発信

- 固定電話，携帯電話，災害無線，MCA 無線はいずれも通話不能であった．大津波警報が出ていたが，事務職員を市役所に伝令として出した．しかし当日は市役所では何の対応もできない状態であった（市役所内も混乱の極みであったが，病院の状態を伝えたため，翌日 3 日目朝に，おにぎりの炊き出しや水のボトルを 10 人弱の職員で病院に届けてくれた）．
- 昼頃に海上自衛隊のヘリコプターがホバリングして病院 3 階のベランダに隊員 1 名が降下してきた．吊り上げ式の救出法であり，ストレッチャーは積んでいない，とのことであったので，高齢者の多い患者搬出には芳しくないと判断し，500 名ほどが院内におり食料や水がほとんどなく，周囲から隔絶されている状態であることを伝えた．
- 夕方には宮城県警のヘリコプターが飛来してきたが，自衛隊員へ伝えたと同様のことを伝えた．

MCA (Multi Channel Access) 無線とは，第三者無線ともいい，800 MHz 帯の電波を利用し，マルチチャンネルアクセス方式という複数の定められた周波数を複数のユーザーで共同利用して通信を行う．中継局が複数の通信チャンネル（周波数）から自動的に空きチャンネルを選択して割りあてる通信方式を取っており，一定数の通信チャンネルで多数の利用者が通話を行うことを可能にしている．

震災 3 日目以降

- 午前 7 時 30 分に津波注意報に変わった．そこで 8 時に外科部長と事務次長の 2 名を伝令として市役所に派遣した．
- 外科部長が市役所内で石巻赤十字病院の職員と接触し，石巻赤十字病院外科と無線で直接話し，胃切除術を中断した患者の手術完遂のために DMAT のドクターヘリの出動を依頼した．
- 石巻赤十字病院からの連絡で，午後に聖隷三方原病院のドクターヘリが病院脇の瓦礫のない空き地に着陸し，病院内に入ってきた．1 人の手術患者の移送目的であったが，インフラが壊滅した病院の惨状を目の当たりにし入院患者 150 名余全員の院外への搬送という前代未聞の使命に変更した．
- 入院患者にはそれぞれ紙に書いた医師による患者サマリーと看護サマリーを持参させた．
- DMAT 隊員と DMAT 本部や関係団体の活躍により 3 日目は重症患者 8 名を宮城県外へと搬送し，翌 4 日目には残り全員を仙台近辺へと搬送した．職員以外の残り全員（入院患者，外来患者，避難者など）を昼間はドクターヘリのピストン輸送で，夜間には自衛隊ヘリで搬送した．
- ドクターヘリによる患者搬送でわれわれが携わったのは，患者の重症度を各科で順位づけし，搬送の順番をきめることと，ヘリコプターまで患者を運んでいくことのみで，搬送先病院の決定などはすべて DMAT が関係機関と綿密な計画をたてて実行したものである．
- 5 日目は早朝に職員全員が病院から脱出した．

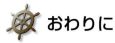 おわりに

- 以上，被災直後の急性期対応を述べたが，病院の活動を推進しているエネルギー源は電気であり，自家発電機の津波による停止が病院活動を一瞬に停止させた．電気は水に弱いことを念頭に入れて防災への対応をしなければならない．また，非常時対応設備や備蓄食料は，非常時に使用できる場所に設置，収納しておかなければならない．
- 電子カルテのバックアップサーバーの持ち合い[4]を山形市立病院済生館との間で大震災の40日前から行っており，電子カルテの情報の多くは早々に再現することができ，カルテ情報の喪失をまぬがれ，後日の診療に供することができている．

文献

1) 阪神・淡路大震災教訓情報資料集．内閣府．
2) 伊勢秀雄．東日本大震災の被災経験．全自病協雑誌 2011；50（10）：1548-1550．
3) 森安章人．SOS 500人を救え—3・11石巻市立病院の5日間．三一書房；2013．
4) 伊勢秀雄ほか．大災害と診療情報〜東日本大震災の教訓から〜．診療情報管理2013；25(3)：30-57．

Special Lecture

高齢者の在宅療養を支援する訪問診療医
被災地での challenge

川合秀治
松原クリニック

はじめに

　大規模災害時に医療はどのような有効性を発揮し，介護・福祉はどのように被災者の生活を支えることができるのだろう．Risk-management（RM）はヒョンな切っ掛けから，私のライフワークになっていた．臨床医として，被災時の医療・介護の有益性をRMと絡めて私見を述べて，Column に被災地で充満している現在（平成27年2月）の「空気」について書くこととする．

　私は直接的にではないが，阪神・淡路大震災をホームグラウンドの大阪で身近に経験し，また東日本（東北）大震災時には全国老人保健施設協会会長として復旧活動支援を経験した．いずれの震災や大きな自然災害にも私自身や家族は遭遇しなかったが，これはRM的発想としては偶然の産物であり僥倖と考えるべきだと思う．RMの根幹は最悪の事態を想定して，事を未然に防ぐことに力点をおくべき発想法であり，発生してしまった事態に対しては明るく前向きに立ち向かうことと確信している．

　約40年前の外科医時代に一つの著作に触れた．ある一般総合雑誌の「窓際退屈男の反乱」との題の連載物で，著者牛場靖彦氏との出会いからRMに興味を持った．今では「リスクマネジメント」の語句はごく普通に使われているが，当時は一部でしか流布されていなかった．世間によく知られるようになったのは1990年の第一次湾岸戦争勃発頃からだろう．氏の私塾的な異業種交流会を十数年経験し，その後ふたつの大震災に出くわした．阪神・淡路大震災ではより一層RMに興味を持ち，その理念と手法の自法人への導入に努めた．その後全国老人保健施設協会での活動で，各施設のサービス品質保証としてRMの資格制度を創設し，非常時の対応を研修することとした．

　東日本（東北）大震災ではそれまでの知識や研修で得た手法を実践することに集中し，会長職としては短期間ではあったが，当時の内閣官房の震災復旧対策本部からはそれなりの評価を得たと思っている．更に私個人的には，被災地で人生の集大成としての具体的目標を得たことが何よりの収穫であった．その目標とは，この文のテーマである「高齢者の在宅療養を支援する訪問診療の実際的活動」であり，私なりの被災地での平成24年8月以来の2年10か月にわたる実証実験である．経過途中ではあるが，下記の3つのKey-wordで中間的報告をしてみたい．

・訪問診療と往診―高齢者の在宅療養支援
・世代間互助から世代内互助へ
・専門性と連携

の3つである．

訪問診療と往診―高齢者の在宅療養支援

　訪問診療と往診の違いと訪問診療の意義を正確に表現できる同僚は如何程だろうか．殆どの諸氏は誤解しているか，興味を持っていないに違いない．後段で詳しく述べていくが「訪問診療」と「往診」は明確に違う．

高齢期の在宅療養を無我夢中で過ごしている患者自身やその本人を必死に支えようとしている家族は，その基礎的資源である医療・介護・行政等の社会サービスに何を期待しているのか．その医療・介護・行政の三者が提供しているのはそれぞれ異なった専門性の高いサービスであるのは勿論だが，共通しているのは「安心感」であろう．高齢期に急性変化を持ってしまった人達や，青壮年期からの持病が完治せず慢性期疾患や障害となってしまって高齢期に持ち込んでしまった人達は多い．彼らがまず願うのは，医療サービスを継続して受けることだろう．しかし高齢期の特徴として完治する可能性が若年期と比較して低くなっており，その療養生活は長期化してしまうのが常であろう．その場合には必然的に「生活」を濃く意識しないと，極めて強制的な，不愉快な療養生活となってしまう．

　急性期には無論，医療が不可欠である．慢性期にも医療が必要であるが，医療ですべてその問題が解決できる訳ではない．生活の支援も必要となってくる．症状固定し，障害と言える状態では生活支援が主となってくるが，医療が不必要である訳がない．慢性期あるいは症状固定期でもそれに応じた医療は必要であるし，突発的な急性変化は高齢期になればなるほどよく併発する．生活の部分を担当しているのは，地域・家庭的には介護であり社会的には福祉行政である．この医療，介護・福祉，行政の三者が適切に連携するように仕組まれたのが「地域包括ケアシステム」であると思っている．

　その中で医療の分野を考える．高齢者は，心の奥底では在宅死をと願っているだろうが，社会的・家庭的環境要因や制度的要因でその願望はかなえられそうにない．1975年頃に在宅死と施設（病院）死はそれまでとは逆転してしまって，現在では1：5の割合で圧倒的に病院死が多くなっている．結果的に日常生活の現場から死もしくは死に逝く状態変化が遠ざけられている．

　病院の機能も，クリニックの機能も本質的に在宅療養を強力に支援している．また更に現在では制度的に，病院・クリニックの機能分化がある程度図られ，病院は急性期病院であれ，慢性期病院であれ，それまでのような極めて長期に滞在することは不可能となり，在宅療養継続のための強力なバックアップシステムたろうとしている．急性期には果たすべき重要な役割がある．端的に言えば「生命の継続」である．それは「安全」の提供を伴っていなければ，生命を賭した博打行為となってしまう．地域特性が大いに影響されるが，病院からの訪問診療はあまり賛成できない．何故なら，類型化が進められている施設群は，その機能に特化されるべきで，その機能類型の集中的な治療行為であるべきだと確信している．

　クリニックも在宅患者訪問診療が制度化され，在宅時医学総合管理料（いわゆる在総診）が請求可能な所と，そうでない所が混在している状況になっている．「訪問診療」とは一般的には在総診が可能なことを意味している．つまり，訪問診療とは定期的かつ計画的在宅支援医療行為であり，往診とは突発的（不定期的）在宅支援医療行為である．また別角度からみれば，訪問診療は原則的にチーム医療であり，往診はDR単独でも可能な医療行為でもある．そもそも論として，外来診療が主体のクリニックでは，外来診療料と往診料とは併用不可と明記されている訪問診療が可能であるはずがない．現実論として，24時間365日対応しなければならない在総診クリニックは，外来診療をしている時間帯で，訪問診療を請け負っている患者が急変した時，即応対応など到底不可能である．そのためにいわゆる強化型制度もあるが，現実的対応には厳しいものがある．では，訪問診療はどこが担うべきなのか．そして誰が担うべきなのか．

世代間互助から世代内互助へ

　私論のように類型機能分類を促されている病院もだめ，外来診療が主たるクリニックもだめならどこが担うのか．そして，誰が担うのか．ややこしい表現だが，担うのはやはりクリニックしかない．あるいは他に担うべき施設類型があるのか．しかし本当に訪問診療をクリニックが担おうとするのなら，今のように外来診療をやりながらではどうしても無理がある．24時間365日対応は不可能だ．

　クリニックのDRは，ほとんどの方々は地域医療に貢献し労働加重になっている．昼間の外来診療休止時間はそのような地域活動や自己研鑽で休息になっていない．また，診療終了後の夕刻以後のくつろぎの時間に心理的にくつろぎ，アルコールを嗜みたくもなる．訪問診療と外来診察との併用はDRを酷使する何ものでもない．クリニックでも機能分化が必要である．だから，3人のDRがクリニックにいれば，あるいは3つのクリニックが連携すれば強化型在総診が採用できるではないか，との意見もある．極めて正論のように思える．しかし，一つのクリニックで3人のDRが居る所はどれくらいあるのだろう．また複数のクリニックが連携する困難さ（分担請求方法のややこしさ，分担日の決定の煩わしさ等々）は日常診療・地域医療活動・研鑽等をしているDRには堪え難いものがあろう．

　そもそも，強化型在総診料は通常型に比べ，患者さんは負担が約1割増加することになる．だから，強化型でない（患者負担も増えない）在総診クリニックが訪問診療を担う事を可能にする方法を考えていくべきではないか．それには，クリニック類型内での機能分化・役割分担の明確化が必要となる．その作業をした上での在総診クリニックである．

　それと共に既存の施設類型で，在宅支援が主業務であるべきものでありながら諸般の事情で責務を果たしていないもの，つまり本来的施設類型の目的が未成熟なものの育成である．それは老人保健施設（敢えて介護の名称を付していない）である．結論的には，老人保健施設からの訪問診療サービスの実現である．現行制度では老人保健施設が可能な医療行為の範囲はあまりにも限局的である．これには老人保健施設を構想した当初の理念・理想が発足時に，老健に付与できなかった世俗的な諸般の事情があったのではないか，と疑いたくなる．と言うのも，老健を構想した報告書『中間施設に関する中間報告（昭和60年8月）』の高邁な思想と，発足時の老健の諸制度があまりにも乖離しているからである．

　これは根源的には日本特有の「建前と本音」が大きく関連しているのかもしれない．構想当時はほぼ全員がその理念・理想を共有していたが，いざ発足となって，既得権益の壁，各専門職団体や職能団体のエゴのため，その理念・理想がズタズタにされてしまった．羊頭狗肉となったのである．発足当初は介護保険が創設されていなかったから，老健は医療保険の世界であった．医療保険の施設でありながら，老健に付与された医療行為は，極めて粗末なものであった．と言うよりむしろ，志ある者達だけでなく医療界全体，否，患者・家族も含め国民全体が高齢者医療の基準・水準を議論せずに新制度（老人保健施設）を創設させてしまっていた．「群盲，像を撫でる」の状態となったのである．更にそれらのことすら整理されないまま，介護保険が出来上がり，老健は医療保険施設でなく，介護保険施設となってしまい，より一層老健の医療行為の範囲が不明瞭となってしまったのである．

　本当に高齢者が在宅療養を望み，在宅死を願っているのであるなら，これからでも遅くないから，尚のこと高齢者医療の範囲・限界，そしてそれぞれの施設類型が果たすべき役割を議論していくべきである．寿命的なDown-hill course，あるいは癌末期の，あるいは突発的急変時の高齢者に対する医療行為を，どの施設類型がどのような役割・行為を果たすのかを，医療界だけではなく，国民的議論を活発化していくべきだと思う．その在宅療養を支援する担い手には訪問診療も可能になった老健も大いに資格があると確信している．

専門性と連携

次に訪問診療を，誰が・どのような DR が担うのかの問題を考えてみる．20代～60代前半の DR，いわゆる現役 DR には，研修・研鑽・教育・管理などのいろいろと主な診療行為以外にそれぞれの年代に果たすべき役割・業務がある．また，Up-date な知識・技術を備えておくべき責務もある．それだけの体力も気力もあろう．しかし，申し訳ないが，私も含めて高齢 DR には Up-date な知識はともかく，Up-date な技術をこれから獲得するには現役世代より困難を伴うのは必然である．しかしそれでもって高齢 DR はもはや役立たずになってしまったのか？　そうではないと思いたい．否，我々高齢 DR には各自に知恵が蓄積されているはずだ．その知恵とは現役世代と張り合う事ではなかろう．現役時代には見えなった事が，見えてくる事が多くなってきた．これは，過去の DR としての経験を踏まえた上での自身の老いである．自身の老いを悟ってはじめて，地域の療養高齢者の，あるいは箱物（施設・病院）の中の療養高齢者の心情が理解できるようになってきた．遅過ぎると嘲笑されるな．還暦を過ぎたからこそ，現役時代には見過ごしていた，高齢療養者の哀しみ・悔しさ・憤りが感じられるようになってきた．また，現役時代程ではないが，昔の高齢者に比べある程度体力も残されているように思う．これまた，自己過信と嘲笑されるな．団塊世代 DR には，Up-date な技術獲得はともかく，医療的な知恵は蓄積されている．Old-fashion かもしれないが多少の技術もあろう．そのような団塊世代 DR を使わない手はない．適材適所で使うべきだ．団塊世代 DR の適所とはどこだろう．それは自分自身の老いを自覚した上で，同世代以上の高齢者患者あるいはその家族の話を聴ける時間的余裕も持っているのではなかろうか．

我々自身がそうであったのかもしれないが，昔のパターナリズム DR の指示・指導に患者・家族ことに高齢者はヘキエキとしている．表面上では"お医者様"の言う事を聞いているようだが実のところ面従腹背である．10数種類以上の薬剤を 60日 90日と大量処方している DR は薬剤師とともに患者自宅でどれだけの薬剤が眠っているか調査される事をお勧めする．きっと驚愕されるに違いない．また，団塊世代は自身の能力を冷静・冷徹に見つめ直し，創造・管理などの業務は現役世代に譲ろう．我々でもできる範囲内で，もう一度現場に戻りたいものである．私達の後の世代に，世代間互助としてオンブにダッコ的なお世話になるのではなく，私達自身が世代内互助として先輩諸氏の高齢者患者の窓口医療を実践しませんか？

これだけ高度に発展してきた医療知識・技術をひとりの DR だけで担うのは到底不可能である．ここ四半世紀医科大学は専門性を高める方向で進んできた．臨床講座も増え過ぎているように感じる．しかし，最近ではその行き過ぎた？専門性をあたかも薄めるような総合医療が声高に求められてきている．また，患者・家族が望んでいる在宅療養を支援するには，専門職たる DR だけでは担いきれない．これからは医療にも"生活"の意識が必要である．ことに高齢者の在宅療養支援にはチームで取り組まないと前に進まない．医療と介護・福祉と行政とが三位一体となって在宅療養高齢者を支えないと"地域包括ケア"は実現しない．

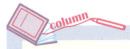

被災地東北の「空気」

　平成27年初頭の東北の被災地の「空気」について書いてみたい．阪神・淡路と東日本（東北）の両被災地を丹念に取材した『そして，星の輝く夜がくる』（真山仁著）という小説がある．内容は濃いが表現方法は比較的身近なフィクションである．震災を体験した者しか表現できない味わいがある．是非一度読まれることをお勧めする．阪神であれ，東北であれ，「優しさ」「絆」が被災地でKey-wordになっている．否，表面的には被災者に「優しさ」を受容し，強要する「空気」が充満している．その空気は，意識的か否かはともかく，マスコミの安易さ，政治・行政の無責任さに主な原因があると感じている．この著作では神戸・東北での子供達の「我慢（仮面）のもとでの優しさ」から切り込んでいるが，私も気仙に3年近く居て，子供達だけでなく大人もことに高齢者の優しさには驚いている．

　大阪で遭遇した阪神・淡路大震災ではいろんな矛盾・腹立たしさを体験した．的を射ていないものもあったが，震災後半年ぐらいたつと被災者のいろんな不満が噴出しマスコミも政治・行政をなじり，騒々しかったと記憶している．しかし，東北は静かだ．老若男女，被災者の顔が柔和すぎる．マスコミが絆・絆，優しさ・優しさと云い過ぎる．政治・行政がその静かさに胡座をかいているとしか思えない．マスコミは東北の被災者が柔和な顔の奥にかたくなに閉じ込めている，哀しさ・悔しさを丁寧に拾い上げることを重点に復旧・復興の報道を始めるべきではなかったか．マスコミとは権威におもねるものか．少しでも権威・権力が手を抜けば，それを追求し是正させるのがマスコミの存在意義ではないのか．少なくともこれだけ被災した地域ではもっとプライドや心意気を持って報道して欲しい．マスコミには被災した人達の頑張りを報道する役割もある，しかし復旧の遅れ・復興の方向性の違和感等に関してはもっともっと権威・権力を追求・糾弾して然るべきだと思う．

　政治とは何か，行政とは何か，マスコミとは何か．平時ならいざ知らず，このような大災害に見舞われた非常時こそ，これら三者の存在意義が問われているのではないか．言い訳，三者同士の傷のなめ合いにはもうウンザリだ．災害復興住宅の建設遅れ，いろいろと原因が云われているが，それらの原因を聞いていればもっとものように聞こえる．しかし，山を削り，その土を盛り，両方に高台住宅を建設する．いつできるのか，山を削るのにもう4年近くかかっている．土を盛り上げるのにこれからさらに約3年かかると云う．仮設住宅の耐用年数は5年らしい．この算数は成立しますか．4＋3＝7＞5としかならない．このような算数は三者全員が理解できているはずなのに，誰もが「優しさ」「絆」ばかり要求している．そして被災者はそれを受け入れようと必死に努力している．余りにむごくないか．私がガサツで，他の全員が上品なのか．東北に対してむご過ぎる．都市直下型あるいは東海・南海・東南海地震が起こった時もこのように優しさを被災者に要求し，表面的な絆・絆，優しさ・優しさと連呼するのであろうか．非常時には非常時の対応の方法があって然るべきだろう．それはまず生命を継続させ，最低限の衣食住を確保することだと確信する．衣食もそうだが，とりわけ住は政治・行政の関与が必須である．

　被災者は節度ある我儘があって良い，その我儘を支援する国民でありたい．今回の東北の被災者は十分に節度ある行動をしている．していないのは政治・行政・マスコミ，いわゆる権威ある人々だと現地に居て痛切に感じる．真山氏が言いたかったことも被災者に困難を強いる権威・権力側から醸し出されている「空気」の理不尽さだろう．

Special Lecture

大災害時の検案

佐藤保生
診療所在宅医療

はじめに

　大災害時の検案はいかに行われるべきか，東日本大震災の経験を踏まえ考察する．石巻警察署には中規模の災害時のマニュアルはあった．しかし東日本大震災のスケールは正に想定外であった．その結果検案業務は手探りの様相を呈した．しかしながら，警察職員の不屈の闘志，地元の医師（以下歯科医師を含む）たちの自主的な働き，そして全国の医師，警察職員の応援により，かろうじて検案業務が全うされた．

　本稿では東日本大震災での石巻警察署の検案の状況を報告し，近い将来に起こるとされる大災害時の検案業務に対する医師の心構えを述べる．

大震災前の石巻の警察医の体制

　全国的に警察医は担い手が少なく，各地の警察署は確保に苦労しているのが現況である．石巻警察署には2名の警察医がいた．それぞれ石巻地区と東松島地区を主に担っていた．平成22年に石巻地区の警察医が他界した後，10か月程後任が決まらなかった．隣接する河北警察署の警察医の協力により警察医の業務が遂行された．警察医の引き受け手が少ない原因は24時間対応を要することにある．負担軽減策に石巻市医師会，石巻警察署も苦慮した．その結果石巻地区に関しては1人の警察医と8人の警察協力医から成る体制がとられた．これは他に類を見ない体制であったが，結果的に検案の経験のある医師が多く生まれ，震災時に役立った．

発災時の状況

　震災当日は，通信手段が機能しなくなり，石巻署の警察官の多くは自分の判断で行動せざるを得なかった．石巻警察署員の活動は『警察官の本分』[1]に詳しい．以下私の個人的経験を交えながら筆を進める．当時の悲壮感を伴った検案現場の状況を伝えるためである．

　震災翌日，私は肉親の安否確認のため避難所をめぐった．最初に訪ねた避難所は急遽遺体安置所に変わっていた．私は石巻地区の警察医でもあったので検案の担当警察官から「よく来てくれました，検案お願いします」と言われた．検案のことは頭になかったので面食らった．安否確認が中途のまま，夕方現場に戻り検案を始めた．肉親の安否が不明な状況で，うつろなまま業務が始まった．このように石巻の災害検案は手探りの状態で開始された．

　警察官も警察医もともに被災していた．電気がなく暗くなると業務は困難になった．コピー機が使えないので，カーボン紙を用いて写しとした．暖房もなく，かじかんだ手をマッサージしながら検案書を書いた．水洗トイレは使えなかった．水も出なかった．検案書を書いていると，傍らで遺体に対面し泣き崩れている家族の声が聞こえた．福島のニュースが入り，検案現場は暗い雰囲気に包まれた．私は検案が終わると真っ暗な道をペンライトの光を頼りに坂道を下っていった．「死の町だ」と思った．応援の人々

が続々駆け付けた．開業医や遠方の医師，法医学教室の専門医などの協力を得て検案が進められた．埼玉県三郷市から3人の医師が駆け付けた．これからテントを張りますと元気いっぱいで励まされた．医師会への救援物資もいただいた．

中央体育館に運び込まれる遺体は日ごとに増加し，収容が困難になった．石巻管内では体育館など9か所で検案が行われていた．3月18日から主要な検案の場は旧青果市場に移った．9か所の検案の場は逐次縮小され，旧青果市場に集約されていった．警視庁からの応援部隊や各地からの応援医師が入り大規模に検案が行われた．手術台のような検案用の台を8列並べ，自家発電による照明を使い，それまでの床に這いつくばっての検案とは異なる，スケールの大きい検案が行われた（**1**）．

7月には検案は大きな山場を越え，遠方から応援に駆け付けていた医師や警察職員が撤退した．7月5日以降は地元の医師，石巻警察署員，宮城県警の職員により検案が行われることになった．石巻地区の警察医と警察協力医は週単位の当番表を作り，検案業務を担うことになった．警察協力医が多数いたことが幸いした．台風が来ると海から上がる遺体の数が増えた．10月には発見される遺体数が減り，11月には当番体制を解除した．

検案の時期区分

以上より震災の検案業務を3期に分ける．第1期が3月11日から3月17日まで，第2期が3月18日から7月4日まで，第3期が7月5日から10月31日までである．その内訳を**2**に記した．

最初の1週間に全体のおよそ3分の1を占める1,340体の検案が行われた．第2期には2,590体の検案が行われた．第3期は110体と数は少ないが，遺体の傷みが激しく業務は困難を極めた．9月には四肢遠位部の骨が露出することが多くなった．10月にはそれらが脱落する傾向がみられた．発見場所，衣服，遺留品，デンタルチャート，DNA鑑定等により身元が確認され，遺族に引き渡されていった．

派遣医師の内訳

検案数が膨大であり，地元の警察医だけで検案業務を行うのは無理であった．全国から応援の医師が駆け付けたが，石巻管内の検案を担った医師の構成については不明である．参考に宮城県全体の派遣医師，派遣歯科医師の構成を**3**，**4**に示した．これらにより他地域からの応援医師により検案が支えられたことがわかる．更に普段は検案を行っていない一般の医師が多数支援に駆け付けてくれたことを特筆しておく．

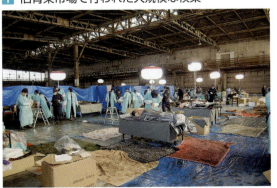

1 旧青果市場で行われた大規模な検案

2 石巻警察署の遺体取り扱い数

第1期	3月11日から3月17日まで	約1,340体
第2期	3月18日から7月4日まで	約2,590体
第3期	7月5日から10月31日まで	約110体

3 派遣医師の延べ人数（発生から7月4日まで）

日本法医学会	542名
宮城県医師会	193名
仙台市医師会	74名
東北大学	76名
計	885名

4 派遣歯科医師の延べ人数（発生から7月31日まで）

日本法歯科学会	124名
日本歯科医師会	740名
計	864名

5 死因の割合（県下全域の割合）

溺死	91.1%
焼死	0.8%
圧死，損傷死，その他	2.9%
不詳	5.1%

パーセンテージの合計が100%にならないのは，小数点2位以下を四捨五入しているため．

死因

　震災の死因は溺死が圧倒的に多く91.1%を占めた．多くは共通のパターンを示し，死因の推定はさほど困難ではなかった．その他の死因を5に記した．地震による圧死が8割を占めた阪神・淡路大震災とは異なる様相を呈した．大震災の死因は，圧死が多かった阪神・淡路大震災型，溺死が大部分を占めた東日本大震災型，焼死が多い型，混合型などに分けられると考えられる．

東日本大震災の教訓と医師の心構え

　前述したように大災害時には文明の利器が使えず，検案の能率は低下する．当初は車もガソリンも限られ，検案場への往復には徒歩を余儀なくされた．遺体を洗う水にも窮した地区もあった．流通が回復するまでの1週間は，物資の不足に耐えなければならない．検案は人の手による作業であり，警察官と医師の確保がポイントになる．石巻警察署は全国からの応援を受け，最大時は通常の3倍の人数になった．被災地の医師たちは，診療所や家を失った者も多く，着の身着のままで検案や仮設診療所での診療に従事した．遠くからの応援医師の活躍が皆を元気にした．

　東日本大震災での検案の特徴は，溺死が死因の大部分を占めたことである．したがって死因の特定はさほど困難ではなかった．問題は検案の圧倒的な数である．警察医だけで処理できるレベルではなかった．できるだけ多くの医師に参加してもらう必要があった．医師の専門性を考慮する余裕はなかった．県警本部から検案書の雛形が回ってきて，それを参考に記載することができた．警察署員の仕事は，検案のみではなく，身元の確定，遺族への遺体の引き渡しなど広範であり，将来の大災害時には検案を簡素化する必要に迫られるかもしれない．

　平時の検案は少数の専門医と，一般医師が兼ねている多数の警察医により行われている．警察医は勉強会や講習会により研鑽を積んでいるが，基本は独学である．法医学の専門医が全体の検案を担える状況にはなっていない．近い将来起こるとされる大震災は津波も伴い，東日本大震災をはるかに上回る被害が想定されている．現地の医師の多数が被災している可能性が高く，全国からの応援医師の働きが必要になるだろう．検案書を書けるのは医師のみである．災害時の検案は本部の指導による雛形などにより，さほど難しくはない．災害死かどうか不明なケース，災害死でも死因の特定が困難なケースは専門医や熟練した医師に診てもらえばよい．現場には検案の経験に富む多くの警察職員も従事している．志さえあれば，充分な経験がなくとも災害検案はできる．生きている人々の救援と亡くなった人たちの捜索，収容，検案が同時に進められなければならない．遺体の収容がいかに重要なことかは御嶽山噴火後の，自衛隊，消防隊，警察の人々からなる捜索隊の命がけの活動からもわかる．医師には生存者への診療と共に，亡くなった人への検案という二つの異なる任務が課せられている．医師会には地元の災害時の行動マニュアルがあるが，他地域への応援のためのものは少ない．JMAT等の組

織に依存しているのが現状である．医師には普段からこのような業務が潜在的に課せられていることを自覚し，対応できるよう準備しておくことが期待されている．
　「検案は復興の第一歩」なのである．

文献
1) 山野肆朗．警察官の本分──いま明かす石巻署員がみた東日本大震災．総和社；2013．

急性期の歯科活動

佐々木啓一
東北大学大学院歯学研究科

- ◆ 発災後，ライフラインの障害等により，被災者の口腔衛生状態は急速に悪化，多量のデンタルプラークの沈着を見る．その結果，歯肉炎，口内炎やさらには誤嚥性肺炎の発症を来たす．
- ◆ 被災者，特に避難所での生活者，入院患者，介護施設等の入所者においては，口腔ケアは全身状態を維持するうえでも重要であり，水や口腔ケア用品の確保，被災者，患者，病院スタッフ，介護者等への口腔ケアに対するモチベーション向上は重要である．
- ◆ 発災時の混乱により義歯を紛失する被災者も多く，また衛生状態の悪化により歯，口の急性症状も見られる．地域の歯科医療チームとの連携，災害医療コーディネーターを介した活動が求められる．
- ◆ 検案所では医師による検視とともに犠牲者の身元確認のため歯科医師が歯型を記録する．喪失歯や歯の治療痕から生前の歯科情報（カルテ等）との照合により，高い確率で身元が判明する．

被災者の口腔内状況

- 発災後，被災地では水，電気等のライフラインが断絶し，被災者は避難所等での生活を余儀なくされる．水の配給も少なく，また配給される食料も水分の少ないものが多く，通常の食事で期待される口腔の自浄性も発揮されない．
- 歯ブラシ等の口腔ケア用品も当初は配給されず，水も乏しいことから含嗽なども怠りがちになり，口腔の衛生状態は急速に劣化する．その結果，歯や舌の表面に，黄白色で粘着性のあるデンタルプラークの多量の沈着を見るようになる．
- デンタルプラークの沈着は，歯肉の炎症，歯周炎の増悪をもたらすとともに，嚥下機能の脆弱化した高齢者等での誤嚥性肺炎発症のリスクを増大させる．誤嚥性肺炎のリスクは介護施設等の入所者，病院の入院患者ではさらに高くなる．そのため，早期からの対応が必要である．
- 口腔衛生状態の劣化により，う蝕が進行し歯痛や歯髄炎を惹起したり，歯周炎が急性化し，歯科的な対応を必要とする被災者も散見される．もう一つ，これまでの大規模災害で問題となったのが，取り外し式の義歯の紛失による咀嚼機能の低下である．特に阪神・淡路大震災のように夜間に被災した場合

では，就寝中は義歯を外していることが多いため，義歯の紛失が多く見られた．

震災と誤嚥性肺炎

- デンタルプラークは，キーワードにあるように細菌の集団であり，多種多様な細菌からなる．口腔内にデンタルプラークが大量に存在すると，唾液や食物の誤嚥に伴ってプラークも誤嚥することとなり，肺炎を惹起することもある．実際に咳反射の低下した肺がん患者の肺胞内液から口腔由来の菌が検出されている[1]．
- 東日本大震災の際には，発災後60日間における被災地での呼吸器内科入院患者が平時の約3倍に増加したとの報告がある．2週間目に多くなり，高齢者が多く，避難所からの入院であったとされる[2]．また震災関連死の中でも肺炎が最も多いという報告もある．
- これら肺炎のほとんどが誤嚥性肺炎と見られ，その発症予防として避難所生活でのADLの低下ならびに口腔衛生を保つことの重要性が認識されている．

口腔ケアの効果

介護施設入所の高齢者に，歯科医師，歯科衛生士が介入し，口腔ケアを行った場合，行わなかったコントロール群と比較し，肺炎の発症が有意に減少したという報告がなされている[3]．

周術期（放射線，抗がん剤治療等を含む）の入院患者にプロフェッショナルケア，あるいは歯科衛生士等によるセルフケアの指導を徹底した場合，入院期間の有意な短縮が得られたという報告も多数なされている[4,5]．

急性期の口腔ケア

- 肺炎での入院患者が2週間目に急増した事実は，急性期からの口腔ケアの重要性を示す．しかしながら被災者や救護，救援に当たる方々等の口腔衛生に関する意識は残念ながら低い．
- 急性期において被災者の口腔衛生を保つ方法は，まずは，口腔ケアの重要性とその方法についての啓蒙，次いで口腔ケアに必要な水と口腔ケア用品の確保，そして歯科との連携である．
- 発災直後，被災者は避難所，在宅での衣食住環境も整わず，日々，生き延びることに懸命であるが，それでもその後の肺炎発症等のリスクを回避するためには，口腔ケアに関するポスターの掲示，パンフレットの配布を行う．誤嚥性肺炎防止のために含嗽と歯磨きを励行しましょう，ということだけの掲示でもよい．
- 水が不足しているので，歯磨き粉を使わないで水のみで歯磨きすることで有効である．
- 具体的な内容を 1 に示す．これは東日本大震災の際に，筆者らが宮城県内の

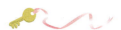
デンタルプラーク
デンタルプラークとは，一般に歯の表面に付着した黄白色を帯びた粘着性のバイオフィルムであり，歯垢とも呼ばれる．厳密には歯との接触面はペリクルと呼ばれる被膜で覆われており，その上に形成されたものが歯垢である．また粘膜上にも付着し，舌の上にこびり付いたものは舌苔と呼ばれる．その組成の8割が水分，残り2割が有機質であるとされ，有機質の大半は，細菌（口腔常在菌）とその代謝物の多糖体である．
口腔内の清掃状態によって細菌が変化し，歯周病やう蝕，口臭の原因となる．口腔内のデンタルプラークの分布は，プラーク染色剤によって容易に調べることができる．なお，歯石とは歯垢が石灰化したものである．

口腔ケア
口腔ケアとは，狭義では口腔衛生を保つための含嗽，歯ブラシをはじめとする各種の清掃器材によるデンタルプラークの除去，歯石除去等を指し，各人が個々に行うセルフケアと歯科医師，歯科衛生士がハンドスケーラーや超音波スケーラー，あるいは研磨材等の専用器材を用いて行うプロフェッショナルケアがある．

■ 東北大学歯学研究科で作成した被災者への口腔ケア・パンフレット

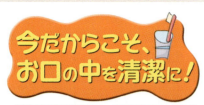

避難所に配布したパンフレットである．

- 歯ブラシやデンタルリンス，歯磨き粉等の口腔ケア用品の必要性は，東日本大震災の際に広く認識され，現在では各地の歯科医師会等に備蓄されている．また東日本大震災後，災害援助物資に口腔ケア用品も指定されたので，今後の大規模災害では被災地へ毛布等とともに供給されるであろう．これらを活用してほしい．
- 以上のことは，避難所のみならず在宅での被災者にも広く行き届くような配慮が必要である．またさらにリスクが高いと思われる入院患者，介護施設等の入所者への対応，すなわち看護者，介護者の理解と実践は必須である．
- 義歯の紛失や歯痛等へは，市町村自治体，地域歯科医師会，あるいは最寄りの歯科医師へ連絡することにより歯科医療チームが早急に対応できる．まずは連絡をとることを考える．

歯科との連携

- 前項では一般的な口腔ケアへの対応を記したが，これらは歯科医師，歯科衛生士等が連携し活動できればさらに効果的であることは言うまでもない．今後の大規模災害へ対応する災害医療としては，歯科を包括したスキームが重要である．
- 発災後，被災地の核となる病院，市町村，都道府県レベルで災害対策本部が

設置され，医療対策班も設置されるであろうが，そこに，それぞれのレベルに対応する歯科医師会，あるいは近隣大学歯学部の参画を求めてほしい．現場の病院あるいはコーディネーターレベルでは可能であると思われるので，早めに連絡を入れることを是非，心に留めておいてほしい．
- 行政は縦割りであり，東日本大震災後の急性期においても医科，歯科，薬科，看護等，すべて別個の管轄であり，通常の連絡・命令系統では有効な連携を取れなかったことへの反省である．それぞれが密に連携した救護・救援活動ができていれば，効果がさらに上がったと感じている．

歯型からの身元確認

- 歯は，上・下の顎骨の中に深く歯根を伸ばし，靭帯様の歯根膜と呼ばれる組織で強固に連結されている．歯は高度に石灰化した組織で，骨とともに死後も形態を留める．特に歯冠の表面を形作るエナメル質は硬く砕くことも容易ではない．
- また歯の喪失や歯の治療履歴，すなわち部分的な金属修復，全部金属冠，あるいは陶材による冠，義歯等も死後も生前と変わらずに保存される．
- 従って，上顎，下顎の歯並びは，死後，焼死体でも軟組織のほとんどが失われた状態でも，生前の状態をよく保っている．そのため犠牲者の歯型の記録は，生前情報と照合して身元確認を行うための極めて有用な情報となる．
- また歯の欠損状態や治療履歴等の生前情報は，先進国の住民であれば歯科診療録，歯科健診記録等により収集できる．
- しかも歯は上・下顎に，智歯（親知らず）含め各々32本存在するため，例えば個々の歯の有無だけの情報でも上・下顎それぞれが2^{32}通りの形があり，死後情報と生前情報との照合から非常に高い確率で身元確認が可能となる．そのため平時の身元不明遺体の確認においても歯科法医学者あるいは警察歯科医が日常的に歯型の記録，照合作業に携わっている．
- 東日本大震災の多数の犠牲者の歯型記録には多くの歯科医師，宮城県では約2,000名（平成23年11月まで）が参画し，身元確認に大きく貢献した．これら歯科医師の動員は，地元県警および警察庁からの依頼によって行われ，検案ならびに歯型採得の作業は県警の鑑識が担当し，大変に統制がとれている．
- また宮城県では，東北大学と宮城県警が震災後に共同で開発した歯型照合ソフトが威力を発揮した[6]．これら東日本大震災の際の歯科医師の動員ならびに歯型情報の活用については，現在，各地の県警等で参考にされている（**2**）．
- これらの歯型情報からの身元確認システムの全国的な標準化の事業が，厚労省，警察庁，日本歯科医師会にて展開されている．また国際標準機構（ISO）では大規模災害時の歯型による身元確認のための国際基準策定に向けて活動を開始し，国際警察機構，アメリカ歯科医師会，そして日本からは筆者が代表となって現在，策定中である．

2 歯型情報を用いた身元確認システム

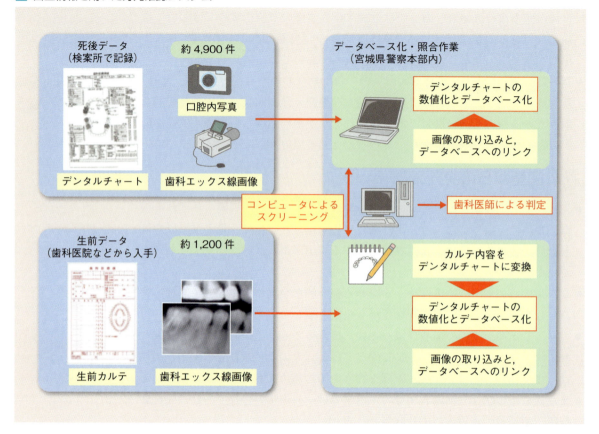

文献

1) Ishida N, et al. Microbiota profiling of bronchial fluids of elderly patients with pulmonary carcinoma. J Oral Biosci 2015；http://dx.doi.org/10.10.16/j.job.2014.11.001
2) 小林誠一，矢内勝．疾患の病因と病態 震災関連肺炎―津波肺，誤嚥性肺炎など．Annual Review 呼吸器 2013．中外医学社；2013．pp92-97.
3) Yoneyama T, et al. Oral Care Working Group：Oral care and pneumonia. Lancet 1999；354：515.
4) 舘村卓ほか．食道癌チームアプローチにおける口腔ケアの意義．歯界展望 2000；95：906-912.
5) 河田尚子，岸本裕充ほか．食道癌術後肺炎予防のためのオーラルマネジメント．日本口腔感染症学会雑誌 2010；17：31-34.
6) Aoki T, et al. What is the role of universities in disaster response, recovery, and rehabilitation? Focusing on our disaster victim identification project. IEEE Communications Magazine March 2014；30-37.

緊急時（急性期）

新潟県中越地域でのサポートセンター構想
災害福祉広域支援ネットワーク・サンダーバードの創設

小山　剛
高齢者総合ケアセンターこぶし園

- 高齢社会に突入し，少子・核家族化したわが国の社会において，家族内の介護で在宅生活を維持することは困難であり，フルタイム・フルサービスの社会介護が求められている．
- 災害を受ける以前から，日常生活を支えるために，24時間365日連続的に支える仕組みとしてサポートセンター構想を掲げ，フルタイム・フルサービスを構築していた．
- 2007年10月23日の中越大震災時に地域の関係性を維持するなかで連続的な介護支援を行うために，仮設住宅の中にサポートセンターを創設した．
- 仮設のサポートセンターの活動に賛同した様々な人達によって，災害福祉広域支援ネットワーク・サンダーバードが発足した．
- 現在12都道府県にその支部が広がり，また国においても各都道府県単位で災害支援のためのプラットフォーム作りが進められており，現在16県において設立された．

 新潟県中越大震災

- 2007年10月23日に発生した新潟県中越大震災は，震度7という激震に加え，短時間に震度5以上の強震が続いたことと，3,000回を超える余震の多さに特徴があった（ 1 ）．
- 管理者はこの被災時に東京にいたが，公衆電話を使用して当番の管理者（管理者が全員不在になることはない）と連絡してレンタカーにて戻った．
- 戻る途中での指示は，地域に点在しているグループホームとバリアフリー住宅の人達を老人ホームに集めることである．
- 緊急連絡網が電話の不通で使用できなかったにも関わらず，大勢のスタッフが自主的に集まり，被災当夜は50名ものスタッフが泊り込みで利用者の生活を支えていたが，これが介護職としての職業倫理だと，皆が感じていた．
- 被災当日の深夜に議論していた内容は，翌朝の在宅向けの配食をどのような形で実施するかということであったし，余震の続く深夜も巡回訪問介護はサービスを続けていた（ 2 ）．
- 被災翌朝には，通所介護事業所を休業してそこに配置していたスタッフを，利用者の安否確認後，緊急受け入れに対応するための救援スタッフとして施設に集め，居宅介護支援事業所・訪問看護・訪問介護の利用者に対する安否

1 中越大震災の被災状況

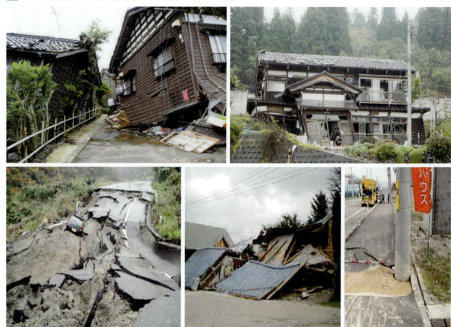

2 被災直後のこぶし園

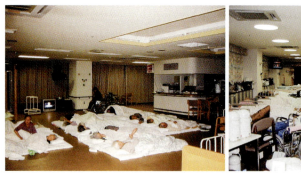
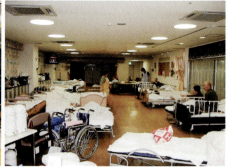

　確認を実施，またショートステイ利用者の多くが，災害が落ち着くまで戻れないことに対するベッド調整や緊急受け入れのためのスペースと寝具などの準備をした．
- 被災の翌朝からは緊急入所とショートステイ利用者の期間延長の連絡が続き，通常180人（長期とショート）の生活空間に256名の要介護者が暮らすという野戦病院のような状態となった．
- 緊急受け入れが増加することを想定して被災地周辺エリア，つまり被災していない地域の施設に直接連絡をして，受け入れ可能人数の確認と受け入れの依頼も同時に行った．
- 被災4日目には建築業者により地域に点在している各事業所の安全確認を

3 仮設のサポートセンター千歳

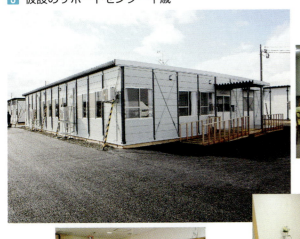
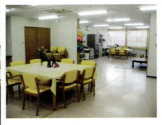
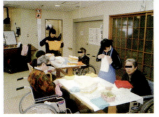

行った．その理由は，認知障害をもった方々をいつまでも慣れない生活環境に置くことが利用者にとって大きなストレスになっていること，またライフラインの損傷という災害に対して，長期的に介護者と要介護者を引き離してしまうと復帰が困難になるという，いわば介護災害に拡大してしまうことを危惧したからである．

サポートセンター千歳の創設

- 介護の連続性を失うとそれまでの在宅介護生活が壊れてしまうため，仮設住宅内にもサービス提供場所が必要であることを提案し実現した．
- 「サポートセンター千歳」の対象は長岡市内の仮設住宅群で最大の459戸1,200人が暮らす地域で，建物については災害救助法における集会所として設置し，当センターが管理責任者である長岡市に対してその集会所の占有許可を申請し，占有許可を得た集会所において介護保険・介護保険外を含めた様々な支援を提供した（3）．
- 提供したサービスは，介護保険の基準該当サービスとして365日の通所介護（定員20名），24時間365日の訪問介護と訪問看護のサテライト，介護保険外として在宅介護支援センターのサテライト，3食365日の配食サービス，介護予防事業などであり，加えて各種団体の協力により，鍼灸サービス，心の相談室（臨床心理士会・精神保健福祉士会），医療と福祉何でも相談室であった（4）．

基準該当サービス
居宅サービス事業者・居宅介護支援事業者としての指定を受けるべき要件（法人格・人員・設備および運営基準）のうち，一部を満たしていないような事業者で，一定の水準を満たすサービスの提供を行うものにつき，そのサービスについて市町村の判断で「基準該当居宅サービス」「基準該当居宅介護支援」として保険給付の対象とすることができるもの．

4 災害時サポートセンターの仕組み

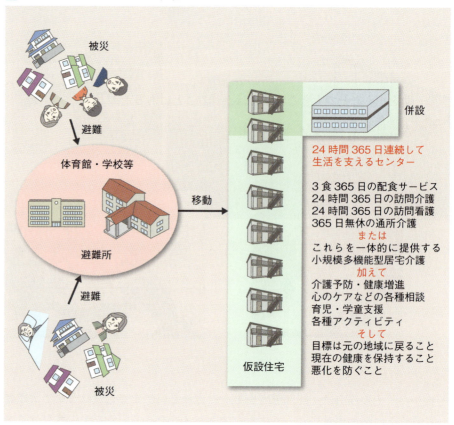

- サポートセンターで重点的に実施した介護予防については，当時介護保険事業ではなかったために，負担が全額持ち出しだったが，豪雪地帯である長岡市において，4か月もの間狭い仮設住宅内だけでの暮らしから想定される生活不活発病を防ぐためにはどうしても実施することが必要不可欠であった．

介護支援体制の確立

- 災害時には，そこの地域にいるすべての人々が被災するということで，介護専門職の人，ボランティア活動をしていた人，介護者などなど，地域にある介護体制が一時的に停滞してしまうことは明白で，その際には被災地以外の地域からの支援が不可欠である．
- 今回の災害では，以前から関係のあった仙台の東北福祉大学からの支援協力の申し出を受け，多くの学生たちを受け入れた．
- その仕組みは，学生たちの生活拠点であるプレハブ住宅（水道・電気は施設から繋いだ）を施設の駐車場に設置，学生たちは10日交代で大学側が送迎，1回当たり25～30人の学生が活動に当たり，引率者として大学職員も同行する統制の取れた支援であった．
- 学生達を施設とサポートセンター内に配置し，そこでゆとりを生んだ施設ス

タッフが地域社会の支援にまわるという仕組みを創設し，後のサンダーバードの支援体制の基本方向となった．
- 学生による支援体制のメリットは，若く体力のある人材であること，社会人のような制限（気持ちはあっても生活のための就労を放棄できない等）が少ないことから，継続的な支援体制が組みやすいこと，そして何よりも社会貢献の一助を担うことで大きな成長がはかれることにあった．

被災から見えた課題

- 今回の災害では余震の多さから10万人以上の人達が自宅以外での生活を余儀なくされ，特に要介護状態にある方の多くが近隣の施設などに避難した．
- しかし受け入れた施設で働く職員も被災者であり，加えて通常対象者以外の多くの要介護状態の人達を支えることは困難であった．
- 当センターでは出先の通所介護事業所のスタッフを集めたことで乗り切ることができたが，事業所の再開と共に外部の支援を受ける必要に迫られた．また地域の緊急避難を受け入れ，まったく余裕のない建物や備蓄の水・食料の状態で，支援者の生活まで支えることができないことから，支援者については日帰りができる範囲に抑えて支援を依頼していた．

広域連携の必要性

- 災害時においては医療や警察，給水車や消防隊など，他の支援体制が災害と同時に動き出しているのに対して，介護の支援体制は自動ではなく極めて遅かった．しかし，在宅介護あるいは施設においても素早い支援が必要であることはいうまでもなく，このためには他の支援体制と同様に瞬時に動く広域の連携体制が不可欠である．
- 災害時において市町村行政はその住民を守ることで手一杯であり，全国各地から支援のために集まる支援者の生活拠点整備まで行うことは困難であった．
- そこで大手企業などが社会貢献事業としてスポンサーとなって，工事現場のユニット住宅やプレハブ，あるいはキャンピングカー等を用意し，そこにボランティア・NPO・学生などが暮らしながら支援をする体制が必要であった．つまりある程度の期間を支えるためには，支える側の環境も整備しないと継続的な支援が困難だということである．

 被災者・支援者の活動拠点の整備

　災害時において健康な人達が逃げ込む体育館などの避難所と同様に，サポートセンターを早期に被災地に持ち込めれば，要介護状態の人達の避難所として活用することができる（施設がない所でも災害は発生する）．
　そしてある程度生活が落ち着き，仮設住宅が整備される段階では子供から高齢者まで幅広い対象者を支える総合支援センターとしての機能が期待される．

災害福祉広域支援ネットワーク・サンダーバードの創設

- サンダーバードは災害後の生活支援システムとして創設した仮設住宅内のサポートセンターの活動をきっかけに，これに賛同した全国の仲間たちによって2005年8月23日に発足した災害時における介護を中心とした支援システムを構築するための組織で，2006年12月には特定非営利活動法人として内閣府に承認され，2009年10月には認定特定非営利活動法人として国税庁に認定された組織である．
- サンダーバード設立の直接的なきっかけは，災害後の仮設住宅内にはじめて開設されたサポートセンター千歳を，災害対策に関心のある人達が全国各地から見学にこられ，その後の議論の中でこれをシステム化したいという願いが一致したからであり，サンダーバードの名称は，外国の操り人形劇であった「国際救助隊サンダーバード」のように，迅速で連続的な支援を目指してのことであった（5）．
- 災害時には介護職員も被災するが，人を支える職業人の使命として，利用者のために昼夜を問わず働くことが求められる．また自宅でサービスを受けていた高齢者や障害者も避難所等でその支援を受けることになる．更に被災したことにより心身に障害をきたす新たな要援護者も彼らの助けを待つことになるが，このような状況下で最良の福祉サービスを提供するには被災地以外

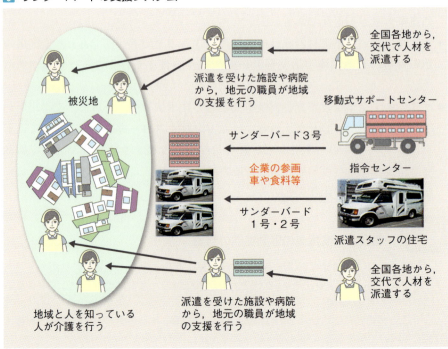

5 サンダーバードの支援システム

の福祉関係者やボランティアの支援が不可欠である．
● その支援を最大限に活かすためには，「地域のこと（地理・住民・習慣等）を熟知している被災地の福祉サービス提供者が，施設以外の人のために地域に出て活動し，彼らの施設を被災地以外の福祉サービス提供者や一般ボランティアが守る」ことがポイントになる．
● また「支援者の衣食住も支援する側が用意する体制をつくる」ことが必要であるために，発災時に支援者の生活基盤も構築することが大切であり企業との協働等の道にチャレンジしている．
● 「サポートセンター千歳」では，「通所介護」「訪問介護・看護」「配食サービス」を基本とするサービスが24時間365日体制で提供された．加えて二次的な介護災害を引き起こさないための「介護予防」や，臨床心理士による「心のケア」，ケアマネージャーやソーシャルワーカーによる「各種相談」も行い，"地域の茶の間"としてコミュニティーづくりの拠点の役割も担い，仮設生活から元の生活に戻るまで，そして元の町に戻ってからも継続する地域包括ケアシステムの基礎となるサービスを構築した．
● 現在16県で発足した災害支援広域支援ネットワークがさらに拡大され，すべての都道府県において災害予防や支援体制について共通の認識が形成され，常に準備ができている体制が確立することを期待したい．

> 小山剛先生におかれましては，2015年3月13日にご逝去されました．
> 謹んで哀悼の意を表します．
> なお，本項の校正は長純一先生にお願い申し上げました．
> 　　　　　　　　　　　　　　　　　　　　　　　　　　中山書店

生活支援期（中期）

3章

生活支援期（中期）

災害時のボランティアコーディネート

林健太郎
一般社団法人 Barefoot Doctors OKINAWA

- ◆ 災害ボランティアは「自発的・自由意志の下」行う活動であり「自己犠牲」を伴う活動ではない．災害対応の主役はボランティアであり，ボランティアコーディネートが要である．
- ◆ 被災地側ニーズと救援ボランティアのリソース調整がボランティアコーディネートである．ボランティアコーディネートには量・質・点・面・時系列といった多次元的な視点が必要である．医療・保健・福祉の間での多職種・多組織連携はもちろんのこと，その他地域社会に不可欠な職種・組織との連携が必須である．
- ◆ 外部からの支援は「情けが仇」となるような支援であってはならない．内部は外部からの支援を受け入れる「受援力」を高めるよう努めることが肝要である．ミイラ取りがミイラにならないための「支援者支援」が Human Centric な支援につながる．
- ◆ 災害ボランティアコーディネートの真髄は，「アドミニストレーション」と「ロジスティック」業務を適時適切な PDCA サイクルの下に行っていくこと，明確な目標を提示し，ボランティア個々の個性を最大限に生かすポジション・指示・環境を提供し，チーム皆に共有された戦術・戦略で，最高のパフォーマンスを引き出すことである．

ボランティア(volunteer)とは?

ボランティアとは自発的(voluntary)に行う活動である．「volunteer」が「志願兵」という意味にて欧米で使われることから，「volunteer 活動」は日本では「自己犠牲」を常に伴う行為と考えられがちであるが，ラテン語の「自由意志・本人の希望」である「Vol（英語の will）」をもって行動する人というのが本義であり，決して自己犠牲を伴う行為を表すわけではなく，また宗教行為でも決してない．

 災害ボランティアとは？

- メディアが発達した今，日本を含め世界中のどこかで起きている災害の報道が尽きることはない．こうした災害に対して，専門家は独自の情報網の下，現地・後方で災害対応に従事するが，現場での主役は災害ボランティアである（**1**）．
- 災害は人が，ある「脅威」に対して的確に管理できなかった結果だ．その「脅威」は，それがもたらす害とその対象となる「人」および「人社会」の脆弱性にて規定される[1]．山火事も人の手により消し止めれば災害とならず，そもそも人が住んでいない所で起こった山火事は災害とは呼ばれない．
- 2011 年 3 月 11 日，東北地方太平洋沿岸を震源に起こった地震と津波，追随した福島第一原子力発電所事故という「脅威」は，既存の日本人・日本社会の危機管理体制を上回り，的確に管理できなかったことから「災害」となった．
- 日本はそれまで，自衛隊（軍）・警察・消防，そして医療の分野では災害医療

1 災害専門家と災害ボランティア

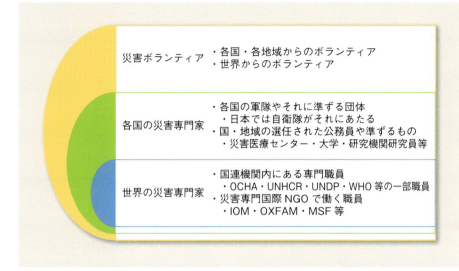

災害のプロフェッショナル？災害専門家？
災害に専門家はいてもProfessionalはいない．なぜなら毎回規模・特徴・地域が異なる想定外の事象，災害をPro（前もって）＋Fess（話す）ことなど不可能だからだ．災害の専門家/対応専門の組織は存在する．一番身近なのは軍隊，日本では自衛隊がそれにあたる．公務員の一部も災害対応を専門的に行う．医療/保健/福祉の分野においては，東（立川）と西（大阪）の災害医療センターや各市町村行政・保健福祉事務所/保健所の担当職員はそれにあたる．その他，研究機関で災害対応に従事する者，国連機関等に所属し国際公務員として世界の災害対応に従事する者，また国際NGO等に所属し世界中の災害対応に従事する者もいる．

DMAT
Disaster Medical Assistance Team；災害派遣医療チーム

拠点病院とDMATと呼ばれる組織が中心となり危機管理体制を整えていた．しかしながら，その危機管理能力を超える「脅威」は，それまでそうした「脅威」への対応経験のない組織や機関，対応する必要のなかった組織や機関にその対応を迫った．

● その対応の中心となったのが災害ボランティアである．平成25年に改正された災害対策基本法にも，災害ボランティアの活用と地方行政との連携に関する項目や記載が新たに追加され，積極的にボランティアの介入を推奨している[2]．

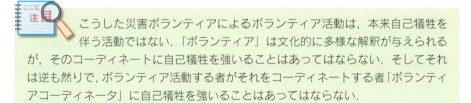

こうした災害ボランティアによるボランティア活動は，本来自己犠牲を伴う活動ではない．「ボランティア」は文化的に多様な解釈が与えられるが，そのコーディネートに自己犠牲を強いることはあってはならない．そしてそれは逆も然りで，ボランティア活動する者がそれをコーディネートする者「ボランティアコーディネータ」に自己犠牲を強いることはあってはならない．

災害ボランティアコーディネータ

災害ボランティアコーディネータの役割
● 災害ボランティアの自由意志・希望を最大限に引き出し，被災地側の要請や状況に合わせた活動を考案・実行することがボランティアコーディネータの役割である．一言でいうとニーズとリソースの調整である．
● ニーズは被災地・現地側からの要請・希望と，客観的な視点を併せ持った者による分析・アセスメントにより把握される．ボランティアコーディネータは分析・アセスメントに応じて，現在あるリソース（様々なボランティア）を

PFA，ボランティアと自己犠牲

ボランティア当人の意志・希望が自己を犠牲とすることであり，それがコーディネータから見て当人の身体/精神/社会的な側面を著しく損なうことが明らかであっても，それを全うさせるように計らうべきか？　自由意志によるボランティア活動と人道援助・災害対応活動における大いなるジレンマである．Psychological First Aid（PFA）はそうした人々の根底にある自己犠牲・良心の呵責等，人道/災害支援活動に伴う精神活動を，講義・ワークを通して認知させ，そうした活動から被る身体/精神/社会的損失を防止・減少させることを目的として行われる．

組み合わせて，問題解決に必要かつ適切な活動を提案・実行する．
- 現時点でのリソースでニーズに応えられない時は，他のボランティア組織や市町村/都道府県/日本国行政，時には国外も含めて，人・物・金のリソースを新たに連携・協働することもボランティアコーディネータに望まれる役割である．

⚓ 多次元的なボランティアコーディネーション

- 上記における落とし穴・ジレンマは，何が本当の「必要かつ適切」な活動であるのか？　誰がそれを「必要かつ適切」であると判断するのか？　という点である．被災者すべてへ平等かつ公平に提供できうるリソースの量・質も考慮に入れつつ，被災地・現地側のニーズ全体を量・質共に見渡した上で行う．
- 個々のボランティアは物理的・時間的制限から点としての分析・アセスメントしかできえない．しかしながら，それらは，被災地・現地の中でも最も脆弱な個人・グループを対象としていることもあり，そのようなグループには迅速かつ集中してリソースを投入することも必要である．またそのような点がある地域に集中していれば，それは面としてその地方・地域の特有の現象/状態を表していることもある．

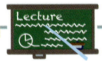

多次元的ボランティアコーディネートの具体例

- **量と質/点と面（2）**

気仙沼（イメージ地域A），被災地域において要介護高齢者が分散し，ケアが必要な地域では，訪問医療・看護・介護を中心としたプロジェクト「巡回療養支援隊（JRS）」へのリソース配分を，石巻（イメージ地域B）のように母集団も大きい地域では，1か所に要介護者を集めサービスを提供する「遊樂館特別避難所（石巻市立病院主体）」へのリソース配分を行った．

また，脆弱者人口の要素として要介護高齢者以外にも多く存在する．石巻（イメージ地域B）は広大な行政管区に絶対数（震災時人口約16万人）として多くの妊産婦が分布・孤立していたことから，そうした孤立妊産・経産婦に対する訪問支援へのリリース配分を行った．

要介護者や妊産婦等，明らかな脆弱者グループ以外にもニーズは存在する．石巻（イメージ地域B）は避難所に避難する絶対数が圧倒的に多く，人口密度も高かったことから，避難所の衛生環境の悪化は明らかであった．特に被災から時間が経ち，5月・6月といった梅雨時を迎えると，段ボール・布団/毛布等へのダニ・カビなどの発生が顕著であったことから，避難所清掃部隊，「ダニバスターズ」へのリソース配分を重点的に行った．

- **時間経過と共に変わるニーズとリソース配分（3）**[3,4]

Ⓐ復旧・復興に伴いニーズは変化し，それと共に活動・リソース配分も変化していった．気仙沼で必要とされた広範囲地域にわたる訪問診療活動は，地域の医療機関の復活と共に，限局化されていった．具体的に，気仙沼市南部の本吉町においては，地域拠点病院である本吉病院そのものが被災したことから，訪問診療のニーズおよびその地域の医療・看護・福祉ニーズは引き続き認められた．そのため本吉病院復興のためのリソース配分が必要となった．

Ⓑ石巻では，被災後約半年後の全ての避難所閉鎖に伴い，要介護者を仮設住宅や被災した介護施設に戻さなければならなくなり，それまで行っていた一極集中的な支援方法から，分散した要介護者に対する医療・看護・福祉ニーズに変化していった．そのため，訪問医療・介護リソースの少ない石巻市において，その拠

点となった祐クリニック石巻に医療者を派遣する等のリソース配分が必要となった．
　ⓒ同様に，妊産婦を対象としたニーズも変化していった．広範囲にわたって孤立していた妊産婦情報が明らかになると同時に，多くの産科医院が被災したことから，お産できる施設が局限化したため，お産可能施設で働く医療者への負担が大きくなっていった．こうしたことから，ボランティア産科医の派遣や産科医の斡旋といった活動が重要となっていった．
　ⓓ避難所の清掃活動も避難所閉鎖と共に必要はなくなった．しかし，仮設住宅に移り住んだ一部の住民の居宅は，より深刻なダニ・カビ等の問題に悩まされることとなった．こうした問題に対し，健康被害を調査するため，地元で復興していった医療機関との情報共有・連携作りといった活動が重要となっていった．

❷ 多次元的ボランティアコーディネート1　地域とニーズ—量と質・点と面（イメージ）

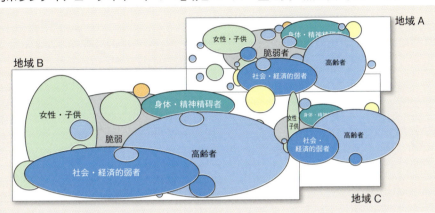

図は多次元的ボランティアコーディネートのイメージである．ボランティア支援が必要な脆弱者は地域によって，その数も質も，分布や密度が異なる．こうした多次元的なニーズの把握とそれに応じたリソースの配分がボランティアコーディネーションには重要である．

❸ 多次元的ボランティアコーディネート2　リソース配分—量と質・点と面・時系列

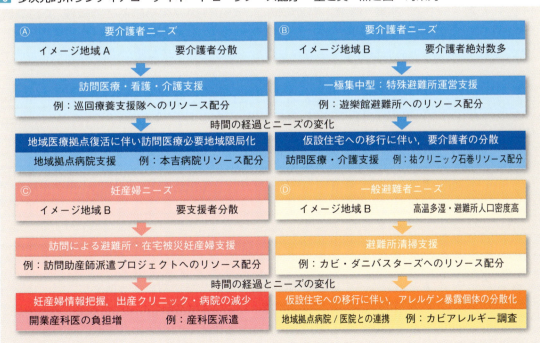

図のようなニーズ把握から，PCATではそれぞれの地域において異なるリソース配分を行いプロジェクトを実行した[3, 4]．

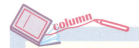

SPHERE Standard[5] と概念図 SPHERE Person

人道憲章と人権保護の原則を基に，人が災害や戦争等のどんな状況においても要求できる権利をどのように支援者が満たしていくかを現したものであり，世界における緊急人道援助を行う者が必ず知らなければいけない原則・基準である．

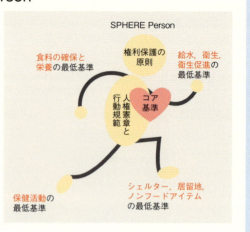

- 量と質，点と面としてのニーズとそれに対応する活動によって，時間経過と共にどのようにニーズが変化しているのか？ リソースをどう確保していくのか？ を考えながら進めるのが，多次元的なボランティアコーディネートである（☞ **Lecture**）．

⚓ 医療・保健・福祉の間と，その枠組みをも超えた多職種/多組織連携

- 災害時に上記の多次元的なボランティアコーディネートを実行していくに際し，普段行っている枠組みをさらに超えた多職種/多組織連携が不可欠である．
- 世界における災害にて，当事者社会の危機/脅威管理能力を超えた際，国連機関と国際緊急人道援助対応を専門とするNGO（Non Governmental Organization）が介入し災害対応に当たる．その際，こうした機関が統一した見解として基準としているのが「SPHERE Standard」である（**Column**）．
- そこには人間として最低限の暮らしを守る基準として，「人道憲章」と「権利保護の原則」を中心に，「給水・衛生・衛生促進」「食料の確保と栄養」「シェルター，居留地，ノン・フードアイテム」「保健活動」の4つの分野が述べられており，多職種・組織横断的に対応しなければならないと述べられている．
- しかしながら災害時にはこの4つの分野を超えて連携をしていく必要がある．SPHERE Standardの核となる「コア基準」の重要な考え方の一つが「調整と協働」であり，その具体的な手法として述べられているのが「クラスター・アプローチ」（**4**）である．図にあるのは一例であるが，医療の枠を超えた地域社会に不可欠な職種・組織との連携が必須である．

Point

日常の医療行為とボランティアコーディネート

ボランティアコーディネータの行うニーズとリソースの調整は，医療者の行っている日常の業務と同様である．ニーズを把握し（患者・対象者の主訴を聞き，それに合わせた診察・診断を行うこと），リソースを配分（その診察・診断に応じて，必要かつ適切な治療を施す）．ニーズに応えられない（患者・対象者に必要なサービスが，その場で提供し得るものを超えている）際，新たなリソースを探す（多職種連携やより高度・多様な医療/サービス機関に紹介する）等，医療福祉関係者が通常行っている流れと同様である．

4 クラスター・アプローチ

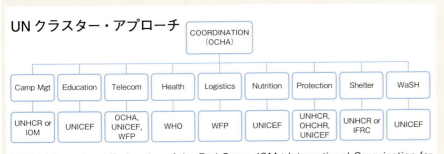

クラスター・アプローチ
国際緊急人道援助の場では表記された各分野毎にクラスターリードと呼ばれる各々のクラスターに属する職種・組織をさらにコーディネートする専任機関が指名される．これは災害の起こった地域や災害そのものの特性，その災害が起きた時の予算や人材力等が考慮され，毎回同じ機関が同じ分野のクラスターリードを取るわけではない．

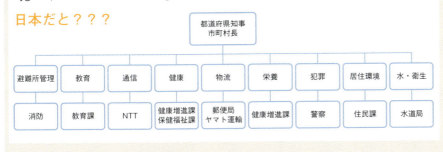

⚓ 東日本大震災でのクラスター・アプローチ

- 今回の東日本大震災においては多く意見のあるものの，各都道府県・市町村行政が国民を守る義務を持つ組織として，人の命と暮らしを支えるために必要な専門関連部署を招集し，知事もしくは市長または代理に当たる者がコーディネーションを行っていた．これは災害対策基本法にも明示されており，災害前準備も含め，国民を守るための具体的な災害対応の主体は地方行政であり，国はあくまでそうした地方行政の要請を受けて対応する仕組みとなっている．

- 今回このような地方行政および国としての機能が完全に麻痺しているわけではなかったが，地域によっては，未曾有の事象であったこと，市町村合併の際にこうした有事の際の取り決めがしっかりできていなかったこと等により，地域によっては麻痺していると言わざるを得ない所が存在した．

- こうした事象に出くわした際，災害ボランティアコーディネートを行う者は，各地域で医療・保健・福祉以外の災害支援を行っているその分野のコーディネータと積極的に情報交換をしていく必要がある．そして可能ならば，医療以外の他分野のコーディネータを集め，総合的に情報交換をしていく「場」を積極的に作っていく必要がある．

- 事象が想定の管理能力を超えているのが災害の定義である以上，有機的な動

ギャップを埋める
先の東日本大震災では，多くの援助物資が市町村に届けられながらも，それらを平等に配分できないということで，市町村の倉庫に眠ったままのことがあった．それを知った援助側市民社会は，市町村に送っても自分たちの善意が反映されないということで，○○が必要だと積極的に要求する，声の大きい避難所・地域に直接届けたことから，避難所間の格差も見られた．良いボランティアコーディネートはそうしたことを包括的に把握し，最も弱いところにリソースを配分し，被災者間・避難所間・被災地間の支援のギャップを埋めていくことにある．

ボランティアコーディネートのジレンマとして，何が本当の「必要かつ適切」な活動であるのか？ 誰がそれを「必要かつ適切」であると判断するのか？ と前述した．被災地の内の者，現地の者・被災者本人から〇〇が「必要かつ適切」であると提言された場合，必要であることは間違いないが，適切であるかどうかは判断し難い．しかし被災地の外の者が主張する「必要かつ適切」であるという提言は，真に必要であるか否かということも含めて判断が難しいことがある．

情けが仇「トモダチ作戦」の功罪

東日本大震災に際し，米国市民と米国軍隊によって実行されたのが「トモダチ」作戦だ．災害2～3週間後にかけて，米軍特有の物資輸送能力や被災瓦礫集積地域突破処理能力を利用し，岩手県花巻空港に大量の医療物資を届けたり，瓦礫でおおわれアクセスのできなかった大島に強襲揚陸艇等を利用し，援助物資と共にショベルやトラックなどの島内瓦礫処理に必要な重機器を運んだ．大変効果的であったことを報告する記録もあるが，情けが仇となっていたように見受ける部分は知られていない．前者の医療物資大量輸送だが，その仕訳に岩手県からの貴重な災害専門職員数人が数日その対応に追われた．また大半の薬剤が欧米のものであり日本人医療関係者には使いにくいという側面もあった．情けが仇となった一例である．

きによる「情報共有」や「情報共有のための場の創出」は大いに意義のあるところであるが，情報管理を義務付けられているものからすると，管轄外の有機的な動きは，脅威に見えることがある．しかしながら，管理を義務付けられている組織・機関・個人も，有機的な動きをする災害ボランティアも，被災者・被災地を支援することという共通目的があることから，目標達成に不利益・不必要な不信感を払拭するためにも，災害ボランティアコーディネータは管理を義務付けられている組織・機関・個人とも定期的・積極的に情報共有を図り，逆に管理を義務付けられている組織・機関・個人も有機的な動きを開かれた視点で受け入れる必要がある．

災害ボランティアコーディネートの鬼門

⚓ 被災地の内と外

● ボランティア活動およびボランティアコーディネートは外部から現れた者により行われるだけではない．余裕があるないに関わらず，被災者・被災地内部から積極的に，働く者もボランティアで現れ，同じくボランティアコーディネータも被災者・被災地内部より現れる．

⚓ 「情けが仇」とならぬような支援と「受援力」

● ボランティアコーディネータが注意することとして，恩を売るような支援，情けが仇となるような支援をしないようにすることが肝要である．必要のない処方が，患者の健康を益せず害することがあるように，必要のない支援も被災者・被災地に益になるどころか害になるということを心得る．今回の東日本大震災後，被災地から生まれた「受援力」という言葉を良く耳にする．「受援力」は被災地の内側・外部からの支援を受ける側が持つ力という意味で使われるが，これはまさしく被災地・被災者側に要求されるボランティアコーディネート力である．被災地・被災者側の視点で，外部からの支援申し入れを慎重に吟味し，本当に必要のない支援・迷惑な支援は拒否した上で，復旧・復興の益となる支援は可能な限り受け入れるようにコーディネーションを行うことが肝要である．

⚓ 支援者支援

● 被災地内部で被災者代表としてコーディネーションを行う者は，被害を受けた人を支援する支援者でもあるが，自身が被災者でもあることを本人も周囲も，外部から支援を申し入れる者も忘れがちである．彼らは気付かずにストレスをためている，もしくは義務感から，気付いていてもストレスをため続けていることがある．彼らへの支援は，当人が休みを取れるような環境を提供する，周りのストレスを取り除く・和らげるといったこと以外に，コーディネーションそのものを部分的に請け負い，仕事量を減らすということも含み，

- これらを配慮することも外部からのボランティアコーディネータの役割の一つである.
- 同様のことは,外部支援ボランティアに対しても当てはまる.被災地にてボランティア活動を行う者を支援することも重要なボランティアである.ボランティア活動に向かう医療者の穴を埋めること,医療・保健・福祉サービスの空白を代替えすることは支援者支援の一環となる.また,外部ボランティアが被災地で行うボランティア活動によって身体的・精神的・社会的損害を被らないよう,配慮・コーディネーションすることもボランティアコーディネータの重要な役割である.
- このような支援者支援の体制ができて,初めて SPHERE Standard の「コア基準」のはじめに謳われる,Human Centric な支援が可能となる.支援する,働くボランティアに余裕が出来て初めて,被災地・被災者中心の最適な支援をすることが可能となる.「倉廩実ちて則ち礼節を知り,衣食足りて則ち栄辱を知る」という言葉は貧困や苦難のため暴徒となる人々に対してだけではなく,災害ボランティア,そしてそれをコーディネートする者にも当てはまる.

災害ボランティアコーディネートの真髄

「アドミニストレーション」「ロジスティック」業務と適時適切な PDCA サイクル

- では実際,災害ボランティアコーディネータは何を行うのか? 現地のニーズ把握・リソース調整の具体的な仕事として,人事・スケジュール・財政・広報管理等を含む「アドミニストレーション」業務と,人・物品の移動およびそれらを安全に遂行するための管理業務である「ロジスティック」業務の二つに大きくわけることができる.そして PDCA (Plan (計画)/Do (実施・実行)/Check (点検・評価)/Act (処置・改善))サイクルにのり,適時適切なアクションを起こしていくことである(5).

ボランティア個々の個性を最大限生かす

- ラグビー,サッカーのゲームのように,明確な目標(勝利:被災者の人道的救済)を提示し,個々のプレイヤー(ボランティア)の個性を最大限に生かすポジションと指示,そして環境を与え,チーム皆に共有された戦術・戦略で,相手が仕掛けてくる多様な戦術・戦略(多様かつ刻々と変化する現地のニーズ)に対し,最高のパフォーマンス(最大限のサービスの提供)ができるようなコーディネーションを行うことが良いコーディネーションであると言える.

欧米のボランティア文化と在欧米日本人医療者による支援

PCAT から要介護者・要介護高齢者支援として多くの人材・チームを派遣していたが,こうした活動においては 3〜4 日という短期間ではなく,最低数週間から 1 か月単位で同一人物が診療,短期のコーディネーションをする必要があった.そこで頼りとなったのが,在欧米日本人医療者ボランティアとその調整役を担ってくれた団体である.このような長期間の現地滞在を可能としたのは欧米のボランティア文化の影響が大きい.ボランティアとして来てくれる彼等に伺うと,同僚が当直や当番をかえてくれた,上司がそのアレンジのために協力してくれた,会社・病院自体が活動を後押ししてくれた,ということであった.日本でもこのような文化を育んでいく必要がある.

5 災害ボランティアコーディネートの PDCA サイクル

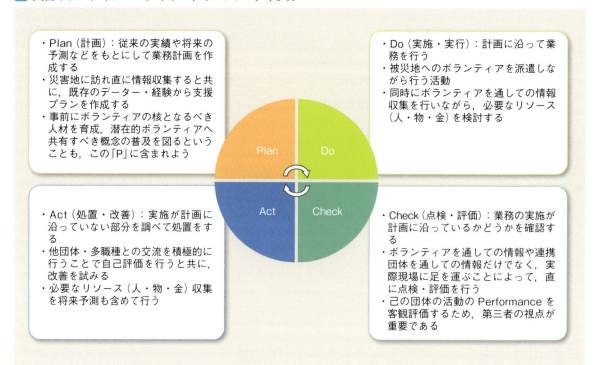

裏方に徹する

- ボランティアコーディネータはボランティアの自由意志を取り扱っており，コーディネータ単独では何もなしえない．コーディネータは被災地・被災者と自発的な善意で行動を起こしているボランティアのつなぎ役である．自由意志による参加・自発的な善意は大変貴重であり，そして尊い．こうした貴重で尊い，良い世の中を作るための善意を，今回限りでなく繰り返して興していただくためにも，またそうした善意がより多くの人に伝播し，同じように自由意志・善意で行動を起こす人々を増やすためにも，災害ボランティアの行動・活動はしかるべき良い評価をされるべきである．
- 「良き大将は，軍の時，悉皆我が采配を以て勝利をえ給ひても，ぬしの手柄とはなくして，近習・小姓・小殿原・若党・小人・中間衆までもほめたて，皆，あれらが働きを以て合戦に勝たると仰せらる」甲陽軍鑑に残る，戦国時代という修羅を，多くの有能な仲間・部下に恵まれ駆け抜けた甲斐の戦国大名「武田信玄」の言である．ボランティアが次の機会も同じように善意を発露するために，また周囲にそうした善意を伝播させるため，コーディネータは裏方に徹し，現地で汗水垂らし被災者のために尽くした各ボランティアを称えることは重要である．

今後災害ボランティアコーディネーションの任につく将来のあなたへ

「為せば成る，為さねば成らぬ，成る業を，成らぬと捨つる，人のはかなさ」
「為せば成る，為さねば成らぬ，何事も，成らぬは人の，為さぬなりけり」

- この二つの言葉を，災害，「想定していた状況に対する管理能力を上回る事象のためにコントロールが効かなくなり，人々が被害を被っている状況」の援助・支援という任に当たる，将来の災害ボランティアコーディネータであるあなたに贈りたい．

- 前者は先程も引用させていただいた，甲斐の戦国大名「武田信玄」の言，後者はそのライバルである上杉謙信の子孫，江戸時代中期に米沢藩藩主として放漫財政を正すため行政・財政改革を断行し，天明の大飢饉に際し被害を最小限に食い止めたと言われる「上杉鷹山」の言である．善意・自由意志の下に集まる，様々なボランティアを擁して，限られたリソースと時間的制限の中，危機にある人々にいかにして最大限の支援を提供するか？　現実を受け入れること．強い意志を持つこと．迷った時，苦しんでいる時，この二つの言葉を思い出してもらいたい．

文献

1) Quarantelli EL. Where We Have Been and Where We Might Go. In：Quarantelli EL（ed）. What Is A Disaster? Routledge；1998. pp146-159.
2) 内閣府．災害対策基本法等の一部を改正する法律（平成 25 年法律第 54 号）
3) 日本プライマリ・ケア連合学会東日本大震災支援プロジェクト．PCAT 2011 年活動報告書．2011 年 1 月 27 日．
4) 日本プライマリ・ケア連合学会東日本大震災支援プロジェクト．PCAT 2012 年活動報告書．2012 年 4 月 11 日．
5) スフィア・プロジェクト　人道憲章と人道対応に関する最低基準．
6) UNHCR. Contingency Planning. Learning Module. Prepared by the UNHCR eCentre in collaboration with InterWorks, LLC. January 2011.

Contingency Planning では実際，災害がない現在の段階における Plan とは？　現在筆者が NPO 法人 JANIC と共に普及を図っているのが UNHCR 版の Contingency Planning（CP：コンティンジェンシープランニング[6]）だ．日本の防災計画はこれまで行政が主導で作成されてきたが，昨年改正された災害対策基本法では民間・ボランティアをその防災計画に組み込むことと明記された．市民を巻き込んだ形で各々の地区・地域でどのように不測時対応（災害対応）計画を作っていけばいいか手引きする Contingency Planning は，先に述べた SPHERE，PFA と共に災害 PDCA サイクルの「Plan」の段階で不可欠な概念・トレーニングである．

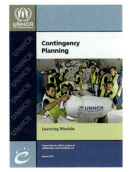

生活支援期（中期）

災害時の要援護者への支援

小野沢　滋
北里大学病院トータルサポートセンター

◆ 東日本大震災後1か月目に石巻市の津波被害地区で自宅に寝泊まりしている人を対象に健康リスクについての調査を行った．2割弱に何らかの健康リスクが認められ，3日以内に対応が必要な高リスクの要援護者がいる状況が把握できた．高リスクのうち，45％が療養途絶であった．
◆ 発災後3週目以降は，生活環境の整備，要援護者の2次避難が非常に重要になる．
◆ 医師が中期に要援護者に行う医療支援として最も重要な事柄は，肺炎の治療と予防である．
◆ 悪性腫瘍患者，乳幼児を持つ親子，精神障害者には，チームで介入し，避難所から次の生活の場に移す支援が必要である．
◆ 短期支援のみならず，今後は長期戦を視野に入れて早期から支援を行う必要がある．
◆ 東日本大震災では，キャンナスやPCATなど様々な専門職集団が大きな役割を果たした．

東日本大震災での要援護者の状況

- 要援護者の状況は，自宅と避難所とでは大きく異なっていた．
- 東日本大震災後1か月目に石巻市の津波被害地区で行った全戸調査の結果から見えてくることを記載したいと思う[1]．この調査は，自宅に寝泊まりしている人についての調査で，日中は自宅にいて夜間は避難所にいる場合には調査対象としていない．
- 3日以内に診療が必要（高リスク），1週間以内に医療・福祉・保健職による対応が必要（中リスク），1か月以内に医療・保健・福祉専門職による対応が必要（低リスク），現状では問題ないと考えられた群の4群に分け，対応した．結果は の通りである．
- 被害が大きかった海岸沿いの地域を調査したにもかかわらず，東日本大震災では立ち入り禁止区域が設定されなかったため，すでに全戸の約12％に人が戻っていた．戻った家族のうち，2割弱に何らかの健康リスクが認められた．さらに7.4％の家族に1週間以内に対処の必要な要援護者がおり，1.4％に3日以内に何らかの支援が必要な高リスクの要援護者がいる状況が把握できた．今後起こると予想されている大規模災害の場合にも，同様の状況が起こることが推測される．

1 石巻市の津波被害地区で行った全戸調査におけるリスク世帯数

調査日	調査対象住宅数	聞き取り世帯数(調査実施数)	リスク世帯の数			
			高(3日以内対応)	中(1週間以内対応)	低(1か月以内対応)	リスク世帯合計
4月15日	1,148	247	8	20	24	52
4月16日	3,379	424	4	27	50	81
4月17日	6,744	738	8	37	96	141
合計	11,271	1,409	20	84	170	274

(小野沢滋. 医療ガバナンス学会メールマガジン 2011[1] より)

2 在宅での高リスク要援護者の内訳

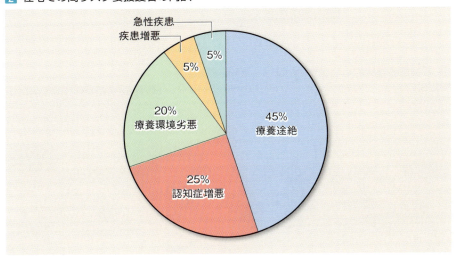

- 自宅に残った要援護者の高リスクの内訳は，治療の中断によるリスクが45％（9名），次いで，認知症の増悪が25％（5名），以下療養環境の悪化20％（4名），原疾患の増悪，急性疾患への罹患がそれぞれ5％（1名）ずつであった（**2**）．
- 要援護者にとって，災害での治療中断は深刻でかつ規模の大きな問題であることがわかる．自宅避難者は，情報から遮断されがちで，市の広報はきちんと行き渡らない．さらに，避難所に来る救援物資の配給が行き渡りにくいという状況も見られ，場合によっては自宅避難者に物資を渡さないという取り決めをした避難所もあり，事態を悪化させていた．
- 神戸の教訓があったにもかかわらず，今回の災害支援も初期にはあくまで，短期支援を視野においた支援が中心であった．今後発生する大災害では長期戦を視野に入れて，早期から支援を行う必要があるだろう．
- 避難所の生活環境は発災後3週目には，要援護者にとってかなり劣悪な状況にあり，多くの要援護者は床で寝たきりに近い生活を強いられ，ADLは低下し，また，トイレの不足などから排泄の問題と衛生問題が発生していた（**3**）．

ADL
activities of daily living；日常生活動作

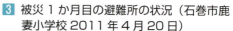
3 被災1か月目の避難所の状況(石巻市鹿妻小学校2011年4月20日)

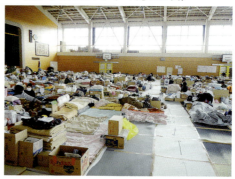

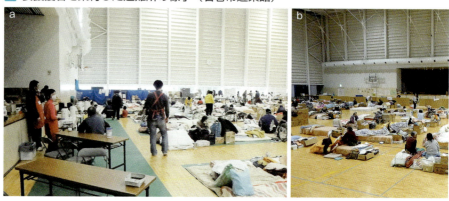
4 要援護者を集約した避難所の様子(石巻市遊楽館)

a：2011年3月30日，b：同年4月25日，ベッドを導入した環境整備後．

- 発災後2〜3週ほどで，避難所の要援護者を集約したり区別化する試みが各地で始まった(4)．
- 悪性腫瘍の患者，乳幼児を持つ親子，精神障害者については避難所での生活が困難になっていた．これらの問題は環境に由来しており，投薬のみではなく，医師，看護師，ソーシャルワーカーなどのチームで介入し，できるだけ早く避難所から次の生活の場に移す支援が必要であろう．
- 石巻市で最後まで残っていた避難所は要援護者を集めた避難所であり，避難所生活は発災後6か月にもおよんだ．その間，ソーシャルワーカー，医師，看護師，リハビリスタッフが常駐し，ケアを行うと同時に，避難所からの退所の支援を行った．通常の避難所でも最後まで残っていた者の多くは生活の自立が困難な要援護者であった．要援護者の場合，中期以降に避難場所から仮設住宅や仮設扱いの賃貸住宅に移動するケースが多くなる．この移動にもかなりの支援が必要であることを認識する必要がある．

中期の要援護者に対する医師の対応

- 上記の状況をふまえ，中期の要援護者に対して，医師として何を考えて行動したら良いかを問題毎に述べていきたい．
- また，5 に，主な問題と，支援方法，関連法規や東日本大震災で厚生労働省から出された事務連絡などについての情報をまとめた．大規模災害では中期になっても行政機能は混乱しているため，これらの事務連絡や法律が利用されていない状況も多くみられた．国の対応は今後発生する大災害でも同様であることが予想されるため，これらの事務連絡や通知，法律を知った上で活動することが重要と考える．

肺炎対策の必要性

- 東日本大震災，阪神・淡路大震災とも 2～3 週目以降，肺炎患者が激増したことが記録されている[2,3]．津波がなかった阪神・淡路大震災でも，震災後中期以降の最も多い入院患者は肺炎によるもので震災前の 10 倍以上になったことが記録されている．また，東日本大震災でも肺炎が 4～5 倍に増加したと記録されており，中期以降の震災関連の入院の大多数を占めたことが知られている．医師が中期に要援護者に行う医療支援として最も重要な事柄が，この肺炎の治療とその予防である．
- 要援護者の床での生活による ADL 低下，介護力不足，通路と寝具が接している環境での粉塵の問題，口腔ケアの不足，トイレ不足からの飲水制限などがその原因と推定される．
- 長期化が見込まれる場合には，できるだけ早期に段ボールベッドなどの導入，通路と生活環境の物理的区分，掃除の定期施行，離床の促進，口腔ケアなどの肺炎予防に取り組む必要がある．全避難所で行うことが理想だが，困難であれば，ADL 低下が懸念される高リスクな高齢者を集約し，ケア資源を集中させることが望ましいと考える（4）．

Point

長期化が見込まれる場合に肺炎予防で取り組むべきこと
- 段ボールベッドの導入
- 通路と生活環境の区分
- 掃除の定期施行
- 離床の促進
- 口腔ケア

DVT
deep vein thrombosis；深部静脈血栓症

深部静脈血栓症（DVT）と肺塞栓への対応

- 避難所での DVT の陽性率は高く，発災後 3 か月目で約 2 割，発災後 1 か月以内では半数近くに見られた（6）[4]．また，発災後 1 か月間の肺塞栓での入院患者の増加も報告されている[4]．
- 発災後 1 か月目においても避難所の床に寝ている人の中には，一般人口の約 10 倍程度の DVT 保有者がいることを知り，下肢の浮腫や発赤，腫脹などには注意を払うことが必要である．
- 予防策としては，ベッドの導入と運動の推奨を早期から進める．また，排泄環境の改善，脱水の予防も重要である[5]．

5 災害後約1か月での要援護者に対する支援のまとめ

要援護者内容	起こりうる状況	避難所の環境整備等	医療支援	参考事項・関連法規・通知など
虚弱高齢者	肺炎	避難所へのベッドの導入：段ボール協会へ段ボールベッドの提供，各介護企業へ介護ベッドの提供などを呼びかける	歯科・歯科衛生士などによる口腔ケアの指導	災害救助法施行細則 別表1 避難所設置費 一人1日300円
		口腔ケアの施行	肺炎の早期診断の工夫	
		掃除の定期的な施行	リハビリスタッフ・看護師による離床促進	社援総発0319第1号・社援総発0427第1号：高齢者等に配慮した避難所として，必要に応じ，宿泊施設，民間ホテル，旅館を利用可能．入浴費も公費にて負担
	廃用によるADL低下	避難所へのベッドの導入		
	褥瘡の発生	介護要員の確保：ボランティアやピア関係での介護支援者の確保が必要	低栄養の早期把握	
		避難所からの2次避難の推進		介護保険該当者，障害者福祉該当者ともに，各施設の定員を超えて避難者を受け入れて良いことを事務連絡で発災日に厚労省より通知
		排泄環境の整備		トイレは，各避難所とも劣悪な状況に陥った．神戸，東日本両大震災で同様の様相を呈した
		食事内容の改善：菓子パン中心の食事から，嚥下しやすい食事の提供への変更を早期に行うことが必要で，災害中期には達成することが望ましい	医師・管理栄養士による食形態や，治療食などの導入支援	災害救助法施行細則 別表1：炊き出しなどによる給食は1日1人あたり，1,010円 今回は9月すぎまで延長．県，もしくは市町村が施行主体で利用進まず
全要援護者	深部静脈血栓(DVT)の多発	避難所へのベッドの導入	スクリーニングの実施	床に寝る避難所では一般人口の10～40倍程度の発症率
		離床の促進	リハビリスタッフなどによる体操の導入	
悪性腫瘍患者	化学療法の中断	入院先や治療先の手配など新たな療養環境への移行支援	医療機関からの診療情報入手	
	終末期患者の急速な状況悪化	対象者の把握と，ADL低下時の療養場所の確保	がん専門看護師・ソーシャルワーカー・医師などによる，患者把握と相談支援	
	在宅での緩和医療中断	地域の医師会などに相談し，緩和医療に精通した主治医となる医師を確保する	主治医機能が回復するまでの処方の継続	大規模災害等により，処方せんが交付できない場合，処方せんなしに，元々の処方が確認できれば薬局のみで薬剤販売可能：災害発生日の厚生労働省からの事務連絡
精神疾患患者	精神症状の増悪	精神科への入院も含めた2次避難先の確保	精神科医による早期からの介入，処方の継続	
	環境変化への対応困難			
認知症患者	問題行動の出現・増悪	2次避難の早期実現	場合によっては，抗精神病薬等の使用もやむを得ない	社援総発0319第1号・社援総発0427第1号参照
妊産婦	ミルクの不足	早期の2次避難先の確保と2次避難後の避難体制の確立		
	夜泣きなどに対する避難所での理解不足			
	定期検診の未受診		婦人科医・助産師による相談体制の確立	

6 下肢スクリーニングエコーにて深部静脈血栓（DVT）が疑われた割合

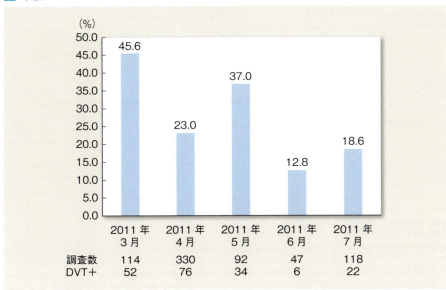

（植田信策ほか．静脈学 2013[4] より）

⚓ 排泄の問題と褥瘡の発生への対処

- 避難所のトイレは災害発生から1か月ほどは十分に準備されず，要援護者の排泄は困難となることがこれまでの災害では繰り返されてきた．また，おむつの供給も十分にないために，失禁が問題となる．
- 被災地の要介護者には高率に褥瘡が発生する[6]．自宅避難者で寝たきりで使用していたエアマットが停電により機能しなくなる，避難所での適切な寝具の不足と失禁による皮膚の障害が起きる，介護力が不足しケアが十分に行えない，など様々な原因が考えられる．
- 災害初期から中期にかけて，要援護者のうち，避難所にいる寝たきりに近い要介護者はできるだけ早期に集約し，そこに介護資源を集中させるか，被災を免れた地域に移送することが望ましい．
- 在宅寝たきり高齢者では，停電が長期化する場合には褥瘡を来す可能性が高く，体圧分散マットレスの手配など対策を早期にとる必要がある．

⚓ 避難所での食事の問題への対処

- 避難所での食事は，災害救助法の施行者が震災後に県から基礎自治体に移管されたため，各市町村で避難所の食事には大きな差が見られた．
- 市町村によっては，震災後2か月余の間，避難所の食事は1日菓子パン2個，おにぎり2個，果物1個という支援物資のみの状況が続いた．
- 高齢者の中には菓子パンを飲み込めず体重減少が顕著になる者，血糖のコントロールが悪化する者などが見られ，「食」に起因する問題が顕在化していた．今後の震災でも同様の事柄が繰り返される可能性があり，注意が必要である．

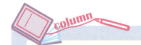

災害救助法施行細則の規定
　災害救助法施行細則には，炊き出し，給食の規定があり被災者一人1日あたり1,010円（東日本大震災では1,500円に増額），7日間（過去の災害においては，毎回必要な期間延長されている）の金額を県に求償可能である．この利用については各市町村と協議する必要がある．この範囲内であれば，管理栄養士等と協働して，嚥下食や治療食の提供も可能である．

　問題の解決には，この法律を上手に活用することが必要である．一般的に避難所で初期に提供される菓子パンやおにぎりは支援物資であり，給食の1,010円とは別の枠組みであることも知っておく必要がある．

⚓ 悪性腫瘍患者の問題と支援

- 悪性腫瘍患者では，化学療法継続の中断が約半数に見られ，麻薬処方の中断，医療処置の不十分さなど，様々な問題が生じる．
- 発災後は，医療機関は被災者の治療に追われ，通常診療機能が不十分となる．そのため，数週間は通常の化学療法などを行うことは困難な場合が多く，治療継続が早急に必要な場合には，後方地域での治療などを進める必要がある．
- 悪性腫瘍では，終末期に近い患者の多くが自宅で生活している．また，自らの終末期であるという認識に乏しく，臨終の1〜2週前に急激にADLが低下することがよく見られる．罹災した場合，いったんは避難所に避難するが，避難が長期化する中で，避難所で悪性腫瘍の増悪から動けなくなり，十分なケアが受けられずに，困難を来す場合が見られる．これらの患者は，DMATではなく，できるだけ地元の医師で主治医を探し，継続的な診療につなげる必要がある．
- そのため，急性から中期にかけては，避難所にいる悪性腫瘍患者について把握しておく必要がある．一般に，プライバシーのない環境でどのように把握するかには課題がある．実際，自身が悪性腫瘍患者であることを自ら申告することをためらう患者もいるので工夫が必要となる．看護協会と相談してボランティアとして，「がん専門看護師」などを募る，というのも良い方法であろう．

⚓ その他の避難者

- 精神疾患を持った避難者は，通常の避難所内では生活が困難な場合が見られた．そのため，家族とともに自宅避難となる傾向があり注意を要する．また，自宅避難の場合には情報から隔絶されることがあり，診療再開の情報が届かないための，内服薬の長期中断も大きな問題となる．
- 妊産婦は生活面でも医療面でも様々な困難に直面する．発災後1か月ほどたった時点では，乳児の夜泣きなどに直接苦情を言う人もあり，通常の避難所での生活は困難となりやすい．その点を配慮し，早期に妊産婦への医療支援体制と，2次避難を促進する必要がある．

おわりに

- 予想される東南海地震では，おそらく東日本大震災よりも多くの避難者が，さらに長期の避難生活を余儀なくされる可能性がある．避難生活が1か月程度続くと避難所の衛生環境の悪化や，要援護者に対する他の避難者からの圧力などが顕在化してくる．発災後3週目以降は，生活環境の整備，要援護者の2次避難（広域避難も含め）が非常に重要となる．そのため，災害救助法の枠組みや厚生労働省などから出される通知や事務連絡を把握して活動することが有意義である．
- また，東日本大震災では，キャンナスやPCATなど様々な専門職集団が大きな役割を果たしたことも是非とも知っておく必要があろう．

CANNUS
Can Nurse；キャンナス（全国訪問ボランティアナースの会）

PCAT
Primary Care for All Team；ピーキャット（日本プライマリ・ケア連合学会内の災害支援チーム）

文献

1) 小野沢滋．石巻ローラー作戦についての報告―主観的な評価も交えて．医療ガバナンス学会メールマガジン 2011；135．
2) 矢内勝．東日本大震災と災害時における呼吸器疾患．分子呼吸器病 2012；16（1）：94-96．
3) 沖永壯治．広域災害で生命線を失った高齢者が直面したこと．日老医誌 2011；4（5）：485-488．
4) 植田信策ほか．東日本大震災後の深部静脈血栓症（DVT）―宮城県石巻地域での1年間の検診の総括．静脈学 2013；24（4）：380-384．
5) 榛沢和彦．震災と下肢静脈血栓症・肺塞栓症．Heart View 2012；16（7）：691-696．
6) 中川ひろみほか．東日本大震災における宮城県内避難所で発生した褥瘡と発生要因の検討．日本集団災害医学会誌 2012；17（1）：225-233．

生活支援期（中期）

災害時にあっても求められる在宅医療

永井康徳
たんぽぽクリニック

- ◆東日本大震災と阪神・淡路大震災など過去の災害との決定的な違いは，東日本大震災では膨大な死者・行方不明者に引き換え，負傷者が非常に少なかったことである．死者の9割以上が津波での溺死であり，一刻を争う救急処置の必要な患者は実に少なかった．
- ◆救急医療の代わりに初期の段階から必要とされたのは，「慢性期医療」や「地域医療」だった．救急患者が対応を必要としながらも，病院までたどり着けず，家に残された薬や医材で生命をつないでいた，いわゆる「災害弱者」を大量に生み出した災害であった．
- ◆こうした背景から東日本大震災直後より在宅医療ニーズが顕在化し，「気仙沼巡回療養支援隊」を発足．
- ◆被災地医療に携わり，最後に課題として残ったのは，いわゆる医療過疎地域をどうしていくのかという，日本全体が抱える根本的課題であった．
- ◆災害への備えとして，災害直後に被災地に災害ボランティアの拠点を設置し，被災地の行政機関に代わって，医療，介護，福祉を横断するボランティアをコーディネートする役割を果たせる災害地域コーディネーターの養成が急務である．

大規模災害時の在宅医療のニーズ

- 東日本大震災は，阪神・淡路大震災など過去の災害とは決定的な違いがあった．それは膨大な死者・行方不明者に引き換え，負傷者が非常に少なかったことである．死者の9割以上が津波での溺死であり，一刻を争う救急処置の必要な患者は実に少なかった．
- そのまま救急医療の代わりに初期の段階から必要とされたのは，「慢性期医療」や「地域医療」だった．それらの人々は，避難所にも病院にも向かうことのできないまま家に残された薬や医材で生命をつないでいた，いわゆる「災害弱者」であった．
- 在宅療養を支える介護サービスも一時的に機能停止に陥り，自宅に来てくれるはずの看護師やヘルパーが来ないという事態となった．そして，家族だけでは介護しきれないほどの医療・介護依存度の高い高齢者が自宅に取り残されたのである．
- 「災害弱者」は，相対的な意味でいかなる災害においても必ず存在する．し

1 大規模震災における犠牲者の死因割合

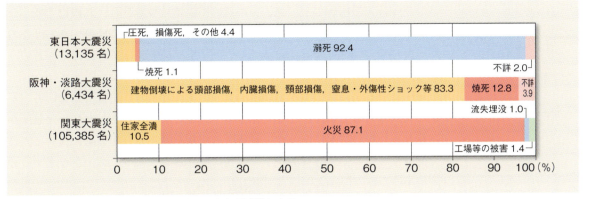

(注) 東日本大震災は4月11日までに確認された死者数による．
資料) 内閣府「平成23年版防災白書」，警察庁資料より国土交通省作成

かし在宅療養患者がここまで顕著に弱者として焦点化されたのは，今までに例を見ない．国の制度がいかに重大な影響を及ぼすか，また高齢者の災害時の対応がいかに喫緊の課題であるかが今回明らかになった．

- 被災地の医療は，被災からの復旧・復興と同時に，超高齢社会における医療福祉システムの再構築という問題を抱えることになった．もちろん後者については，今に始まったことではない．しかし，この被災では高齢者が災害弱者として改めて認識されるとともに，各種介護サービスが機能しない状態に陥ったことで，高齢者への対応の必要性が浮き彫りになった．被災地は期せずして，将来日本全体が抱える問題に20年前倒しで直面する形になったのだ．
- DMATが超急性期，急性期における災害時医療であるなら，気仙沼巡回療養支援隊の活動は慢性期，中期における支援である．

 「気仙沼巡回療養支援隊」の活動を振り返って

支援体制の構築時期の目安
① 超急性期：発災から2，3日
② 急性期：発災2，3日から1か月
③ 慢性期中期：発災1週間から6か月
④ 長期：発災6か月から長期間

 支援の必要性の把握
- 病院に運ばれてくる負傷者が少ないことを不審に思った気仙沼市立病院の外科医師が被災した地域を直接訪ねたことで，病院に来られない患者が多数自宅にいることがわかったが，どこにどんな状態の患者が何人いるのかという情報は，行政にも医療機関にもまったく入ってこなかった．
- 外科医師は，瓦礫の中を歩き回り「在宅で孤立している要支援者をどうにか医療につなげなければ」と痛感した．この時，具体的な支援として必要と考えられたのは，以下の3点であった．
- 在宅の要支援者の調査・把握：どこに誰がいて，どのような支援を求めているのか，その情報を得ることが急務であった．状況把握のためには，しらみ潰しに歩き回って調査する必要があった．

- **訪問診療**：医療を必要とする人がいても，病院受診は簡単なことではない．ガソリンは入手困難の上，海沿いの道路や鉄道は破壊され，瓦礫に寸断されていた．患者が寝たきりの高齢者となれば，移動はさらに困難である．ならば，医療者が訪問して歩くしかない．「医療者が患者を探しに行く」という新しいスタイルが必要と思われた．
- **避難所にいる保健師のコーディネート**：保健師は当時，避難所において週単位で入れ替わるDMATと被災者をマネジメントする必要があり，避難所から離れられない状況にあった．避難所の現状を調査し，保健師に代わる人員を配置することで，保健師が本来業務に戻れるようにコーディネートする必要があった．

⚓ 気仙沼巡回療養支援隊の発足

- 被災し，多忙を極めた行政が中心になって本活動にあたることは不可能であった．そのため，行政が全面的にバックアップするという体制のもとで，医療ボランティアが中心に活動する「気仙沼巡回療養支援隊」ができた．
- 津波の直接的な被害に遭った被災者を対象にした医療救護ではなく，直接の被害には遭わなかった人々，家が流されなかった人々を対象にした医療支援の組織が，初めて立ち上がった．
- プロジェクトの使命はあくまで「被災から復旧するまでの一時的サポート」．独自の事業を展開するのではなく，行政や気仙沼市内の医療福祉サービスなどが復旧するまで，それらの機関と連携をとりながら，必要な支援を考えていこうとするものだった．
- 市民健康管理センターに在宅支援プロジェクト本部を置き，朝夕のミーティングを行った．保健福祉部と保健所から保健師が1名ずつ固定で参加することで，ボランティア組織でありながら，行政と一体となって動くことが可能となったが，これは非常に重要であった．
- なぜなら，自宅で過ごす被災者に対する保健医療支援および情報集約先をこのプロジェクトに一本化して，それを行政がそのまま把握し，必要時に活動内容を調整するという，支援者と行政それぞれの強みを活かした体制を築くことができたからである．
- 前述の外科医師は，市役所，保健所の保健師に加え，気仙沼市立病院，地元の診療所，訪問看護ステーション，ケアマネジャーの協会などから，それぞれキーとなる人物を活動に参加させた．それにより，気仙沼市の行政職・医療職・介護職，そして外部からの専門性の高い支援者が1つのチームを組むという，この上なく貴重な場ができあがっていた．
- 医療や介護の専門職種同士の顔の見える関係すらできていなかった気仙沼市であったが，震災という一点で皆がまとまり，気仙沼の医療と介護の将来について立場を越えて話し合える多職種の顔の見える関係ができたことで，一気に多職種連携が進むことになった．

気仙沼巡回療養支援隊の発足時の活動目標
① 在宅にいる要介護者のピックアップ
② 褥瘡患者を主体とする在宅患者の訪問診療と訪問看護
③ 避難所の看護職，介護職の支援ボランティアのコーディネート

気仙沼在宅支援プロジェクトとは？
① 被災後発生した褥瘡を治療する
② 在宅療養で困っている人たちのニーズを拾いだす
③ 多職種連携で被災地の在宅医療レベルを上げる
④ 全国の在宅医や訪問看護師，訪問歯科医達がボランティアでつなぐプロジェクト

気仙沼巡回療養支援隊在宅診療班の活動目的
① 被災後に発生した褥瘡の治療
② 地元の医療看護体制の補完
③ 入院患者の退院支援
④ 地域の連携のコーディネート
⑤ 在宅医療の基盤作り

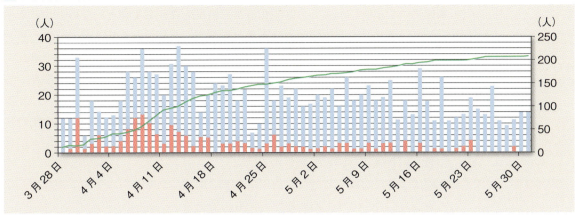

2 巡回療養支援隊の新規訪問開始の患者数と累積患者数

巡回療養支援隊における5月末までの毎日の訪問診療の患者数(青色棒グラフ)と，新規訪問開始の患者数(赤色棒グラフ)，そして累積患者数(緑色線グラフ)を示す．

⚓ 連携チームの活動

- ①**在宅の要支援者の調査・把握**：被災地区の全戸調査という人海戦術での調査を行う．多数の保健医療職を募り，それぞれを調査が必要な地区に振り分け，市内の被災者のデータを一元化した．巡回療養支援隊ではこれを「巡回健康相談チーム」とした．
- ②**訪問診療**：調査でわかった医療ニーズに対して，訪問診療を行うチームである．長期間にわたる停電で，エアマットや電動ベッド等の介護機器が機能不全に陥ったことで，重度の褥瘡が発生してしまうケースが多発した．そのような在宅患者の実態を把握し，必要とされる医療を多職種連携により提供する活動を行った．
  - ▶ ①と②のチームが連動することで，巡回療養支援隊は，調査による「ニーズの掘り起こし」と訪問診療による「ニーズの補完」という，組織内で完結できる医療体制を築いた．
- ③**避難所の保健師のコーディネート**：応援に来ていた行政職員が約10日交代でつないだ．この係の活躍もあって，4月上旬にはほとんどの保健師が本来業務へと戻ってきた．それに伴い，この係は任務終了となった．
- 巡回療養支援隊の活動は，主に震災に起因して重症化した褥瘡患者を中心に診療・看護を行うことが目的であった．しかし，さまざまなニーズがあり，これまで気仙沼市で潜在的にあった在宅医療ニーズが顕在化し，爆発的に患者が増えた(**2**)．
- 5月下旬まではほぼ毎日，多い時は10人以上もの新規訪問依頼があった．4月末の時点で，累積患者数は167人(訪問回数は，のべ587回)となっている．
- しかし，このまま患者が増えていった先に，何があるのか．この活動の目的は，あくまで「地元医療機関が復旧するまでのつなぎ」である．いずれ地元の医療機関に患者を引き継いで撤退することを前提に，我々は何を目指して

地元への引き継ぎで問題になったこと
- 災害医療から保険診療への切り替え
- 支援後の引き受け手がいないこと
- 重度の患者が身体障害者手帳をとっていない＝医療保険の訪問看護が活用されていないという現状
- 最後に残るのは，元々医療過疎の地域をどうするかという命題

いくべきだろうかと考えるようになる．
- 無料の診療をいつまでも継続すると，被災しながらも何とか立ち上がろうとしている地元の医療機関や介護系の事業所，薬局などから「患者を奪う」という状況になりかねない．地域の社会資源にお金がまわらなくなり，潰れてしまったら，ボランティアが撤退した後に地域を支えるものがなくなってしまう．
- そのため，活動のゴールを明確にした．そのゴールを見据えながら地域の在宅医療レベルを上げ，地元の医療機関の復旧状況も考慮しながら，徐々に患者を引き継ぐというものである．
- ❸は，その時期，支援に来たボランティアに，自分たちのチームの目的と役割と方向性を示すために作成したものである．
- 支援者はつい自分の力を最大現に出すことを考えがちだが，大切なのは，その地域に必要とされることを必要なだけ支援すること．その時だけの支援にとどまらず，地域のレベルを上げるような支援である．それを理解してもらう必要があった．
- 当初，褥瘡が治癒するのに必要な期間として6か月を想定していたが，その予測通り平成23年9月に当初の目的を果たした．最後に残った在宅患者約50人を巡回療養支援隊の本部長であり，震災以前から在宅医療に取り組んでいた気仙沼市の開業医に引き継ぎ，巡回療養支援隊は解散した．
- 元々，住民の2/3が市立病院で亡くなる地域で，地元医師に「在宅医療は必要とされない地域」と思われていた気仙沼市に，在宅医療・介護に携わる多職種の連携ネットワークを構築し，「在宅医療」という選択肢を住民に意識させた活動は，気仙沼市の在宅医療の発展につながった．

災害ボランティアコーディネーターの養成が急務

- 今回の大震災では，災害時に在宅医療をはじめとするプライマリ・ケアが必要とされることが浮き彫りとなった．
- 災害直後の急性期医療支援については，DMAT活動で一定の体制ができあがっているが，プライマリ・ケアや慢性期医療，在宅医療での支援体制は不十分である．
- 避難所を含め在宅での長期的支援には生活や介護を支える多角的な支援が必要で，さらに行政や民間事業所，病院，医師会，保健所といった多職種による包括的な連携による患者ケアが不可欠である．まさに在宅医療の分野で進められている地域多職種連携のマネジメントが有効であることがわかった．
- 災害時の行政は混乱しており，ボランティアのコーディネートまでは手が回らない．ボランティアを有効活用するためにも，医療，福祉，介護を横断的にマネジメントし，地元行政機関とも協力体制が築ける「被災地域コーディネーター」を養成する必要があると考える．

次の災害に向けて取り組むべき課題
① 要支援者のピックアップの方法
② ボランティアコーディネートとシステム構築
③ 災害フェーズによるボランティア連携
④ 多職種連携と情報共有の方法確立
⑤ 医療介護福祉分野を横断する災害地域コーディネーターの養成
⑥ 災害総合ボランティアセンターの設置

3 気仙沼在宅支援プロジェクト

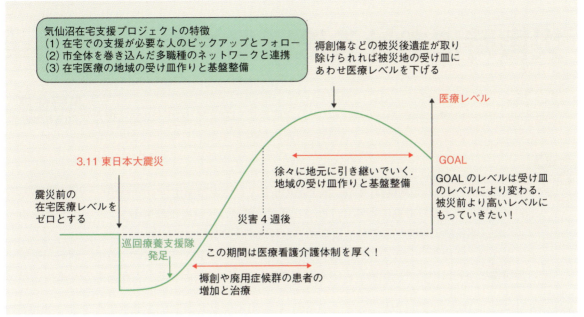

(平成23年4月12日永井作成)

 ボランティアのコーディネート

① 被災地の自治体職員ではボランティアのコーディネートをする余裕はないため，災害地域外部からのコーディネーターが必要．
② 事務局の場所は被災自治体が用意する．
③ ボランティアの質を確保するため，各学会・団体で災害支援チームを構成する．
④ 全国のボランティアを最大限に活用するために窓口をつくる．
⑤ 一般，医療，介護，生活，避難所ボランティアの横の連携を促進する．

- 被災地域コーディネーターは被災地に入り，現地の行政機関と協力して災害総合ボランティアセンターを設置，運営することを任務とする．
- 災害ボランティアセンターでは，医療や介護，生活援助のボランティアと被災地の行政や保健所，病院や医師会，民間事業者などと有機的な連携を図り，多職種の地域連携を図る中心となる．
- そのような被災地域コーディネーターを養成し，災害時の災害地域ボランティアセンターの設置に向けた取り組みが必要だと考える．

文献
1) 西尾浩美(所属青年海外協力隊)．気仙沼巡回療養支援隊の軌跡(未出版)．
2) 永井康徳．「楽なようにやりたいように後悔しないように」愛媛新聞社，2011年．

生活支援期（中期）

災害時における医薬品供給

丹野佳郎
石巻薬剤師会

- 薬剤師法第一条に「薬剤師は，調剤，医薬品の供給その他薬事衛生をつかさどることによって，公衆衛生の向上及び増進に寄与し，もって国民の健康な生活を確保するものとする」とあるように，薬剤師は平時だけでなく災害時でも同様の使命を担っている．
- 災害医療で医療チームを組織的に動員する際，医薬品の供給やその管理，保管，調剤，服薬指導に当たる薬剤師適正配置などの災害薬事をコーディネートするシステムもつくるべきである．
- 避難所や仮設救護所で多くの被災者が求めたのは急性の薬より常に服用している慢性疾患の薬であった．患者の記憶から救急救命医が常用薬を推定することは困難を極めた．

東日本大震災の被害の特徴

- 2011年3月11日（金）14時46分にマグニチュード9.0の日本の観測史上最大，世界の観測史上4番目の大地震が，震源牡鹿半島沖約130 km，震源の深さ24 kmで発生した．宮城県栗原市で最大震度7を記録した．
- 大地震による建物の倒壊による被害よりも地震によって発生した大津波による死者，行方不明者が多数発生し，家屋の流失，焼失が大きな特徴であった（1）．
- 地震より津波という水害が原因となり行政機関，医療機関，薬局，介護関係施設の被害は救護活動の困難さに拍車をかけた．

石巻医療圏の被害

- 石巻医療圏では，災害拠点病院である石巻赤十字病院は地震，津波の被害は免れたものの，それ以外の病院，診療所は津波の被害で壊滅状態に陥り，被害は免れたもののライフラインを絶たれた病院は機能が失われた．雄勝病院では患者と医師はじめ医療職に多くの犠牲者を出した．
- 石巻医療圏にあった97薬局の38薬局が全壊し，30薬局以上が半壊した．ライフラインの途絶により被災直後開局できた薬局は数軒のみであった．また11名の薬剤師が犠牲となった．
- 介護関係の事業所・施設も甚大な被害を受け，施設入所者が逃げ遅れて犠牲

1 阪神・淡路大震災，新潟県中越大震災と東日本大震災との比較

	阪神・淡路大震災	新潟県中越大震災	東日本大震災
発生日時	1995年1月17日 5時46分	2004年10月23日 17時56分	2011年3月11日 14時46分
発生地区	明石海峡	川口町（中山間部）	金華山沖130 km
規模（震源の深さ）	M7.3 震度7（16 km）	M6.8 震度7（13 km）	M9.0 震度7（24 km）
津波	なし	なし	15～16 m
主な被災県	兵庫県	新潟県	岩手県，宮城県，福島県
人的被害	死者：6,434名 行方不明者：3名 負傷者：43,792名 （消防庁確定報）	死者：68名 行方不明者：0名 重軽傷者4,795名 （新潟県防災局危機対策課発表）	死者：15,854名 行方不明者：3,274名 負傷者：6,023名 （平成24年3月5日時点）
死因	圧死 80.30% 焼死 12.80% 不詳 3.90%	地震後のストレス 39.70% 土砂崩れ等 23.50% 地震によるショック 22.10% 避難中の車中 4.40% その他 10.30%	溺死 92.50% 圧死・損壊死・その他 4.40% 焼死 1.10% 不詳 2.00%
震災による医療ニーズの特徴	・建物倒壊による圧死が最多で，負傷者は死者の約7倍に上った． ・圧挫症候群をはじめ，外傷性病者に対する超急性期医療のニーズが高かった．	・継続する余震や厳しい冬期を間近に控えて，避難所生活を送る不安などの影響によって，PTSDのみならず，抑うつ不安状態，適応障害，身体面での健康被害や生活機能低下など，多彩な症状や状態の変化が見られた． ・「エコノミークラス症候群」による死亡も見られた．	・津波災害による死者，行方不明者が多く，負傷者が少なかった． ・超急性期，外傷性病者への救命医療のニーズ把握は困難であった．反面，慢性疾患を持つ被災者に対する医療支援ニーズが高い状態が，長期に渡り続いた．
医薬分業率	全国 20.3% 兵庫県 37.7%	全国 53.8% 新潟県 65.9%	全国 61.3% 宮城県 73.8%
その他	・兵庫県薬剤師会館が倒壊	・道路寸断，山間部孤立	・道路・線路等の交通網が広域にわたり大被害 ・被災地域の地理的な特性により支援活動（初期，中期）が困難 ・全国的なガソリンの不足 ・工場の被災により一部の医薬品が全国的に不足 ・原発事故（計画的避難） ・宮城県石巻薬剤師会館が火災で焼失

（日本薬剤師会〈編〉．東日本大震災における活動報告書，平成24年3月，pp3-4より）

となった．また発災時間がケアマネジャー，ヘルパーの訪問時間と重なり，多くの犠牲者を出した．

東日本大震災での医薬品供給

- 東日本大震災の特徴である大津波のため被災者の多くは常に服用している医薬品，薬袋，薬局で発行された医薬品情報提供文書，お薬手帳を手にすることなく避難所に逃げ込んだ．健康保険証すら持ちだすこともできず，医療を受けられるか不安を抱えることになった．
- 津波により医療機関・薬局そのものの機能が失われたほかに，医療機関のカルテや薬局の薬歴など患者情報も失われている．紙ベースでの情報喪失に止まらず電子カルテ，電子薬歴などIT化された情報は，たとえクラウド化し

地震だけの被害であれば避難所から自宅に戻り薬や各書類を掘り起こすことも可能であるが，津波や火災では根こそぎ失われてしまう．このことがその後の医療班や薬剤師班の医薬品供給苦悩の原因となった．

ていても電源，インターネット通信が不通となり使い物にならなかった．被災者の医療情報，服薬履歴を知る術がなかった．
- 発災直後，被災地にある医薬品は医療機関，薬局，医薬品卸の倉庫にあるものだけであり，その後は支援に来た医療チームが持ち込んだ医薬品が頼りであった．1週間後に医薬品卸が機能を回復した．

供給された医薬品の問題点

ミスマッチとタイムラグ

- 発災と同時にいろいろな組織で災害救助が動きだした．過去の大規模自然災害の教訓は生かされていた．
- しかし，被災地の状況が不明とはいえ「過去の悪しき経験」から被災地には医薬品がないと信じ被災地のニーズにマッチしない医薬品が大量に被災地に投入され，使えない医薬品の整理，管理のため支援に来た薬剤師が動員されて救護活動の足枷となった．
- 発災が早春であったため，第一に感冒薬が大量に必要となると頭に浮かぶ．しかし道路や交通機関が不通となり，被災地のみならず全国で深刻なガソリン不足となったため，被災地では感冒薬が不足した．3月の後半になってやっと感冒薬が大量に届き始めたが，そのころは医薬品卸からの供給も復活し，感冒薬は十分に間に合うようになっており，アレルギー性疾患の薬が必要となっていた．

大量の支援物資
たとえ善意であっても無秩序に大量の支援物資（医薬品）を被災地に送りこむことは慎んでいただけるようお願いしたい．

医療班の困惑

- 災害医療に関わる救護班は通常，医師と看護師，調整員から編成される．携帯した医薬品は救命救急に要するものが中心であった．
- 避難所や仮設救護所で被災者の多くが求めたのは急性の薬より，常に服用している慢性疾患の薬であった．被災者の訴えから服用している薬を推測していくわけであるが，お薬手帳等の情報もなく，救急救命系の医師には日頃接していない医薬品を推定することは困難を極めた．さらに後発医薬品（ジェネリック医薬品，以下 GE）が困難さに拍車をかけた．
- チームの調整員に薬剤師が入っているチームでは，服用している薬の判別が的確に行われた．服用している医薬品が判明してもその薬を持参していなければ手持ちの薬から代替薬の選択と用法用量を検討しなければならない．GEという石巻弁を先発医薬品という標準語にし，さらに代替薬を提案するという二重翻訳の作業を薬剤師が担った．チームに薬剤師がいるかいないかで，診療時間に大きな差が出た．

不揃いの支援医薬品

- 医療チームが持参した薬はチームごとの事情で種類，数量もバラバラになら

ざるを得なかった．また，使用しなかった医薬品は善意で置いていくのではなく，混乱を避けるため持ち帰るのが原則となった．

⚓ 災害医薬品のコントロール

- 災害医療では医療チームを組織的に動員しなければならない．そのため各都道府県には知事から委嘱を受けた災害医療コーディネーターの被災地状況に合わせた人員配置が行われた．しかし医薬品の供給やその管理，保管，調剤，服薬指導に当たる薬剤師適正配置など災害薬事をコーディネートするシステムがなかった．

⚙ 災害時医療における医薬品供給

- （前掲）のとおり医薬分業率が阪神・淡路大震災から大きく変化し，当時は外来患者の薬の60％が医療機関にあったが，東日本大震災では逆転し外来用の薬の60％は薬局にあった．
- 災害に備え医療機関では医薬品の備蓄日数を増やす動きがあるが，多くの医療機関は外来を院外処方にしており，入院患者用の医薬品の備蓄を増やしても，かかりつけの医療機関が機能停止した被災者は，災害拠点の医療機関に通常服用する慢性疾患の薬を求め殺到する．

 災害時でも院外処方箋を発行できる体制作りを

慢性疾患の災害時における医薬品の供給については，一つの医療機関だけで被災者に対応することは困難となる．平時より地元薬剤師会と災害時での連携を協議して，災害時でも院外処方箋を発行できる体制作りが必要である．

- 薬剤師班による避難所への巡回では，一般用医薬品を活用したプライマリ・ケアの援助をし，被災者の通院の負担と医療班の活動の手助けを行った．また，避難所の衛生環境を守るために活動した．

⚓ 被災地での医薬品供給システムの構築

- 東京都をはじめ全国6都道府県では「災害医療コーディネーター」のカウンターパートナーとして「災害薬事コーディネーター」が知事より委嘱されている．被災地における医薬品と薬剤師の需要を分析し，適切な医薬品と薬剤師の供給を諮り，無秩序な医薬品の氾濫を防ぐことを目的としている．

⚓ 「メロンパンチーム」の活動

- 避難所を巡回した医療班も，仮設救護所においても，慢性疾患の薬を求める被災者への対応は困難な点が多かった．慢性疾患の薬に対しては在庫がない，お薬手帳等の薬の情報がない，さらに後発医薬品の問題もあった．
- その場で投薬せずに，「災害用処方箋」を発行し，病院，薬局で調剤し翌日

2 チームメロンパン発動

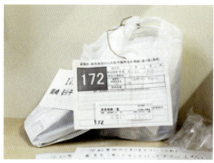 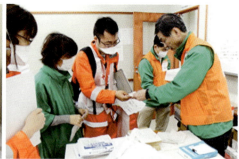

湊小学校仮設救護所にて(前日受診した被災者の処方を薬局で調剤し,メロンパンチームが仮設救護所の薬剤師に届け,その薬剤師が被災者に服薬指導した).

3 避難所の巡回

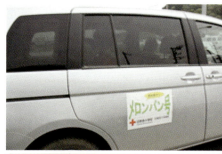 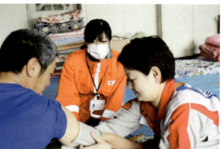

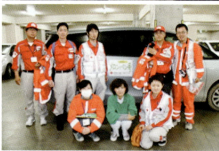 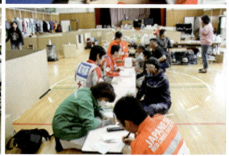

薬剤師会,石巻赤十字病院などのいろいろな薬剤師が合同チームをつくり,避難所,仮設救護所を巡回.災害用処方箋により調剤された薬を届けた.津波で失ったお薬手帳の復活も行った.

以降に患者に配ることにしたが,配薬するのが後任の処方した医療班とは別の班になった場合に負担増となるため,薬剤師によるメロンパンという愛称のチームを編成し,配薬と服薬指導そして失ったお薬手帳の復活を行った(2, 3).

⚓ 災害支援車両─モバイルファーマシー

- 東日本大震災では宮城県南三陸町のようにすべての医療機関・保険薬局が被災し,散薬・水剤の調剤が不可能となり,小児や嚥下困難な被災者への調剤ができなくなった.その経験から宮城県薬剤師会では移動調剤車両(モバイルファーマシー)を開発した(4).

4 モバイルファーマシー

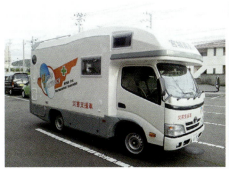
斜め前方より撮影

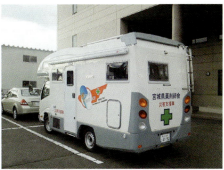
斜め後方より撮影

5 モバイルファーマシー車内

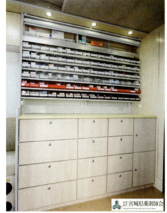
薬品棚

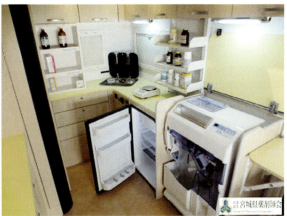
調剤分包機

- キャンピングカーを改造したモバイルファーマシーの車内には、薬品棚(5)はもちろん、宿泊可能でトイレ、シャワーも完備している。発電機、ソーラーパネルも装備し停電している地域でも調剤分包機(5)、通信機器、PCの電源を確保できる。また衛星放送の受信装置、液晶パネルも装備しているので、TV放送が受信できない被災地で放送による情報を被災者に提供することができる。
- トランシーバーの屋外アンテナを装備しているので、展開している地域での情報のハブになることも可能である。現在宮城県薬剤師会以外にも、大分県薬剤師会、和歌山県薬剤師会でも同じ車両を導入している。

生活支援期（中期）

災害時の食を中心とした多職種協働

古屋　聡
山梨市立牧丘病院

- ◆現代日本における災害は高齢化社会の基本的健康問題（生活不活発病，静脈血栓症，肺炎，摂食嚥下障害，低栄養など）を顕著にする．
- ◆災害直後の超急性期を過ぎると，すぐに「住」（避難先）の問題に並んで「水」「食」「排泄」が問題になる．
- ◆「ケア」と「リハ」と「栄養」は，避難所設営後，初期から考慮されなければならず，外傷や急性期疾患をカバーする「医療救護」と，補いあう関係となる．したがって災害救護のチームに早期からリハ職，栄養職，ケア職が必要とされる．
- ◆「医療救護」領域でもむろんだが，公衆衛生的活動においても歯科の関わりは必須である．
- ◆被災者に関わる問題のなかから，「食」の問題をピックアップできるために，保健医療に関わる支援者が，基本的ケア，簡単な栄養評価，摂食嚥下スクリーニングを知る必要がある．

急性期には水と食の確保が重要，弱者から先に口に入るために

- ●災害直後の超急性期から，避難所に入った時点で，すでに生活がはじまっている．
- ●「食」の確保が重要なことは明白なので，自衛隊ほかの支援者も真っ先に「食」の提供に力をつくすが，輸送，分配，保存に有利なパンやおむすびその後のカップめんなどは，健常者には大丈夫でも，もともとの要援護者には，乾燥していて，ばらつきやすい，食べにくい食品である．また，残念ながら栄養学的にも偏りがあり，炭水化物・脂質にシフトし，野菜は不足する．
- ●要援護者に食べやすい食品の備蓄と，支援者の初動からの食への認識と用意が必要である．
- ●東日本大震災において，被災地に栄養補助食品も多量にもちこまれたが，被災者個々の必要度の把握やその分配に難があり，しばしば使用期限を過ぎ，大量に廃棄処分になっている．
- ●阪神・淡路大震災以降，乳児における粉ミルクに関心が高まり，特別に配慮されるようになったごとく，東日本大震災以後，要援護者（特に摂食嚥下障害患者）の食についても認識が高まった．今後は要援護者の食についても特

に準備される必要がある．また，備蓄も必要である．
- 支援「食」の備蓄と分配に関して，物流の取り扱いにたけている支援者が早期に被災地の集積所に入れる仕組みも大切である．

公衆衛生的視点，プライマリ・ケア的視点が重要

- 生活の場面（避難所）では，公衆衛生的視点，プライマリ・ケア的視点が重要である．
- 避難所はそれ自体がひとつの町や村，集落の体裁をもっており，例えていえば，救護所は病院であり，フロアは在宅である．
- フロアの管理者のグループに，公衆衛生的視点にたけた統括保健医療コーディネーターが必要であり，保健医療に関わる指示の権限が保証されることが重要である．
- 直接フロアで活動し被災者と面談する保健師・看護師などとともに，専門家的視点をもつ歯科，リハ職，栄養職が必要であり，また直接ケアにたずさわってくれるマンパワーも必要である．

「食・水の確保」とともに重要なのは「排泄の確保」であるが，トイレの「数の確保」とともに「質の確保」すなわち「要援護者がきちんと使えて排泄ができるまで」を確保することをのぞみたい．

在宅被災でも避難所でも

- 被災された方々は，被災そのもののダメージが大きく，健康に関するニーズをはっきり口にすることはむしろ困難である．側に寄り添い，ゆっくり話を聞いて，同時に健康ニーズも発見・評価する保健医療職の専門家の目が大切である．
- 避難所のフロアで活動を行う保健医療職は基本的なケア能力をもち，摂食嚥下障害および栄養の簡単なスクリーニングに精通している必要があり，またそこでチェックされた要援護者は，多職種で関われるよう，保健医療ミーティングなどにおいて，情報が共有されるべきである．
- 摂食嚥下障害および栄養の簡単なスクリーニングについては，たとえばEAT-10[1]，MNAなどがある．
- 発熱，嘔吐，下痢など，急性期的な健康問題が生じたら，救護所に相談し，その指示によっては，避難所外の病院に緊急受診することになるが，この際に，避難所の保健医療職チームのもつ患者の基本情報が，救護所や病院にきちんと共有され，またそこの医師からの指示も，きちんとチームに持ち帰ってメンバーに共有されることは，平時の「病診連携」とまったく同様である．
- 「食」「栄養」「ケア」で重要なのは，当然「口」であり，器質的にも機能的にも口腔ケアの果たす役割は大きい．

MNA
mini nutritional assessment

義歯
阪神・淡路大震災では，震災が明け方に発生したため，義歯を外していた方が多く，大勢が義歯を紛失されたとされている．東日本大震災時の沿岸地域では，昼間の災害だったが義歯を紛失された人も多かった．口腔ケア物品などを持ち出す余裕もなく，当初は水も不足していて，口腔ケアそのものがたいへん困難であった．また要援護者の方々はトイレに対する不安から，かならず水分は控えめになってしまう．脱水から血液濃縮，血栓の危険の増大，また口腔乾燥から口腔清潔度も低下する．

口腔ケア・摂食嚥下障害への介入

- 災害時の口腔ケア・摂食嚥下障害への介入は，避難所・在宅のみならず，病院・施設にも行われるべきである．
- もともと要援護者が集まっている病院・（高齢者，障害者）施設は，災害時に

肺炎アウトブレイク

東日本大震災時の気仙沼では肺炎がアウトブレイクしたことがわかっている[2]．埼玉医科大の大東久佳医師（呼吸器内科）らが，宮城県気仙沼市の3病院の医療記録を解析し，東日本大震災後に肺炎による入院患者の発生率が，震災前に比べ5倍以上に増えたことを確認したと報告している．患者の9割が65歳以上であり，施設からの搬送例も多く，肺炎による死亡率は避難所より施設で発生した肺炎に高かった．住所が気仙沼市内の症例に限定すれば，震災後，期間平均で入院症例は2.4倍，肺炎死亡例は3.1倍に増加しており，気仙沼市内で肺炎アウトブレイクが起こったことは間違いないと述べている．

停電や断水，ケア人員の相対的不足などストレス要因にさらされると，肺炎の多発，インフルエンザ，ノロウイルスなどの感染症のアウトブレイクなどの危険に即座に直面する．

食をめぐる多職種連携のすすめ方

- 多職種連携は手近なところから患者（受援者）本位ですすめるのがスムーズである．
- 避難所においては，保健医療チームは可及的早期にミーティングをもち，内部における要援護者の避難区域を確定し，要援護者のマッピングがなされると同時に，個別要援護者のプロブレムのリストアップと必要な介入をプログラムし，チームはそれを共有する必要がある．
- 避難所における保健医療チームは，避難者からの直接の情報に接して健康問題に対し初動し，幅広い連携の核になる．
- 管理者グループ，救護所に来ている医療支援チーム，また歯科支援チームと細やかに連携することで，口腔ケア用品や，補助食品などを確保して必要な人に配ることができ，フロアのリスクの高い人をきちんとフォローアップすることができる．

保健医療チームのコーディネーターと支援者側のコーディネーター

　避難所における保健医療チームのコーディネーターは，多くの健康問題を扱いながら，前記の摂食嚥下障害および栄養ケアのニーズを見積もり，必要な専門職種である支援者（医師・歯科医師・看護師・言語聴覚士・管理栄養士・歯科衛生士など）を要請する必要がある．

　この時に現地（避難所など）に成立した保健医療チームのコーディネーターとともに，外部から必要な支援者や物品を供給する，支援者側のコーディネーター（ロジスティクス活動）が重要である．

受援者のニーズと，支援者の専門性・キャパシティ

- 受援者のニーズを拾い見極め，支援者の専門性や能力，キャパシティに応じてそれを適切に貼り付けることは至難の業である．

実例[3]

- 「気仙沼巡回療養支援隊」（JRS，p.107参照）においても，2011年4月から稼動した「被災からの復興のための気仙沼・地域リハビリテーション支援チーム」にしても，2011年4月までは，要援護者のなかの「摂食嚥下ニーズ」を特にピックアップして，アプローチすることは困難だった．
- ただし，2011年3月末からJRSに参集した歯科関係者は施設や避難所，在宅の要援護者の口腔ケアを通じて，また主として日本栄養士会からJRSに派遣された（管理栄養士）は栄養補助食品などの提供を通じて，「食」に対す

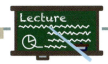

東日本大震災以後，整備がすすんだ各チーム

阪神・淡路大震災以後整備がすすんだ，災害時に迅速に医療支援を行う災害派遣医療チーム DMAT（Disaster Medical Assistance Team）[*1]にならい，東日本大震災以後，下記の各チームの整備がすすめられようとしている．

- 災害時健康危機管理支援チーム（Disaster Health Emergency Assistance Team：DHEAT）[*2]
- 大規模災害リハビリテーション支援関連団体協議会（Japan Rehabilitation Assistance Team：JRAT）[*3]
- 日本栄養士会災害支援チーム（The Japan Dietetic Association-Disaster Assistance Team：JDA-DAT）[*4]
- これらのチームと並び，日本医師会災害医療チーム（Japan Medical Assosiation Team：JMAT）は災害発生時被災地に派遣される活動とともに，自らが被災側になった場合に避難所の保健医療に直接関わる立場にもなり，公衆衛生にたけた専門家や，派遣されてきたプライマリ・ケア領域の支援者（JMATチームを含む），派遣された保健師などと組んで，避難所のフロアを扱う保健医療チームとなることが想定される（ 1 ）[*5]．

[*1]：DMAT http://www.dmat.jp/DMAT.html
[*2]：DHEAT http://plaza.umin.ac.jp/~dheat/dheat.html
[*3]：JRAT http://www.jrat.jp/
[*4]：JDA-DAT http://dietitian.or.jp/eq/pdf/jda141104.pdf（活動マニュアル）
[*5]：JMAT http://dl.med.or.jp/dl-med/eq201103/jmat/jmatandjmat220141030.pdf

1 DMATとJMATの役割分担（概念図）

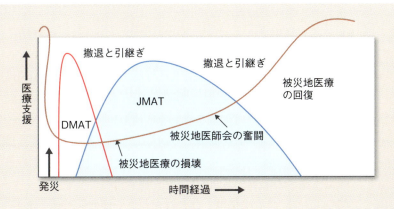

日本医師会「JMATに関する災害医療研修会」（平成24年3月10日）資料「DMATとJMATの連携」（小林國男 日本医師会「救急災害医療対策委員会」委員長）

る支援を行っていた．

- JRSのなかの特別活動として，2011年5月末から「気仙沼口腔ケア・摂食嚥下・コミュニケーションサポート」が成立した．これはすでにJRSに参集していた，筆者やボランティア看護師，歯科関係者により，現地の病院や施設，在宅における「口腔ケア・摂食嚥下・コミュニケーション」に関わるニーズを峻別し，全国の同領域にたけた支援者を募集し，専門家によるチー

ムを派遣する形で，支援を展開した．
- ▶専門家：歯科衛生士，歯科医師，看護師，言語聴覚士，管理栄養士，医師など．2012年3月までに関連メンバー40人以上(のべ動員170人日以上)，施設・病院訪問60回以上，在宅相談20ケース以上．

🚢 支援から現地リソースへ

- 「食」を中心とした協働については，避難所においては，ふだんはそれに関わる職種がいないところであるので，当然支援メンバーが中心に活動し，やがて仮設住宅に移っていくようなタイミングで，現地リソースに引き継いでいくものが多い．
- 病院(の病棟)・施設においては，基本的に支援チームが入りにくい．前記したが，肺炎をはじめとする震災関連死のリスクのもっとも高い要援護者が集中している病院・施設への早期からの支援・介入が重要である．
- 在宅および仮設住宅においては，要援護者をめぐる関わりは，基本的に平時と共通である．
  - ▶要援護者本人，家族．要援護者の状態に応じて，
  - ▶コーディネーターとして，地域包括支援センター，介護保険下のケアマネジャー，行政の障害福祉担当
  - ▶ケアギバーとして，ホームヘルパー，デイサービスの介護職員，ショートステイの介護職員
  - ▶リハビリ担当として，訪問PT・OT・ST，訪問看護師，デイサービス・ショートステイの看護師
  - ▶主治医として，病院医師もしくは診療所医師(場合により訪問診療)，そして歯科主治医(場合により訪問診療)と歯科衛生士
  - ▶さらに現在では，医師の指示をうけた管理栄養士
  - ▶さらに入院を要した場合の，病院主治医や病棟を地域とつなぐ地域連携室
- 災害時には支援チームがダメージを受けて，支援を要する場面があり，チームに支援者が参加する場合には，支援者側のコーディネーターが重要になる．「気仙沼巡回療養支援隊」はこれがうまく機能した例である．

実例

- 東日本大震災の気仙沼においては，もともと在宅ケアの基盤が弱かった(在宅医療があまり普及していなかった)こともあり，JRSの活動が，現地リソースの距離を縮め，結果として「食」をめぐる多職種協働を促進した側面がある．
- JRSが活動を終了した2012年秋以降も活動を継続した「気仙沼口腔ケア・摂食嚥下・コミュニケーションサポート」は，2013年4月より，現地での多職種勉強会「気仙沼・南三陸『食べる』取り組み研究会」に継承する形で，その活動はほぼ終了した[*1]．

高齢化率と基礎疾患
もともと高齢化率が高く基礎疾患をもつ高齢者が多く住まう地域においては，大規模災害時，基礎疾患の悪化と合併疾患を防ぐという観点から医療支援活動を展開する必要があり，ふだんからの災害弱者対策も重要である（これはつまり，高齢化が急激にすすむわが国の「地域包括ケア」そのものであるといえる）．

[*1] 筆者は現在も同研究会の代表世話人の形で，継続して気仙沼に赴いている．

支援者がダイレクトに受援者に出会うことは要注意

- もともと支援される人に接触するためには,必ず現地のしかるべき(顔の見える)人にリードしてもらう必要があり,しばしばそれはもともと地域で活動している(保健師などの)保健医療職である.
- 被災者にとって,ふだんから知っている人に声をかけられる安心感は,被災直後の不安な環境下でこそ重要である.
  ▶ 支援者が必要に応じて着用する共通のジャンパーやユニフォームも,被災して不安な方々に対し,安心と勇気を与えてくれる場合と,かえって脅威と近寄りがたさをアピールしてしまう場合があることを認識する.

文献

1) 若林秀隆,栢下 淳.摂食嚥下障害スクリーニング質問紙票EAT-10の日本語版作成と信頼性・妥当性の検証.静脈経腸栄養 2014;29:75-80.
2) 大東久佳,鈴木 基.東日本大震災後に気仙沼市内で発生した肺炎アウトブレイクの実態調査.2013.
3) 古屋 聡.保健・医療・福祉と連携.災害時の公衆衛生―私たちにできること(國井 修編).南山堂;2012.pp232-248.
4) 兵庫県こころのケアセンター.サイコロジカル・ファーストエイド実施の手引き.
5) World Health Organization, War Trauma Foundation and World Vision International. Psychological first aid:Guide for field workers. WHO;2011 (訳:(独)国立精神・神経医療研究センター,ケア・宮城,公益財団法人プラン・ジャパン.心理的応急処置(サイコロジカル・ファーストエイド:PFA)フィールド・ガイド.2012

生活支援期（中期）

透析患者への救護支援活動

宮崎真理子
東北大学病院血液浄化療法部／
宮城県災害医療コーディネーター

- 慢性疾患の治療のうち透析医療は約50年の歴史をもち，これまでも災害への脆弱性が明らかとなっていた．
- 血液透析を受けるには，設備や装置，電気，一人1回120L以上の水，専用の透析資材，薬品のすべてが揃っていなければならない．
- 生命の危機を回避するためには災害後の初回透析は重要で，前回透析実施日の把握，バイタルサインのチェックにより高カリウム血症や溢水のスクリーニングを行う．
- 緊急透析のトリアージ後は前回実施日からの時間をもとに優先度を決定する．
- 被災地の透析患者の健康リスクに注意し，患者自身の心構えを平時から促し訓練しておく．
- 被災地外への移送では，情報の管理，共有化された思考過程，標準化された行動基準が必要である．

 ## 災害と透析医療

- 特殊な医学的対応や高度な医療機器を要し，医療の中断が生命の危機に直結する慢性疾患をもつ人々は広い医療分野にわたる．中でも透析医療は人工臓器の先駆けといえる約50年の歴史をもち，1978年に発生した宮城県沖地震ですでに災害への脆弱性が明らかとなっていた．
- 以来，1995年の阪神・淡路大震災をはじめとする災害後の透析患者への救護支援活動の基本方針は，透析ができずに命を落とす患者をなくす，中期的に透析患者の死亡率を上げないという点であり，備えと検証が繰り返されている．

 ## 透析患者の特徴

- わが国の慢性透析療法の現況は，人口100万人あたりの患者数が2,468人，97％が血液透析，3％が腹膜透析で維持されている．腎不全に至った原因は糖尿病性腎症が38％，平均年齢が67歳，75歳以上が30.9％を占める．死亡原因は，心不全と心筋梗塞で30％，感染症の20％を合わせると過半数になる[1]．
- 患者が血液透析を受けるには，医療機関に赴く交通手段があり，設備や装置

が作動し，電気と一人1回の治療につき120L以上の水，専用の透析資材や薬品のすべてが揃っていなければならない．標準的には週3回4時間繰り返し実施して生命を維持している．
- しかし，透析は腎臓の機能の一部を代行するに過ぎず，塩分やカリウムの摂取制限，リン吸着薬やカリウムキレート剤，降圧薬，エリスロポエチンや活性型ビタミンD製剤などを投与することによって，腎臓が機能せずとも長期の生存が可能となる．

災害後の初回の透析について

- 透析患者の生命の危機を回避する点で災害後の初回透析は重要である．避難所等で透析患者を救護するには，「普段透析を受けている人」と明確に呼びかけて患者を抽出し，前回の透析実施日を聞き，しびれや脱力，胸部症状・徐脈・高血圧などの簡単なバイタルサインのチェックによって高カリウム血症や溢水のスクリーニングを行う．透析を中断して何日間生存可能かは残存腎機能，経口摂取量に大きく影響を受ける．水分，塩分，カリウムの過剰に注意すれば週3回のうち1回休んでも生存は可能である．
- 緊急透析のトリアージの後は前回実施日からの時間をもとに優先度を決定する．災害直後の混乱や資材不足がみられる場合は，備蓄された資材や提供可能な水と電気に対して治療を要する人数を勘案し，時間短縮，透析液（上水）使用量を調節して，高カリウムと溢水を次の透析まで防ぐことができる最低限の治療であればよく，これを最大多数の患者に実施する．
- 東日本大震災直後の宮城県内では実施可能な医療機関に集中した透析患者の支援透析を2～3時間，1時間あたりで透析前体重の1%以上2%未満の範囲に体液除水設定して実施したという報告がある[3]．
- 詳細は紙面の都合で割愛したが，医療機器の転倒や損壊を防止する対策が透析医療の継続や早期再開に大きな力を発揮したことは忘れてはならない．

緊急透析を要した患者
いわき市から大型バスで合計約300名の透析患者を受け入れた東京と千葉の医療機関でのトリアージ結果によると，緊急に透析を要した搬送患者は2～3%台であったと報告されている[2]．

被災地の透析患者の健康リスクの概要と時系列の対応

- 災害の直接被害からは生き延びても，清潔で快適な生活を送るために必要な上水道や電気などインフラが途絶した環境で生活する透析患者は，透析治療を受けられるだけでは生命の必須部分を保っているにすぎない．

高血圧
- 災害後の交感神経系の緊張などを背景として被災住民には心血管系疾患や高血圧の病状が悪化すると報告されている[4]．宮坂らも被災地の腎臓病患者の心不全の増加を報告している[5]．栄養と体液管理は透析患者の心血管系疾患にとって大きな問題である．災害後の食事は塩分は過多に，タンパク質やエネルギーは不足に陥りやすく，更に生活不活発のため筋肉や体脂肪量の減少を生じる．すなわち透析装置で体重の絶対値を設定している透析患者では体

組成の変化を体重設定に適切に反映させないと相対的に体水分量が増加して高血圧が悪化する.
- 低栄養による貧血やアルブミン値の悪化は浮腫や心負荷の増大をきたす．したがって，体重設定の見直しと交感神経を抑制する作用をもつ降圧薬を適切に組み合わせて管理する必要がある．一方，重症感染症，消化管出血，透析不足の持続による尿毒症，無症候性の虚血性心疾患などが潜在すると血圧は普段より低下する．

感染症
- 感染症は透析患者の主要な死因の一つであることはすでに述べたとおりである．透析患者で注意すべきことは，透析室での集団空間でのインフルエンザ等の伝搬，中期・長期的には透析患者の免疫能低下や低栄養を背景とした市中肺炎の重症化などが課題となる．
- 体表からの菌侵入経路として透析患者に特有かつ重要なものは，
    ▶ シャント穿刺部，
     腹膜透析患者のバッグ交換時やカテーテル出口部，
    ▶ 糖尿病などを合併する患者では足潰瘍，足壊疽，
  からの感染などがあり，菌血症，薬剤耐性獲得など難治化，重症化することもある．

消化器症状
- 消化器系では透析患者はもともと便秘の頻度が高い中で，カリウムキレート剤の使用，食事量減少や生活不活発によって更に症状は強くなりやすい．腹痛を訴えた場合には腸閉塞，虚血性腸炎も念頭に消化器症状に対応し，急性腹症を看過してはならない．

骨折のリスク
- 被災地の高齢者全般に見られる生活不活発リスクに加えて透析患者は骨ミネラル代謝異常を有していて骨折のリスクが更に高い．転倒事故や骨折は生命予後に悪影響をおよぼす．

死因の比較
- 以上，主要なリスクを挙げたが，実際に 2010 年と 2011 年の透析患者の死因割合を比較検討した報告では，岩手，宮城，福島の東北 3 県では心不全死の増加がみられ，個別には，岩手，福島で心不全死，宮城では感染症死でそれぞれ増加幅が大きかった（**1**）．

⚓ 時系列での備え
- 生活基盤が破壊された被災地の透析患者の健康リスクを軽減するには医療や

1 2010年と2011年の死因割合の比較（透析患者）

	心不全		脳血管		感染症		悪性腫瘍		災害死	
	2010	2011	2010	2011	2010	2011	2010	2011	2010	2011
岩手県	28.16%	31.19%	9.81%	9.48%	19.94%	14.07%	9.18%	7.03%	0.95%	7.65%
宮城県	26.88%	24.90%	9.79%	8.63%	14.58%	16.47%	10.93%	5.69%	0.68%	9.80%
福島県	27.12%	29.20%	10.65%	9.45%	18.40%	16.39%	10.41%	7.14%	0.73%	1.05%
東北3県	27.31%	28.03%	10.10%	9.14%	17.38%	15.84%	10.27%	6.55%	0.77%	6.09%
四国4県	34.16%	30.66%	7.71%	6.77%	21.76%	22.55%	7.35%	9.18%	0.37%	0.62%
全国	26.99%	26.59%	8.07%	7.66%	20.31%	20.35%	9.84%	9.13%	0.53%	0.85%

（一般社団法人日本透析医学会，東日本大震災学術調査ワーキンググループ〈編著〉．東日本大震災学術調査報告書―災害時透析医療展開への提言．日本透析医学会，医学図書出版；2013[2] より）

2 災害後の透析医療における行動原則

1. 透析治療を必要とする患者であることを自ら申し出る．
2. 災害後の数日は，高カリウムやうっ血性心不全の危険を避ける最低限度の透析で止むなしと心得る．
3. 自分の身を守るために自分の治療内容や体質について，透析手帳やお薬手帳を携帯する．
4. 被災地から被災患者を受け入れる側は，当座2日後まで心不全や高カリウムにならない程度の透析は断らずに受け入れる．
5. 水は500 mL以内，支給された非常食は塩分が薄いものを食べ，カリウムの多い食品を残す．
6. 血管が詰まらないための薬，心臓，血圧や痙攣の薬は1～2日分携帯する．
7. 被災地の外で治療しながら地元の復旧を待つことも選択肢
8. ラジオやテレビ放送に注目し，インターネットは公式サイトなど，信ぴょう性の高いサイトを利用する．

（宮崎真理子．現地の医療機関の対応．腎臓 2013[7] より）

福祉の力だけでは十分ではない．患者も自ら災害時の要援護の当事者として自己管理や避難行動に関して可能な限り備えること，地域住民や患者同士の共助によって，より安全にかつ迅速に救援を受けることが求められる．
- 地震が発生した時の安全確保から，透析が予定通り実施できない場合の行動について，平時から患者と透析医療機関が認識を共通化するため，避難や情報伝達の訓練が有用である．患者やスタッフへの継続的な啓発にもつながり，実際の災害時に訓練とは違う状況がおこっても落ち着いた対応をとる基礎となる．2 に患者向けの災害時の心構えの一例を示す．

患者が携帯している治療情報に依存した医療救護活動

首都直下地震では医療機関による調整機能が維持できない可能性が高く，患者が個々に透析可能な施設にアクセスし，携帯している治療情報（お薬手帳や透析手帳，透析患者カード等）に依存した医療救護活動にならざるを得ないことが予想されている．逆説的であるが，このような備えを十分に行っている透析患者は多くないことを念頭に置いて，専門外の医療者であっても災害後に透析患者の救護活動を行っていただくことを望みたい．

被災地の外での治療継続を支援する

- 災害後，生活や医療の環境が平時の水準にある被災地の外での治療を選択肢に入れることは災害医療において広く受け入れられつつある．透析患者を被災地の外でまとまって受け入れる場合，災害の影響が小さく，都市や医療の基盤を有し，透析医療機関が組織的に支援活動を行う体制ができている地域を選ぶべきである．
- しかし，行政区域を越える移送には，関係する組織の数や所在地が多様となる．このようなオペレーションを成功に導くには3つの条件，「情報の管理」と「共有化された思考過程」と「標準化された行動基準」が必要である（ **3** ）．のみならず，災害後の混乱，準備の時間，患者数，被災した医療機関の残存機能も大きく影響する．災害後の混乱の中で大量の情報を正確に処理することの難しさは東日本大震災で行われた透析患者の移送事例における大きな教訓となった[2]．
- 更に，被災しただけでなく地元を離れて避難先で療養を続けなければならない患者の心身の負担軽減策はこれまでほとんど考慮されていなかった．被災認定手続きや各種復興支援の社会資源利用の停滞は，被災患者に不安や焦燥をきたす．情報提供や支援制度の運用体制整備を行政に求めたい点である．

 ## おわりに

- 東日本大震災後の南三陸町で災害医療コーディネーターを務めた西澤匡史医師は，「支援の撤退を決めること」に大きな苦労があったと記している[6]．確かに全国から集結した医療支援は大地震，巨大津波後の危機を乗り越え，復旧を助けたが，いずれは去っていく支援チームであった．その後の復興を果たすには，地域住民に寄り添う支援が重要である．
- 透析医療も「治療を災害後も与えられるようにする」支援策を主に考えていた．しかし，被災後の中期的な対応は，個々の身体状況と治療計画の評価を平時にもまして注意深く行う，あるいは患者自身の自己管理や防災意識を啓発するなど，「透析生活に寄り添う救護支援活動」が継続的に重要であった．

3 透析患者の広域搬送のポイント

情報の管理	1) 透析関連情報の共有のためのシステムが機能していること 2) 医療，中央官庁，地方自治体，透析関係団体等の組織が，情報管理と共有をリアルタイムに行うことが可能であること（インターネットから人の往来による伝達に至るまであらゆる情報ツールを使う）
共有化された思考過程	透析患者に質のよい透析医療を提供できることが目標という考え方
標準化された行動基準	1) 被災地の外で治療する方針が患者に適切に説明されていること 2) 病院機能維持が必要であることについて患者の理解を得ること 3) 災害医療コーディネートに際しての支援方針が明確であること 4) 被災地の外の受け入れ側病院では「歩けること」など受け入れの条件がシンプルなこと（平時と同じ情報提供を求めないこと） 5) 行政が域外搬送を支援するために最善の方法をとる姿勢を示すこと

- 以上，災害対策という見地から透析医療について理解することは災害後の慢性疾病有病者の管理や他の特殊な対応を要する医療分野における災害対応にも活かしていただけるのではないかと考え，この項を終える．

　謝辞：1978年の宮城県沖地震以来，東日本大震災に至るまで宮城県の透析医療における災害対策の先頭に立ってこられた前宮城県透析医会会長関野宏先生(2013年8月逝去)，東日本大震災直後から宮城県の災害救護活動を指導してこられた東北大学名誉教授上原鳴夫先生(2014年9月逝去)に謹んで哀悼の意を表し，謝辞とさせていただく．

文献

1) 日本透析医学会統計調査委員会．わが国の慢性透析療法の現況 2013年12月31日現在．日本透析医学会；2014. 2.
2) 一般社団法人日本透析医学会，東日本大震災学術調査ワーキンググループ(編著)．東日本大震災学術調査報告書―災害時透析医療展開への提言．日本透析医学会，医学図書出版；2013. pp178-179.
3) 木下康通ほか．東北大震災―被災地からの報告(1)被災病院として―災害拠点病院石巻赤十字病院透析センターからの報告．臨牀透析 2012；28：29-38.
4) Kario K, et al. Disasters and the heart：a review of the effects of earthquake-induced stress on cardiovascular disease. Hypertens Res 2003；26：355-367.
5) 宮坂康宣ほか．慢性腎不全患者における東日本大震災後のうっ血性心不全に関する検討．透析会誌 2012；45：510.
6) 上原鳴夫(編)．東日本大震災における保健医療救護活動の記録と教訓．じほう；2012. pp117-121.
7) 宮崎真理子．現地の医療機関の対応．腎臓 2013；35：191-198.

生活支援期（中期）

在宅人工呼吸器療養者への救護活動

川島孝一郎
仙台往診クリニック

- 東日本大震災の宮城県では23万人の避難者が2週間で帰宅した．この人々はライフラインの途絶による二次被災地域からの一時的避難者である．震災初期の人々はライフラインの途絶で病院に殺到した．ライフラインを確保すれば無駄な避難を回避でき，避難所と病院の機能不全を防止できる[1]．
- 大規模複合災害においては震災発生時からの時系列，援助体制（自助・共助・公助）とともに震災地域区分（震災一次被災地域・二次被災地域・安全地域）の識別が重要である．被災地域区分を熟知し，震災二次被災地域（ライフライン途絶地域）住民が避難所や病院に殺到しないマニュアルを作ることが求められる[2]．
- ライフラインの確保には在宅療養者宅や介護施設などへのガソリン供給が欠かせない．ガソリン供給による電源確保（発電機・自動車のインバーター利用など）で在宅生活が継続可能．在宅医療および介護福祉担当者への緊急通行車両等事前届出書による認定が最優先[3]．
- 原子力発電所事故による放射線対策を考慮しておくこと[4]．
- 病院機能以上に診療所機能の充実が必要[5]．
- 在宅人工呼吸器療養者への救護活動は上記を熟知して対処すべきものである．

ライフライン途絶者
避難所・病院へ殺到する避難者の相当数がライフライン途絶者である．この人数が多くなると，本当に医療やケアを必要とする被災者への援助が遅れる危険性が増す．ライフラインの途絶だけでパニックになり殺到する人数を削減する方法が求められる．

32万人の避難者のうち23万人は2週間で帰宅

- 宮城県では東日本大震災発生後3〜5日にかけて，避難所への避難者が急激に増大し32万人に達した（❶）．しかし，2週間で32万人のうち23万人は避難所から去って行った（ただし残った約9万人は避難所から仮設住宅へ，または病院に入院継続等）．
- 23万人はどこへ帰ったのか？ 自宅である．身体に障害を受けたり住宅が壊れたのでもなく，電気・ガス・水道・移動手段等のライフラインが途絶したために避難した人数が23万人であり，ライフラインが確保されればこの人数は避難する必要がなく自宅で生活を維持できたのである．

被災の程度による震災地域区分の識別

- 危機管理のマニュアルには，被災直後からの時系列と援助（自助・共助・公助）は記載されているが，その他に重要な要点がある．被災の程度による地

1 避難所における避難者数と経過日数【宮城県】

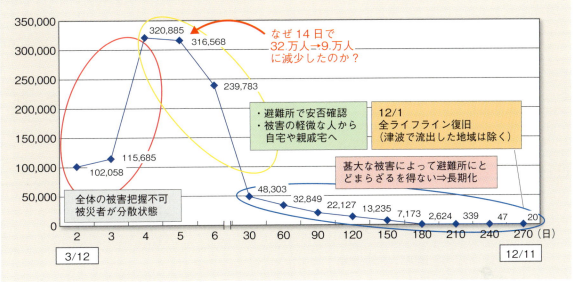

(「宮城県総務部危機対策調べ」より作図)

域区分である（**2**，**3**，**4**）．

震災一次被災地域

- **2**の卵形の黄身（赤）で示された地域は震災一次被災地域として「直接身体もしくは住居が被害に遭い在宅生活困難となった地域」に該当する．避難所もしくは病院入院であり，宮城県では**1**の9万人が該当する．震災一次被災地域は，もはや身体的にも住居としても在宅生活はできない．DMAT・自衛隊・救急搬送等による速やかな対応が要求される．

震災二次被災地域

- **3**の卵形の白身（黄色）で示された地域は震災二次被災地域として「身体・住居は被害を受けなかったが，ライフラインの途絶で生活困難となった地域」に該当する．ライフラインが確保されれば，避難所や病院に殺到する必要がない地域である．宮城県では**1**の23万人の避難者＋一次的入院者が該当する．震災二次被災地域の人口が最も多い．ライフラインさえ確保されれば避難所や病院に殺到しなくても済むので，ライフラインの確保を自助・共助を通じて円滑に行えるようなシステムを構築しておくことが必要である．

安全地域

- **4**の安全地域は卵形の外側にある青色の領域である．東日本大震災においては主に関西以西の被災しなかった地域が該当する．安全地域においては流言飛語等に惑わされて，被災地域に送るべきガソリン・燃料・水・食料を買い

2 震災一次被災地域

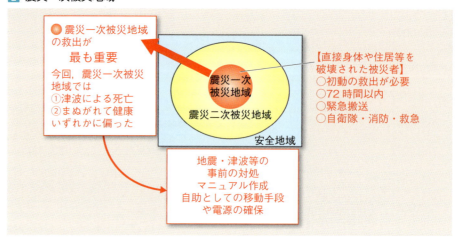

3 震災二次被災地域

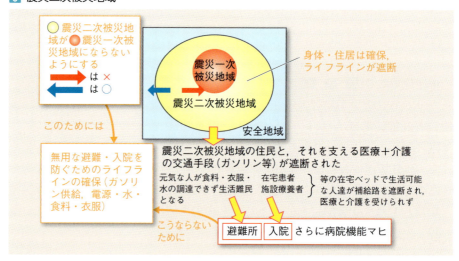

4 安全地域

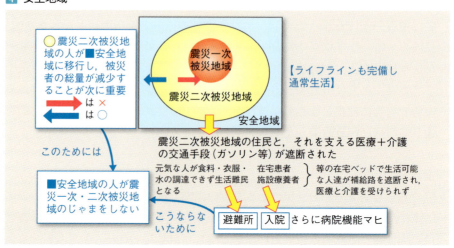

5 災害危機管理の類型化

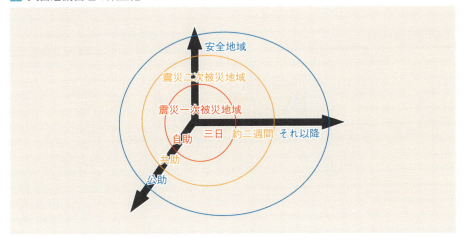

だめする事態が起こった．被災地域の邪魔をせず円滑な供給ができるように努める必要がある．

3 地域の有機的連動

- この3地域は共に連動して有機的に結びつく．特に震災二次被災地域の援助の出来不出来によって被災者の数が大きく変動する．当該地域への援助の円滑化によって，緊急に対応すべき震災一次被災地域住民に援助が行き届くのである．
- **5** に示すように，被災後の時系列と援助（自助・共助・公助）だけでなく，被災地域区分を念頭に入れたライフラインの確保が重要である．

共助によりライフラインを確保する

- 医療や介護・生活の援助を直接行う必要のある被災者に手厚く援助が行われるためには，ライフラインの途絶だけでパニックになって殺到する人々を制御しなければならない．そのためには自助としてライフラインの確保（発電機・バッテリー・インバーター・ガソリン・食料・水等）を行うと共に，共助として医療・介護・福祉の各事業所が，生活者の行動の基本となるガソリンの供給に奔走できる環境を作ることが必要である．

アンケートの結果

- **6** に災害時に通常業務以外に従事した業務のアンケート結果を示す[6]．
  ① 東日本大震災で被災した5県（岩手・宮城・福島・茨城・千葉県）の在宅医療・介護の各事業所には「震災時に通常業務以外に従事した業務はどれか？」と質問．答えは，いずれの事業所も「ガソリンの調達」であった．
  ② 一方，これからの東海・東南海・南海・日向灘4連動地震で被災するで

6 被災地および震災予想地域の医療・介護事業所へのアンケート：通常業務以外に従事した業務

在宅療養支援診療所

被災地5県 (n=142)
- 患者宅への食糧の調達：10 (7.0%)
- 燃料（ガソリン等）の調達：89 (62.7%)
- 行政機関との連絡調整：42 (29.6%)
- 避難所への派遣や支援：38 (26.8%)
- その他：39 (27.5%)

震災予想地域 (n=159)
- 患者宅への食糧の調達：44 (27.7%)
- 燃料（ガソリン等）の調達：28 (17.6%)
- 行政機関との連絡調整：104 (65.4%)
- 避難所への派遣や支援：115 (72.3%)
- その他：5 (3.1%)

訪問看護ステーション

被災地5県 (n=214)
- 患者宅への食糧の調達：37 (17.3%)
- 燃料（ガソリン等）の調達：162 (75.7%)
- 行政機関との連絡調整：86 (40.2%)
- 避難所への派遣や支援：55 (25.7%)
- その他：46 (21.5%)

震災予想地域 (n=169)
- 患者宅への食糧の調達：72 (42.6%)
- 燃料（ガソリン等）の調達：24 (14.2%)
- 行政機関との連絡調整：123 (72.8%)
- 避難所への派遣や支援：125 (74.0%)
- その他：7 (4.1%)

訪問介護事業所

被災地5県 (n=703)
- 患者宅への食糧の調達：274 (39.0%)
- 燃料（ガソリン等）の調達：483 (68.7%)
- 行政機関との連絡調整：238 (33.9%)
- 避難所への派遣や支援：138 (19.6%)
- その他：145 (20.6%)

震災予想地域 (n=588)
- 患者宅への食糧の調達：392 (66.7%)
- 燃料（ガソリン等）の調達：131 (22.3%)
- 行政機関との連絡調整：413 (70.2%)
- 避難所への派遣や支援：375 (63.8%)
- その他：32 (5.4%)

居宅介護支援事業所

被災地5県 (n=1,091)
- 患者宅への食糧の調達：352 (32.3%)
- 燃料（ガソリン等）の調達：752 (68.9%)
- 行政機関との連絡調整：580 (53.2%)
- 避難所への派遣や支援：262 (24.0%)
- その他：246 (22.5%)

震災予想地域 (n=845)
- 患者宅への食糧の調達：428 (50.7%)
- 燃料（ガソリン等）の調達：156 (18.5%)
- 行政機関との連絡調整：710 (84.0%)
- 避難所への派遣や支援：542 (64.1%)
- その他：69 (8.2%)

あろう6県（静岡・愛知・三重・和歌山・徳島・高知県）の当該事業所に「もし震災が起こったら，通常業務以外に従事する可能性のある業務はどれか？」と質問．答えは，いずれの事業所も「行政機関との連絡調整・避難所への派遣や支援」であった．

- ①②の結果から，実際に被災した地域の在宅医療と介護の事業所が行った支援は「ガソリンの調達」である．在宅生活者への電源供給や移動手段（自動車・バイク）の確保に奔走したのだ．ライフラインを確保することにより生活者は避難所や病院へ退避する必要がなく，在宅生活を継続できることが実証された結果である．

⚓ 在宅人工呼吸器療養者の状況

- 仙台往診クリニックで担当していた45名の在宅人工呼吸器療養者の内訳．1名は津波で死亡．28名（全体の64％）はライフラインの確保により在宅生活を維持できた．しかし16名は，ライフラインが確保できずに入院となった．

7 緊急通行車両等の認定

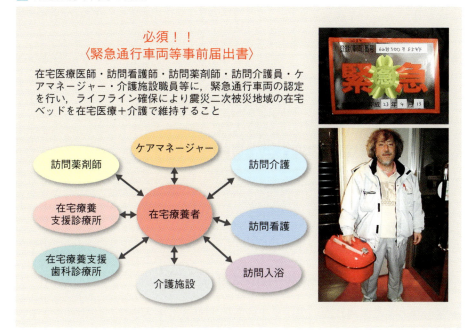

宮城県全体では200名ほどの在宅人工呼吸器療養者のわずか20％しか在宅維持ができなかった．ライフライン特に電力の維持が重要であり，そのためのガソリン補給が必須となる．

- 一方，被災していない県では「行政機関との連絡調整・避難所への派遣や支援」が必要になるであろうと類推している．しかし実際には通信手段は断絶し連絡調整などできない．避難所への派遣よりもむしろ避難しなくてもすむように，ライフラインの確保に努めることのほうがより重要である．しかしこのことに気付いていない．

⚓ ライフライン特にガソリンの調達が欠かせない

- 被災したときに避難所や病院に避難しなくても済むには，ライフライン特にガソリンの調達による電源と移動手段の確保が生命である．
- ガソリンが供給されれば自動車で移動でき，発電機やインバーターで電気が使え，避難所や病院に駆け込まなくても暮らせる．共助としてガソリン供給できるために必要なものは「緊急通行車両等事前届出書」である．これにより緊急通行車両等認定証が発行され，医療・介護・福祉関係者が在宅療養者や施設療養者へ優先的にガソリンを供給することが可能となる．
- 7の右上が緊急通行車両等認定証である．厚生労働省は震災発生2日後に，すばやく訪問医師・訪問看護師に対して緊急通行車両として警察への届出により認定した．しかし，歯科医師・薬剤師・ケアマネージャー・訪問介護員・

危機管理のマニュアル作成にあたっては震災二次被災地域に着目し，行政はガソリン供給を在宅生活維持の第一とする計画を作る義務がある．

介護施設職員等への認定はかなり遅くなった．訪問介護員の多くは徒歩・自転車等で通い，介護施設職員もまた買い出しにさえ行けない状況に追いやられたのである．
- ライフラインの確保によって無駄な避難を防ぎ，在宅生活維持が可能になるためには，緊急通行車両等事前届出書が欠かせない．医療・介護・福祉の全職員に対して交付されるように努めなければならない．

緊急通行車両の認定を行き届かせる

緊急通行車両の認定は都道府県の警察が管轄している．本震災においては厚生労働省の通知が重要であった．今後の震災の際には，当該認定証が幅広い在宅医療及び介護（訪問・通所・入所等）の各事業所に行き届くように通知することが厚生労働省に求められる．

人工呼吸器療養者の生活維持

- 震災時の在宅医療において，人工呼吸器療養者の生活維持には診療所機能の充実が望まれる．診療所機能を充実させて病-診連携を強力にすることが重要である．
- 30年前の宮城県沖地震や阪神・淡路大震災のデータによると，診療所で診察を受けた被災者が病院の倍以上である．DMATや救急ヘリコプター等，病院機能に絡めた体制が重要であることはもちろんだが，診療所こそ地域の被災住民をいち早く診察できる機能があり，被災時の受診数は病院より多い．
- 東日本大震災直後から在宅療養支援診療所をはじめとして，在宅ケア事業所は早急に起動している．連携に関しては衛星電話等を駆使し震災に強い診療所機能を実現することが急務である．

在宅人工呼吸器療養者の救護活動

- ①震災の初動は自助である．各在宅人工呼吸器療養者の生活実情にあった自助マニュアルを作成し，最低3日間，できれば2週間のライフライン確保が可能であることが望ましい．外部バッテリー・インバーター・発電機等を複数確保しておくこと．
  ②共助においては，実数として多い震災二次被災地域が想定される療養者宅を事前に把握し，電源維持のためのガソリン供給の手段と手順を決めておかなければならない．特に緊急通行車両等認定証は優先的にガソリンを確保するために必須である．行政との協議を行っておき，円滑に認定されるようにすべきである．
  ③原発事故が想定される場合には放射線測定器を購入．被曝が明らかな場合にはすぐに退避可能な対応が必要である．
  ④震災に強い診療所機能を確保しなければならない．

文献

1) 川島孝一郎. 臨床に役立つQ&A 3.被災地の在宅医療資源と情報収集. Geriatric Medcine 2014；52（2）：179-186.
2) 川島孝一郎. 災害時における在宅医療の課題. 医学のあゆみ 2011；239（5）：547-555.
3) 川島孝一郎. 取り残された在宅人工呼吸器装着者の行方と教訓. 難病と在宅ケア 2011；17（6）：13-16.
4) 川島孝一郎. 大規模複合災害における在宅医療・介護提供. 現代思想 2011；39（7）：232-237.
5) 川島孝一郎. 大規模複合災害の危機管理における高齢者等への包括的医療・介護提供戦略に関する調査研究事業 事業実績報告書. 平成23年度老人保険事業推進費等補助金 老人保健健康増進等事業分 厚生労働省発老1201第1号.
6) 川島孝一郎ほか. 被災地の在宅医療資源マップの作成. 長寿医療研究開発費 平成24年度分担研究報告.

生活支援期（中期）

感染症の予防，早期発見，そして隔離対策

高山義浩
沖縄県立中部病院感染症内科／
日本医師会総合政策研究機構客員研究員

- ◆ 被災地だからと，むやみに特殊な思考回路を持ち込むべきではない．あくまで日常の診療の延長線上で，どのような感染症が被災地でエンハンスされるかを考える．
- ◆ 感染症を迅速に捕捉するため，避難所を含む被災地の生活者と支援活動に従事する人々すべてを対象とするサーベイランスを確立する．
- ◆ 被災地の感染対策において，まず大切なことは「ウイルスを持ち込ませない」ことである．必ず誰かが持ち込んでいる．それを極力遮断することが重要である．
- ◆ 隔離という名目で症状のある被災者の移動を強制することは，代替策が検討できる限りにおいて選択すべきではない．

 基本的考え方

- 大規模災害後の被災地では，しばしば感染症アウトブレイクの可能性が報じられ，そのたびに被災者は緊張と不安を募らせる．2011年の東日本大震災においても，発災直後の破傷風にはじまり，レジオネラ，ツツガムシ，インフルエンザ，ノロウイルス，麻疹，さらには津波肺炎など様々な感染症が「震災関連死」を増大させるのではないかと報じられ，生活するのが手一杯な被災者たちを不安に陥れた．
- 災害後に特異的な感染症が多発することがあるのは事実である．感染症による罹患率と死亡率は，災害によって増加する傾向にあり，災害後に破傷風が増加することが経験的に知られているように，被災地で感染症への警戒を高めておくことは必要である．
- しかし，被災地だからと，むやみに特殊な思考回路を持ち込むべきではない．あくまで日常の診療の延長線上で，どのような感染症が被災地でエンハンスされるかを考えるのがよい．たとえば，高齢者はインフルエンザに気をつけるべきだし，子どもたちが集まる場所ではノロウイルスやロタウイルスの流行に配慮し，夏場の食中毒を予防するために食品の管理には十分に注意する．集団へのワクチン接種が十分でない疾患があれば，そのリスクグループについては，早めに接種を勧めてゆく．平時にやっていることを，災害後の感染症対策ではとりわけしっかり行うのである．

- こうした基本的なスタンスを確認したうえで，被災地における感染対策の考え方を紹介する．

リスクの把握に基づくサーベイランスの構築

- 漠然と不要な感染対策をとることがないよう，どのような感染症の潜在的脅威が被災地/被災者にあるのかを検討する．たとえば，
  - インフルエンザやウイルス性胃腸炎といった集団感染を引き起こす感染症が流行する季節にあるか．
  - 小児，高齢者といった感染症のハイリスク者が避難者にどれくらい含まれているか．
  - ツツガムシ，日本紅斑熱，レプトスピラなど被災地域の疫学に応じた感染症にはどのようなものがあるか．
- こうしたリスク要因を把握したうえで，被災地域の保健担当者や避難所等の代表者と協議して，それぞれの感染症に応じた，必要かつ実行可能な予防プログラムを開始する．
- 感染症を迅速に捕捉するため，避難所を含む被災地の生活者と支援活動に従事する人々すべてを対象とするサーベイランス(EWARN)を確立する[1]．このサーベイランスは医療者でなくとも報告できるよう，1のように診断名ではなく症候に基づく項目とするのがよい．リスク要因に挙がった感染症を早期に探知できる項目となるよう，専門家と調整する．そして，できるだけ毎日報告することとし，被災地全域について集計して専門家によりデータ分析を行い，必要な医療人材や資材の供給につなげる．
- EWARNは，都道府県(保健所)または被災地全域の保健医療システムに責任を有する特定の機関によって統一されたフォーマットで実施されること．とくに被災地において，複数のサーベイランスが別々の機関によって実施されることがないよう調整する．なお，このサーベイランスは非常時のシステムである．よって，感染症法や関連する施行規則に基づく公的サーベイランスが復旧したときは，競合することなく速やかに引き継がれなければならない．

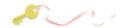

EWARN (Early Warning Alert and Response Network)
被災地における感染症を迅速に捕捉するためのサーベイランスであり，発災後なるべく早い段階から，避難所やボランティアセンター等で開始されることが推奨されている．

---

1 避難所における感染症サーベイランスの報告項目（例）

1. 咽頭痛，鼻汁などの上気道症状
2. 咳嗽，喀痰などの下気道症状
3. 頭痛や意識障害を伴う発熱
4. 急性の下痢や嘔吐
5. 腹痛を伴う発熱
6. 発疹を伴う発熱
7. 目の発赤，かゆみ
8. 皮膚の発赤，かゆみ

飲料水と食糧の供給

- 安全かつ十分な飲料水の供給は，災害において生存を左右する重要な要素である．避難者が安全な飲料水を十分に確保できていない場合には，緊急性の高い優先課題として，あらゆるルートを通じて危機情報を発信する．
- 避難者が水を手に入れるために500 m以上歩いていたり，給水所で30分以上待たされている状況があれば，衛生維持が後回しにされたり，高齢者が水分摂取を控えるなど，感染症の潜在的リスクが増大する．よって，給水所へのアクセスを改善するよう検討しなければならない．
- 被災地において井戸水は貴重な水源となりうるが，地震災害後には下水管が破裂するなどして汚染されている可能性がある．山間地の井戸など，その可能性が否定される場合を除いて，大腸菌汚染を含めた水質検査が実施されるまでは，煮沸してから飲用することが望ましい．
- 食糧の配給については，エネルギー量と栄養素の両面から適切に実施されなければならない[2]．エネルギー，たんぱく質，脂肪，微量栄養素についての標準的な要件に基づいて食糧配給を策定し，とくに乳幼児や妊婦の支援などの知識がある栄養士を避難所に常駐または巡回させる．

Point

とりわけ日本の被災地には，パンやおにぎり，麺類など炭水化物を中心とした食糧支援が集中する傾向がある．栄養の知識がない者に任せていると，たんぱく質が多く含まれる缶詰類を後回しにして，（しばしば腐敗を避けるという理由で）炭水化物に極端に偏った配給が大量に続けられることがある．

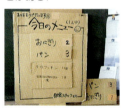

適切なトイレの設置

- 被災地における適切なトイレの設置は，屎尿により媒介される感染症予防の基本である[3]．とりわけ避難所においては，初期段階からトイレ利用についてのルールを決定し，定期的に清掃キャンペーンを実施する必要がある．
- 感染症にかかりやすく，適切な処理が苦手な子どもの排泄物については，特別な注意を払う必要がある．幼児の排泄物を安全に廃棄できるよう，オムツを配布するなど両親や保護者を支援する．
- 高齢者がトイレを適切に利用できているか，移動手段（手すり，杖，車いす）が確保できているかを確認したい．また，オムツや尿パッドを必要としていても，高齢者（とくに女性）は求めることができないことが多い．そして，水分摂取を控えたり，トイレを我慢しがちになり，脱水や尿路感染症をはじめとした体調を崩す要因となりかねない．
- どんなに清潔に使い回すことを努力したとしても，限られた避難所内のトイレだけでは汚れていく一方である．20人（初期は50人）に1つの目安で，避難者がトイレを利用できるよう仮設トイレを設置する．

オムツや尿パッドは人目につきにくい一角に

必要かどうかを問いかけるよりも，誰もが持っていけるように避難所内の人目につきにくい一角に，オムツや尿パッドを置いておくことが望ましい．

トレンチトイレ

仮設トイレが確保できないときは，野外に溝を掘ってトレンチトイレを設置する方法を検討する．ただし，雨が降ったときに溢れることがないよう，水源から30 m以上離すようにし，地下水面からは1.5 m以上高くする．足場をレンガなどで高めにして，利用者の靴が汚染されないように工夫する（[2]）．

2 トレンチトイレ

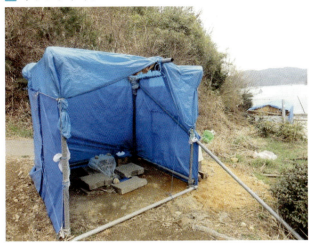

インフルエンザへの対応

- 被災地のインフルエンザ対策において，まず大切なことは「ウイルスを持ち込ませない」ことである．避難所のなかでインフルエンザは自然発生しない．必ず誰かが持ち込んでいる．それを極力遮断することが重要である．
- とくにボランティアを不必要に避難所内に立ち入らせないようにする．避難所の各エリアを個人の家と同じような感覚であつかい，その隔離性を維持することはプライバシーに配慮することのみならず，感染対策上も大きな意味がある．物資の受け渡しなどは，できるだけ入口で済ませ，避難所の専属スタッフが屋内搬入する．
- 被災地がインフルエンザの流行期を迎えるのであれば，ワクチンの接種計画を行政担当者と連携して立案する．とくに基礎疾患のある避難者については，流行入りする前に接種を完了させておきたい．
- 避難所内でインフルエンザが発生している状況では，発症した本人と家族に次の3点を心がけていただく．インフルエンザ発症者を避難所から隔離する必要はない．

① 咳エチケットを守ること
- 避難所内では常にマスクを着用していただく．マスクが確保できない場合には，周囲の人と2m以上の間隔を空けるか，もしくは衝立を設けて隔離することが感染拡大防止になる．

② 手をこまめに洗うこと
- とくにトイレなど共用エリアを利用するときは，その前後に石鹸による十分な手洗いを心がけていただく．これは擦式消毒用アルコールで代用することもできる．

Point ボランティアと感染症

各地から集結するボランティアが，被災地に感染症を持ち込んでいることは看過すべきでない．発熱しているボランティアが速やかに被災地を離れることは当然であるが，インフルエンザ，麻疹風疹，破傷風等のワクチン接種を済ませてから活動を開始することも周知すべき課題である．

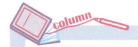

感染対策という名目の隔離について

　被災者の健康を守ることは大切だが，同時に侵害されやすい被災者の人権についても配慮すべきである．人道的な理由であっても「家族を引き離さない」あるいは「移動を強いない」というのは，緊急支援における国際的なコンセンサスであり[4]，いくら感染対策という名目であっても，多くのものを失い，傷ついた被災者に移動を強制することは，代替策が検討できる限りにおいて選択すべきではない．それでも，避難所内が密集しているなど発症者を動かさざるをえないときは，なるべく家族単位での隔離を支援する．

③ 頑張りすぎないこと

- 元来健康な人でも，インフルエンザをこじらせると重症になることがある．被災地での張りつめた緊張感のなかで，発熱しながらも頑張りすぎないよう見守る必要がある．

ウイルス性胃腸炎への対応

- 避難所の嘔吐・下痢症で，とくに問題になるのはノロウイルスとロタウイルスである．双方とも，ヒトへの感染力が強いために，避難所においてアウトブレイクを引き起こす可能性がある．
- ノロウイルスとロタウイルスへの対策は，ほぼ同様だと考えてよい．異なる点は，ロタウイルスでは大人の症状は一般に軽いということ，一方，乳児では重症となりやすく，下痢が1週間近く続くこともある．このため，ロタウイルスの場合は，乳児をより重点的に守ることになる．

⚓ 日常的に心がけるべき対策

- 下痢や嘔気，発熱している人は，避難所における調理や配布に関わらないようにする．
- 症状がなくとも食品を扱う人は，なるべく石鹸を使用し，十分な手洗いをしてから作業に入ること．作業の途中にトイレに行った場合にも，必ず手洗いをしてから再開する．
- 調理器具，容器は清潔に保つこと．とくに下痢症が流行しているときは，食器の使いまわしは避け，可能なら使い捨ての紙容器などを活用する．

⚓ ウイルス性胃腸炎発生時の対策

- 性別によらず有症者用トイレを限定して，他の人が使用しないようにする．そして，有症者には流水と石鹸による手洗いを徹底いただく．
- 水洗いによるトイレ清掃を1日2回以上は行い，とくにドアノブ，蛇口など直接手が触れる可能性のある場所については，次亜塩素酸ナトリウム（ハイターなど）を600 ppmに薄めた溶液をペーパータオルなどに染み込ませて清

拭する．
- 乾燥した便や吐物が飛散しないよう，なるべく湿潤な環境とし，とくに床面を乾燥させないことがポイントである．さらにトイレのドアはなるべく閉めておくのがよい．
- トイレの清掃や吐物の処理については，胃腸炎を発症して軽快した人，すなわち免疫保有者の活用を検討する．

文献

1) WHO. Outbreak surveillance and response in humanitarian emergencies：WHO guidelines for EWARN implementation. 2012.
2) UNHCR, UNICEF, WFP and WHO. Food and Nutrition Needs in Emergencies. 2002.
3) Harvey P. Excreta Disposal in Emergency, An inter-agency manual. WEDC, Loughborough University；2007.
4) United Nations Office for the Coordination of Humanitarian Affairs (OCHA). Aide Mémoire：For the Consideration of Issues Pertaining for the Protection of Civilians. 2009.

Special Lecture

外部支援者の復興への取り組み

原澤慶太郎
亀田総合病院

はじめに

筆者は2011年11月より南相馬市立総合病院に2年間赴任した．これは多くの方が避難所から仮設住宅・借上住宅に移り，生活の再建を始めた時期であった[1]．在任中，在宅診療部の立ち上げを行うとともに，のちに復興庁の企業連携プロジェクト支援事業に採択される複数のヘルスケア関連事業を立案し，これを実施した．

本項では，外部支援者による急性期を過ぎた中長期的支援について述べる．被災地での中長期的支援は，病院の中で完結する「医療」だけでは不十分な場合も多く，ここでは人々の「生活」という，より広い視点での取り組みを解説するが，以下に本項のポイントを簡単にまとめておく．

- 外部支援者は有事と平時の境界線上に立つ存在となることを自覚すべきである．
- その双方の世界との関わりを通じて，理解し説明することが外部支援者の核心である．
- 中長期的支援の大前提として，地域診断がある．コンテキストの変化にも敏感でなければならない．
- 刻々と変化する被災地では，走りながら考える姿勢が求められる．
- 創発的な「場」をデザインできるかが，支援の鍵である．

外部支援者の心得
―― Think globally, act locally

外部支援者の過度な感情移入は，被災地の人々の求めるところではないばかりか，支援を難しくする．一方で，被災していない地域の人々に被災地の現実を理解してもらうことも容易ではない．外部支援者はmarginalな立ち位置にあり，発災後に引かれた境界線上を行き来する存在となることを自覚すべきである．そういった意味で自らの心的ストレスのマネジメントはきわめて重要である．

二つの世界の境界に立つという自覚は，私たちにミクロとマクロという俯瞰的視点を授ける．その二重性（二つの世界がなぜ並列に存在するのかという根源的な問題）を統合することは困難であるが，関わることで理解し説明することは可能である．これこそが，外部支援者の核心である．

適切な赴任時期と期間については検討が必要である．多くの医療従事者が現在の職場において非代替的な役割を果たしている．筆者は，病院長，診療部長，そして何よりも同僚たちの多大なる理解と協力を得て赴任した．恵まれた環境に今でも感謝している．

ポジティブリストからネガティブリストに切り替え，突破力を発揮する．何をしたいか，何ができるかではなく，何が求められているかを瞬時に的確に把握する能力が必要である．その意味において中長期的支援では，不満，不安，不足を丁寧に聞いて回るところから始めることをお勧めする．筆者は，外来入院診療および救急外来対応以外の時間を地域に出ることに当て，最初の1か月で100名近い医療，福祉，保健，行政担当者に会い，その後は社会福祉協議

会や仮設住宅自治会長を通じて地域の仮設住宅集会所や商工会議所に顔を出すようになる．この時期の活動が，調査票を用いた仮設住宅での全戸訪問や集会所での訪問予防接種事業，在宅診療部設立につながっていく．

> **ポジティブリストとネガティブリスト**
>
> 被災地において国際的にも評価の高い救援を行った自衛隊の指令は，「所要の救援を実施せよ」であった．一方で様々なルールで縛られた行政をはじめとするシステムは混乱し出遅れた．「ポジティブリスト」とは，原則として禁止されている中で，例外として許されるものを列挙した表であり，「ネガティブリスト」とは，その逆で原則として規制がない中で，例外として禁止するものを列挙した表のことである．南相馬では医療部分のフィロソフィーは初期研修から在籍している亀田メディカルセンターのスタイルを踏襲しながらも，院外での活動は相当な自由度をもって臨んだ．この部分の線引きを明確にすることも重要であった．

初期段階における地域診断の重要性

医学だけでなく，広義の医療に含まれる社会的，経済的，環境的な視点をもって俯瞰する必要がある．猪飼周平氏は『病院の世紀の理論』の中で，医療が「医学モデル」から「生活モデル」に大きく転換する時期にあると提唱している．被災地での中長期的支援には，この「生活モデル」の視点が必須である．目の前の方がどのような状況に置かれているのか，そのコンテキスト（背景）を深く理解しようとしなければ処方した内服薬さえ服用してもらえないケースもある．服薬拒否をしていたある壮年男性は，津波により目の前で妻を失っていた．また別の男性は，原子力災害に伴う被災者ばかりの仮設住宅の中で，津波被災者として孤立していた．若夫婦が避難してしまい取り残された高齢夫婦は，電球の交換ができず，通院の足も失っていた．地域自体のコンテキストの変化を，多角的に分析する必要があり，それには膨大な量の情報収集が不可欠である．

過去に遡り，当該地域がどのような歩みで現在に至ったか知る必要がある．その街の歴史を学ぶことは，きわめて重要である．神事や祭り，博物館に足を運ぶことから始め，現在の街が形成されるに至るまでの文化，産業，政治の流れを追うことで，そこに暮らす人々のものの考え方，価値観，習慣を理解することができる．人々に行動変容を促す際に，必ず必要となる視点である（**1**）．

他地域との比較を行い，相違点や問題点をあぶり出す．大規模災害時には被災前後で地域の様相が変容していることは自明の理であるが，急性期を過ぎた中長期的支援においては，地域がもともと抱えていた様々な問題が顕在化する場面に多く遭遇する．この際に，他地域と比較し，①絶対に残すべきもの，②絶対にやめるべきもの，③どちらでもないもの，の3つに分けて分析することで，問題点を抽出しやすくなる

1 2012年相馬野馬追

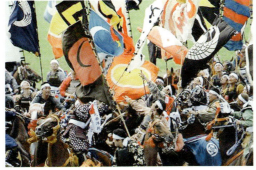
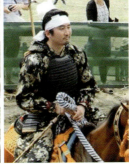

中央下方，黒字に紅の一つ巴が筆者（右も）．

2 現在過去未来の時間軸からみた取り組むべき課題

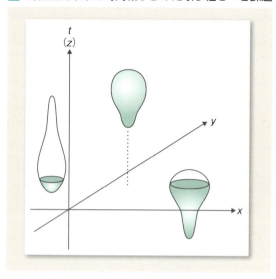

(**2**)．これらに加え，ジェネラリストとスペシャリストが双方の視点で分析することで複視的分析が可能になる．

問題解決のための，具体的なプロジェクトの進め方

その問題を生み出したのと同じ思考では，けっしてそれを解決できない（Albert Einstein）

　地域診断を行い，取り組むべき問題の優先順位と規模が明確化されたならば，具体的に行動を起こすことになる．その際，ハーバード大学ビジネススクールのジョン・コッター教授が提唱する「企業変革の8つのステップ」は有用である．被災地であっても社会システムや医療システムは，歴然とそこに存在する．たとえ変貌していたとしても，今あるものからスタートするという意味で，「創造」というよりは「変革」という言葉が相応しい．その「変革」の中には，たくさんの「創造」が散りばめられている．

　すなわち，①現状に対する危機感を高め，全体で共有する，②変革プロジェクトを推進する強力なチームを創る，③明確な変革のビジョンと戦略を立てる，④変革の戦略を周知徹底する，⑤戦略の推進を妨げる障害を取り除き，環境を整える，⑥早い段階で成果を出す，⑦小さな成果を集め，さらに変革を進める，⑧新たなアプローチを定着させる，の8ステップである．

　以下，実例を一つ紹介する．

［事例紹介］HOHP（ホープ：引きこもりの，お父さんを，引き寄せよう，プロジェクト）

　震災後の最初の冬，私は仮設住宅集会所のサロンにほとんど男性の姿がないことに気がついていた．聞けば，タバコが吸えないし，興味がないから行かないという．そんな折，額田勲先生の著書『孤独死』に出会った．阪神・淡路大震災後，仮設住宅群の中の診療所で勤務され，震災後しばらく経ってから孤独死が増加することに警鐘を鳴らされていた．私はこの問題を仲間たちと共有し，著作『孤独死』の，その先にある世界を描こうと提案した．サロンに参加しない男性たちにお話を伺ううちにわかったことは，男女でソーシャルコミュニケーションの方法が違うということだった．

　女性はサロンという「場」があれば集うことができる．しかしながら，男性には地域での「役割」が必要だったのだ．コミュニティの中で，男性に「役割」を付与できるものとして，私たちは大工仕事を提案することにした．地元の工務店やNPOに話を聞き，なぜ今これが必要なのかを説明した．賛同者は増え，木工所をお借りし，指導する職人さんも派遣して頂き，ついに「HOHP 男の木工」事業が始まった．短期目標として，近日オープンする警戒区域内の市営カフェで使う椅子とテーブルを受注し，これを納品した．これが話題となり，街のベンチ製作の依頼が舞い込んだ．今度は，製作はHOHPが行い，色付けを地域の子どもたちに依頼した．これにより，これまでつながっていなかった世代の交流が生まれた（三角プリズム効果：**3**）．コミュニケーションが取りやすいようにHOHPの名刺も作成した．現在も参加者の輪は広がっており，受注生産を続けている．

　派生プロジェクトとして「男の料理」も誕生した．もちろんHOHPがすべての孤独死の問題を解決できるはずもない．ただ一つだけ言えることは，地域が確実に新たな一歩を踏み出したということだ．この事業は，私たちの手を離れて自立できると判断した．

3 三角プリズム効果

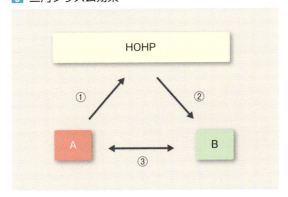

4 仲間にアイデアを伝える方法

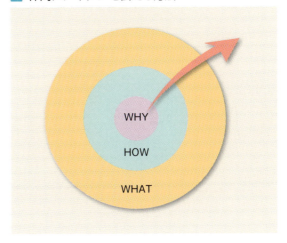

■ 走りながら考える

　被災地では，比較的短いタイムスパンで取り巻く環境が変化する．南相馬市の実例を挙げると，避難所閉鎖，警戒区域解除，学校再開，ホールボディーカウンターによる内部被曝検査開始など枚挙に暇がない．これらが，筆者の経験では概ね3か月ごとに起こり，人々を取り巻く環境が変化することで，コンテキスト（背景）が変容することを意識しなければならない．したがって，当初の事業計画のゴールは変わらなくとも，プロセスの部分でのマイナーチェンジは日常茶飯事であり，外部支援者自身も変わっていく必要がある．

■ アイデアを伝える

　問題解決を図ろうと行動を起こす際，誰とするか，これが一番大切である．しかしそのためには，何をするかよりも，なぜするのかが重要である．それがなければ，人とつながり，協働することは難しい．仲間にアイデアを伝える方法として，Why → How → What（4）の順番で行うとよいかもしれない．中長期的支援では，多くの人に出会い，共感し，つながることがもっとも大切である．

■ 場を準備する

　誰でも意見できるフラットな「場／プラットフォーム」の形成は重要である．そもそも新しい価値観，新しいプラットフォームの多くは，社会の変化や人々のライフスタイルの変容など，何かが変わるときに登場してくるという特徴がある．新しい仕掛け，創造的な場があるから人が集まるのか，人が集まるから新しいものが生まれるのか，結論はでないが，この「場」における自由度が，その後の創発性を規定している．

　筆者は設立した在宅診療部のカンファレンスの中に地域の社会的問題解決をテーマとする時間を設けた．また地域の多職種が集う相双ホームケアネットワークを設立し様々な思いを傾聴した．さらに亀田総合病院の初期研修医を1か月間受け入れ，臨床研修とは別に社会的問題に目を向け，解決するアイデアを一つ提案することを課題として与えた．こういった取り組みから様々なアイデアが生まれ，そのいくつかは事業として実施された．

■ 創発が起こる環境

　複数のプロジェクトを同時進行させる場合，それぞれが個性を持ちながらも緩くつながる関係を構築することで，ベクトルの起点も方向性も異なるものが，同一空間上で，「ベクトルの総和」という形で漠然とした方向性を共有することができる（5）．

　南相馬では，これによってコミュニティの中で一定の安心感が担保されたと考えている．メンバーが部分的に重複している点も大切であっ

5 複数のプロジェクトを同時進行させる場合の起点・方向性

た（**5**左図）．図で示すように，一つの強力な方向性は生産性や戦略面では優位であるが，コミュニティはより有機的であり，営利企業のように単一のゴールに向かって走ることはそもそも不可能である．**5**右図が示すように，それぞれの個別事業の立ち位置（ベクトルの起点と方向性）を明確にし，事業間での距離や方向性がわかる程度に緩くつながることで，不要な足の引っ張り合いは回避され，まったく新しいものが生まれる創発的な場が形成される．

> **「創発」とは**
> 部分の性質の単純な総和にとどまらない性質が，全体として現れること．物理学や生物学などで使われる用語「emergence」（発現）が語源で，局所的な複数の相互作用が複雑に組織化することで，個々のふるまいを凌駕する高度で複雑な秩序やシステムが生じる現象あるいは状態を指す．予測や計画，意図を超えたイノベーションが誘発されるところから「創発」と呼ばれ，組織論やナレッジマネジメントの分野では，個々人の能力や発想を組み合わせて創造的な成果に結びつける取り組みとして注目されている．

■「優れたテクノロジーは魔法と区別がつかない」　　　　（Sir Arthur Charles Clarke）

　先進的なIT技術は，高齢者には利用することができないという固定概念は時代遅れである．インターフェイス次第では，高齢者も利用できる時代がきている．適切なテクノロジーを，適切なタイミングで，適切な集団に提供することで，今までできなかったことが可能になる．その意味でも，テクノロジーに精通した者をチームに招き入れることは重要である．Digital optimistたれ．

［事例紹介］3G回線搭載血圧計事業

　福島県の浜通りは，震災前から脳血管疾患による死亡率が全国平均の1.6倍であった．この問題とは別に，震災後に若い世帯が避難したことで高齢独居世帯は増加した．自宅での血圧測定と高齢者の見守りを同時に行う方法として，筆者は「3G回線搭載血圧計事業」を立案した．高齢者が自宅で朝晩血圧を測定すると，瞬時に3G回線を利用してデータは病院に送られる．

　異常値がある場合もさることながら，3日間データが送られてこない場合も病院から本人に連絡がいく仕組みである．USBや携帯電話は必要なく，高齢者にとっては「これまでの血圧測定と作業がまったく変わらない」点が，非常に重要であった．この事業は，高齢者の早朝血圧測定が，極端に低い室温下で行われていることも明らかにし，エアコンのタイマー設定指導という新たなニーズを生み出した．

> **ハイプ・サイクル（6）**
> ガートナーはハイプ・サイクルを用いて，新技術の登場によって生じる過度の興奮や誇張（hype），それに続く失望，そして次の段階に進み，広範に受け入れられるか，を示した．ハイプ・サイクル（hype cycle）の目的は，現実から誇張（ハイプ）を切り離すことにより，技術の採用可否を判断できるようにすることである．多くの技術が地域医療で利用可能な段階（Slope of Enlightenment）にきている．

6 ハイプ・サイクル

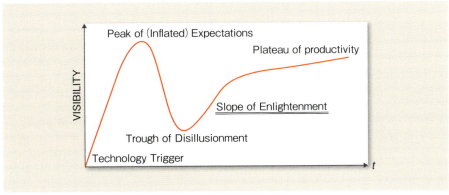

(Gartner Inc.)

7 事業の4型

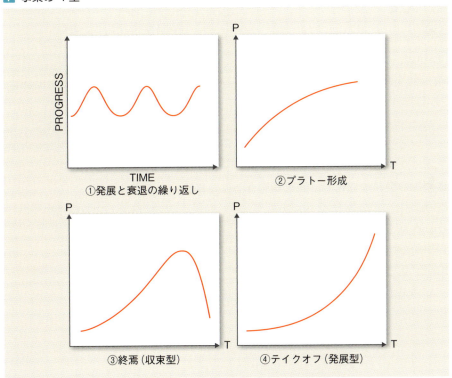

継続的支援

　創発特性をもつ場が成熟してきたときが，外部支援者にとって一つの撤退時期である．事業によっては収束させたり，見直しを行い整理する必要がある．それぞれの事業が今後どのような経過を辿りそうか，4つの分類のどれに当てはまるのかを吟味すると，その後の戦略が立てやすい．①発展と衰退の繰り返し，②プラトー形成，③終焉(収束型)，④テイクオフ(発展型)〈事業の4型：7〉．最終的な撤退時期は外部支援者自身が判断すべきである．被災地を離れた後の，形を変えた継続的支援のあり方の検討も同時に進めるとよい．

アウトカム評価はエンドユーザーからなされるのが望ましい．今後は社会学的視点での分析もより求められる．

被災地での心のケアについては，サイコロジカルファーストエイドなどを参照し，基本的事項についての理解は必須である．なお，心のケアは長期間の継続的な関わりが求められる（別章参照）．原子力被災地でよく出会う状況として家族間の信念対立が挙げられるが，これについてはコンフリクトマネジメントを扱う成書に譲ることとする．

結びにかえて

「2011年度にアメリカの小学校に入学した子どもたちの65％は，大学卒業時に今は存在していない職業に就くだろう．」米デューク大学の研究者であるキャシー・デビッドソンは，2011年8月ニューヨークタイムズ紙のインタビューで語っている．国際化が進み一国の変化が他国に瞬く間に広がる時代において，雇用の前提となる専門性の変化は加速し，職業というもの自体が想像以上に不安定になるであろう．世界が大きな転換点を迎えつつあるなかで，被災地での中長期的支援で目にする現実は，日本の近未来の縮図である．そこで私たちに問われているのは，まさにレジリエンス（resilience）であり，変化をいかに逞しく乗り越えるかである．結びにかえて，求められる新しい人物像を以下に挙げる[2]．

- **先見の明がある人（Seers）**：「これから何が起こるのか」について説得力のあるビジョンをもっている人．
- **常識に挑む人（Contrarians）**：社会通念に束縛されず，他者を常識や思い込みから解放するために尽力する人．
- **人々が集う基盤を設計・構築する人（Architect）**：人々の献身的な行動とコラボレーションを促進する仕組みを，巧みに構築する人．
- **メンター（Mentor）**：権限を抱え込むのではなく，権限を与える人．「リーダーの主たる仕事は，より多くのリーダーを生むことだ」と考えている人．
- **コネクター（Connector）**：アイデアと人とをうまく結びつける，「組み合わせの妙」を見抜く才能をもつ人．
- **果敢に開拓する人（Bushwhackers）**：官僚主義と闘いながら，新たなアイデアや行動計画のために，荒野に道を切り開く人．物事を「正しい方法」で行うことよりも，「正しいこと」を行うことに重点を置く．
- **信念を貫く人（Guardians）**：核となる理念を忠実に守り，その時々の事情や都合に流されない人．
- **市民としての意識をもつ人（Citizens）**：真の活動家であり，「より多くの人に，より多くのよいことを行う」という不変の信念を基に，勇気をもって現状に挑戦する．自己中心的ではなく，他者を中心に物事を考える人．

文献

1) Harasawa K, et al. Health problems in the temporary housing in Fukushima. Lancet 2012；379（9833）：2240-2241.
2) Hamel G, LaBarre P. How to Lead When You're Not in Charge. Harvard Business Review. May 24 2013.

- 額田勲．孤独死―被災地神戸で考える人間の復興．岩波書店；1999.

Special Lecture

医師として，市長として

立谷秀清
福島県相馬市市長

基礎自治体の首長は災害対応の総責任者

　大規模災害時，首長はすべての情報を集約・整理分析し，事例によっては反射的に対応を指示しなければならない．全体行動に対する首長の指揮は，危機管理とその後の復旧・復興に重大な影響を及ぼすので責任は重大である．

　最重要課題は，「次の死者を出さない」こと．災害の直後は運よく生き延びつつも現場に孤立している人々の救出とケア，次に災害関連死（災害後の環境変化による病状悪化），中長期的な課題としては経済的・精神的要因による自殺防止，最後は孤独死対策である．

　東日本大震災は災害規模があまりにも大きかったため被災者への行政の支援が困難だったことに加え，福島県では，放射線被ばくによる健康被害の懸念をはじめ，精神的ストレスや厳しい避難生活による二次被害も多く見られた．

　これら非日常的な多くの障害因子を出来るだけ整理し，全体像を把握した上で適宜対策を指示することは，結果の是非にかかわらず，基礎自治体の長の責任である．被災者の居住環境の確保，水・食料・生活物質の供給，医療体制の整備による被災弱者の保護などをはじめ，長期的な課題として，被災者の人生再設計と地域の将来像を提示することにより，希望と再生へのモチベーションを持たせるように被災者の集団と地域をコーディネートしなくてはならない．

　相馬市の災害対策本部では上記の理念の下，あらゆる情報集約と行動方針策定を，対策本部長（市長）の一元管理により行い，併せて全スタッフの情報共有と意思統一を目途として朝・夕の対策会議を重ねた．私が市長として指揮を執った結果の是非は後世の評価に委ねるが，以下，医療に関しての要点のみを示す．

短期的対応における医療体制のポイント（避難所での支援，震災1か月）

　10メートルにも達する津波による犠牲者の多くは圧迫死だった．つまり溺死か，その状態に近い低酸素症の被災者は数少なく，助かった被災者のなかに中・重症者はほとんどいなかった．相馬市の場合，骨折をしている人，海水による低体温症の治療を受けた例が少数見られたが，多くの被災者に身体的な傷病はなく，あってもかすり傷程度だった．しかし地震の直後に開設した避難所には容量をはるかに超える被災者が押し掛け，毛布や水・非常食などの通常の災害準備を大きく凌駕していた．この状態での最大の必要物資は水と保温用品である．水分は災害時協定を結んでいたスーパーなどからかき集め，被災当日の夜は広報車で市民に毛布の提供をお願いして廻った．また避難所の人々がパニックに陥らないよう，警察官と自衛隊による制服組での統制を顕示することを心掛けた．不安心理が次の災害を生じさせないよう配慮したつもりだったが，いずれの避難所でもお互いの無事を喜び合う姿が見られ，私の懸念は杞憂に終わった．しかしその後の避難所運営のために

は，制服の効果は大きかったように思う．

　翌日の朝私に，相馬市医師会の多くの医師たちが自発的に避難所に集まっているという報告が入ってきた．災害全体への対応と指示に追われていた私に駆けつける時間はなかったが，心の中で涙した．被災翌朝の避難所は4,000人．当時の相馬市の人口38,000人の一割以上の避難民を抱える私にとって，医師たちの被災者へのいたわりが如何に有難かったか．

　しかしその数日後，原発電源喪失に伴う状況悪化により水素爆発を起こしたあたりから，南相馬市からの避難者が相馬市の各避難所に押し掛けてきた．人口過密状態となり，こうなると相馬市医師会のボランティア診療だけでは健康維持活動は困難だった．

　健康管理の上からも，被災者の生活支援のためにも，避難所が整然と運営されていることは必須の条件である．続々と増え続ける原発避難者を収容すべく，廃校となっていた旧相馬女子高を避難所とするよう県と交渉，さらに北隣の宮城県丸森町の町長に500人，西隣の伊達市長に1,000人の原発避難者受け入れを頼んだ．両首長とも快く受け入れを表明してくれ，その結果，旧相馬女子高に避難した人は750人だった．

　勿論，相馬市設置の避難所だから，炊き出しなどの基本的な生活支援は我々の義務となるが，私が一番気を揉んだことは避難者たちの健康管理だった．無論，日本中から支援に集まってくれたボランティアの医師たちの献身的な活動は有難かったが，有病者に対しては継続的かつ系統的な管理が必要である．系統的とは二次医療，三次医療のバックアップという大前提のこと．たとえば聴診器をあてて呼吸音に所見を認めたら，胸部X線写真を撮らなければならない．肺炎で低酸素となれば入院のうえ酸素吸入が必要だが，短期間のボランティアではその連携と継続的治療において困難がある．来てくれた医師たちのご厚意を活かすためにも，ここは長期滞在型の支援システムが必要だった．そこで私は一定期間滞在してもらえる派遣先として，親交のあった羽生田俊氏（当時日本医師会副会長，現参議院議員）を介して日本医師会，東京医科大学臼井学長，また私自身が所属する全日本病院協会に継続的な医師派遣を，支援を申し出てくれた自治労福島県支部に保健師派遣をお願いした．それぞれが快諾して下さり，相馬市医師会の医師たちも加わっての合同チームとなったが，ここでの問題は複数の団体からなる支援チームを有機的に運営するための統括的なプログラムである．

　各避難所に派遣団体ごとのチームを分けることは簡単だが，全体で共有すべき課題も多い．たとえば当時流行していたインフルエンザの所見を認めた場合，治療中は隔離避難所で経過を診る必要があるし，場合によっては病院との連携も必要である．これらの諸問題については，毎朝8時に保健センター（派遣医師の宿泊所にもなっていた）で対策会議を行った．座長は保健センター所長が当たった．

　医療機関は物資不足の中でも何とか体制を維持していたが，困ったことは，物流が原発風評被害によりストップしていたため，医薬品とガソリンが入ってこなくなったことだった．卸問屋の営業所はとうに避難して誰もいなかった．そこで我々は各病院から注文を取り，トラック部隊を編成して東京まで取りに行った．開業医

医療救護班連絡会議

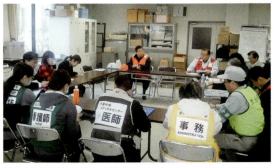

被災者の健康状態を系統的に情報共有し，必要とする医療支援体制を確立するため，毎朝夕のミーティングを行った．

の診療所の分までは注文を取りきれなかったため，問屋の社長や幹部と交渉し，南相馬市にあった営業所を相馬市で再開してもらった．ガソリン不足も医療機関職員の通勤手段として深刻な問題だったが，何とか市が調達したガソリンを行政分と一般販売分に分けたうち，医療関係者に関しては行政分と同じ扱いとして，行政専用スタンドにガソリン券を持参して給油できるよう手配した．

　診療科として特に困ったのは，精神科領域の投薬が途切れたことだった．相馬地方は南相馬市にある二つの精神科病院にほとんどを依存していたが，その二つとも原発避難で閉鎖していたのである．避難所の統合失調症の患者さんに投薬が行き渡らないことによるトラブルが実際に発生した．対策としては，公立相馬総合病院に臨時の精神科外来を開設し，最初は支援を申し出てくれた徳州会病院系列の精神科の先生に担当していただき，その後福島医大精神科に引き継いでもらった．その際，調剤薬局を機能させるのに苦労したことは言うまでもないが，県庁職員の薬剤師が献身的に準備した．

中長期の課題と対策（2か月目以降から仮設住宅での被災者支援）

　4月下旬から，避難所での食事を給食制にした．学校が再開されたのが4月18日．程なく，給食室の設備を使い朝食と夕食を栄養管理に基づき，トレーと食器で供給することにした．昼食は弁当で対応．この頃から避難所を一家族ずつパーテーションで区切り，仮の住所を与え，最低限のプライバシーが保てるようにした．出来るだけストレスを避けて仮設住宅の完成を待つことにしたのである．

　しかし，この頃から新たな課題に直面することになる．学校再開とともに子ども達のPTSDが見られるようになったのである．また，被災者の多くが財産を失っており，借金ばかりが残った現実と直面して精神的に体調不良を訴えるケースも見られた．対策としては，①全国に声掛けして集めた臨床心理士のグループでPTSD対策チームを作り，被災地の学校に継続的系統的に派遣すること，②支援に駆けつけてくれた「心のケアチーム」を福島医大精神科と連携して扇の要の構造にすること，③法テラスおよび相馬市・福島県弁護士会にお願いして法律無料相談所を運営すること．このうち①と③は現在でも継続中である．法律相談は2,000件をすでに超えている．

　震災後3か月となる6月17日．相馬市では避難所をいっせいに閉鎖し，仮設住宅に移ってもらった．同時に中長期にわたるケアがスタートした．新たな目標としては孤独死対策が重要課題だったが，仮設住宅一棟5世帯ごとに戸長，およそ20棟にひとつ設置された集会所ごとに組長・副組長を，それぞれ1日2～4時間雇用して，被災者の戸別訪問と報告をしてもらい，夕食時には市が支給する惣菜2品を配給する役割を担ってもらうなど，二重三重の孤独死対策を敷いた．さらに被災者を対象にした特別健康診断の結果を惣菜の栄養バランスに反映させた．

市をあげての放射線被ばく対策

　わが国で初の広域的な原発事故に対し，政府の対応は難解だった．はじめ年間の被ばく線量20 mSvを避難の目安とし，次に5月には「学校での被ばく線量を年間1 mSv以下に（文部科学省）」，2011年の11月には「長期的な追加被ばく線量を年間1 mSv以下に（厚生労働省）」との基準が示された．

　放射線対策の基本は徹底的な被ばく検査と除染および住民への教育である．まず外部被ばく検査については中学生以下の児童・生徒全員の被ばく実態をガラスバッジによる積算線量計で調べた．内部被ばく検査についても同様に全員

を検査した．検査結果に基づき除染等の対策を講じていくのだが，文部科学省の示す「学校での被ばく線量」という考え方が混乱の元だった．放射線被害を受ける時間は学校にいる時間帯だけではないのだから，子どもの全生活での許容被ばくをどのくらいに考えたらよいのか？ という単純な疑問に直面した．ずいぶんと議論したが，本来ならば，政府が決めてコメントすべきことである．相馬市が設置した健康対策専門部会では，5 mSv とか 4 mSv とか様々な意見が出たが，私は相馬市の努力目標として子ども達の年間被ばく限度を学校生活での許容線量の倍の値，つまり 2 mSv に設定しようとした．ところが，子ども達の測定なので誤差もあるだろうという意見も出たので，20%の誤差を考慮して 1.6 mSv 以下と定めた．一方，長期被ばく線量を年間 1 mSv に抑えるという厚生労働省の目標値については期間が示されていなかったが，当面の目標値を以上のように定めた上で測定と対策を行った．

2011 年度の結果は，約 4,000 人の測定対象者のうち年間推計値が 1.6 mSv 以上を示した子どもは 81 人．内部被ばくを示す子どもはいなかった．よって，この 81 人を対象に生活環境の除染，生活指導，放射線教育を行った．2012 年度は，1.6 mSv 超は 16 人．2013 年度には 0 人となった．次は長期目標とされる年間 1 mSv 以下を目指している．2013 年度に 1 mSv を超えた子どもは 11 人だったが，14 年度は 0 人となるよう努力中である．

放射線問題は「正しく怖れ，賢く避ける」ことが一番のポイントである．そのために生活環境の改善は勿論だが，まずは放射線教育が重要である．2011 年以来，市内の集落ごとの勉強会，中・高校生対象の放射線講義を行ってきた．現在のところ相馬市では放射線対策に一定の効果を挙げることが出来たものと考えているが，気を抜くことは禁物である．相馬の子ども達が福島県出身だからと，要らぬ差別を受けないためにも，子ども達全員の検査は続けてゆく方針である．

生活支援期（中期）

リハビリテーション科医の中期対応活動
リハビリテーション科医が周囲に求めるもの

樫本　修
宮城県リハビリテーション支援センター附属診療所

- ◆ 大規模災害時には避難所生活が長期化し，災害前に行っていた日常生活，就労など様々な活動が停止を余儀なくされ，生活不活発病の発生が懸念される．
- ◆ 災害発生前に提供されていたデイケア，デイサービスなどの介護保険によるリハビリテーションサービスは，事業所も被災して中断する可能性が高い．
- ◆ 避難所の環境を整備し，歩行の機会や食事の場所への移動の機会を作るなど，日常生活になるべく近付けることが大切である．
- ◆ 救援物資の福祉用具として被災混乱期～応急修復期（発災4日まで～1か月末）には杖，リハシューズなどの靴が有用である．復旧期（発災2～6か月）には，膝痛や腰痛に対するサポーター，腰バンドなどが役に立つ．
- ◆ 2次避難所としてリハ支援避難所を立ち上げ，1次避難所で生じた生活機能低下の回復を図る．復興期（発災6か月以降）には応急仮設住宅での生活へスムーズに移行させ，地元の社会資源にバトンタッチすることが重要である．

 発災初動期のリハ支援活動

- 大規模災害の発生直後から，外部からの支援として災害救助法に基づくDMAT（災害医療支援チーム）が被災者の医療的な緊急対応に当たる．
- 自分たちが被災者でもありながら地元の開業医や病院医師，医師会からの派遣医療チームが避難所支援に当たり，被災者の様々な医療的な対応に当たることになる．
- 災害発生直後は健康面の医学的管理が重視され，リハ支援活動は後手になりがちである．発災初動期からのリハ支援活動は，被災により喪失，破損した補装具の点検とその補填，衣食住環境などの点検と予防的リハが重要である[1]．
- リハ支援チームは，保健師らと協働して体調と生活不活発度をトリアージし，必要な理学療法士（PT），作業療法士（OT），言語聴覚士（ST）数を見積り，関係団体に派遣を要請する[1]．
- 災害時のリハ支援チームの介入，流れとして，被災混乱期からDARTが介入し，応急修復期から復旧期にはJRAT（東日本大震災リハ支援関連10団

DART
Disaster Acute Rehabilitation Team

JRAT
Japan Rehabilitation Assistance Team

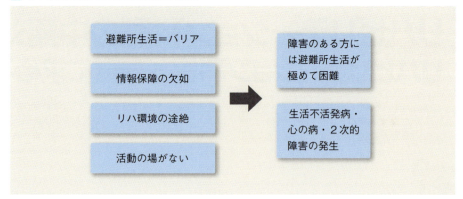

1 リハの視点からみた避難所の課題

CBRT
Community-Based Rehabilitation Team

体など）につなぎ，その後の復興期には地元の地域リハチームであるCBRTにバトンタッチする流れが望ましい[1]．

東日本大震災リハ支援関連10団体
東日本大震災時に結成され，現在も災害時の対応に関する研修会を定期的に開催するなど活動している．日本リハビリテーション医学会，日本理学療法士協会，日本作業療法士協会，日本言語聴覚士協会，日本リハ病院・施設協会，全国回復期リハ病棟連絡協議会，全国老人デイ・ケア連絡協議会，全国訪問リハ研究会，全国地域リハ支援事業連絡協議会・全国地域リハ研究会，日本介護支援専門員協会，の10団体からなる．

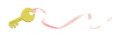

生活不活発病
生活不活発病は，言葉のとおり，"生活"が"不活発"になることで全身の機能が低下する病気である．地震・水害等の災害の後には，生活スタイルが激変し，特に高齢者や障害のある人では，生活不活発病になりやすくなる．

リハ的視点からみた避難所の課題

- 大規模災害では避難所生活が長期化し，災害前に行っていた日常生活，就労など様々な活動が停止を余儀なくされ「生活不活発病」の発生が懸念される．
- 障害者にとっては避難所がバリアそのものであり，情報保障も欠如する．停電，断水，寒さ，歩く場所がない，ベッドもない，水洗トイレが使えないなどの問題があり，障害者，高齢者などの災害弱者にとって避難所生活は極めて困難なものとなる．
- 大川の研究では障害者のうち4割以上が避難所への移動についての不安，避難所生活についての不安をもっている．特に移動の不安は視覚障害者，生活の不安は知的障害者，発達障害者に多い[2]．
- 特に高齢者では避難所で座っている時間が長くなり，持病の変形性膝関節症による疼痛の増強，関節拘縮の進行などが懸念される．変形性脊椎症などの慢性腰痛も増強する者が多いなど2次的障害が発生する．
- 災害発生前に提供されていたデイケア，デイサービスなどの介護保険によるリハサービスは，事業所も被災して中断する可能性が大きく，災害前まで週2〜3回習慣的に提供されてきたリハの機会が突然ゼロになってしまう（**1**）．
- ここでいうリハは機能回復訓練ではなく，機能維持，活動の場の提供，他者との関わり，コミュニケーションを図るという広義の意味でのリハである．

避難所生活中期にリハの視点で求めるもの

避難所の環境整備

- 避難所を巡回し，避難者をリハ的な視点でチェックする（**2**）．
- 生活不活発病の予防には，避難所生活であってもいち早く通常の生活に近い

2 避難者のチェック項目

① 避難者氏名，性，年齢，評価年月日
② 居場所（避難所名または在宅），連絡方法
③ 身体機能に関する既往（可能な限り聴き取れる医療情報），かかりつけ医
④ 疾病・障害像に関する情報（麻痺，コミュニケーション，骨関節疾患，痛み，服薬内容など）
⑤ 要介護度，ケアマネジャー氏名など
⑥ ADLに関する情報：災害前後の比較
⑦ 生活機能：生活不活発病チェックリスト等の情報
⑧ 移動能力，福祉用具に関する情報
⑨ 利用していたリハ資源，現況
⑩ 現在の活動度
⑪ 今後の機能予測，予想されるリスク
⑫ メンタル面
⑬ その他

3 災害時避難所における障害特性に応じた対応

障害種別	避難所での課題	配慮すべき対応
肢体不自由	避難時の補装具の紛失，破損 四肢の廃用	補装具等の使用状況確認，移動方法の確認，福祉用具提供，廃用予防，原疾患の悪化，疼痛への配慮　など
聴覚障害	情報伝達の欠如	手話通訳，筆記などコミュニケーション手段の確保　など
視覚障害	移動障害	移動状況の確認，移動の援助，動線の確保　など
知的障害	周囲の理解の欠如，誤解，集団生活に馴染めない	安心できる環境，プライバシーの確保，周囲避難者の理解　など
発達障害	周囲の理解の欠如，誤解，集団生活に馴染めない	避難所運営者，支援者側の対応方法の理解，安心できる環境，コミュニケーション手段の確保，統一した明快な指示，視覚情報を多く　など
高次脳機能障害	障害と分かりにくい，周囲の理解の欠如，誤解，集団生活に馴染めない	避難所運営者，支援者側の対応方法の理解，安心できる環境，コミュニケーション手段の確保，周囲避難者の理解　など

環境を取り戻すことが重要である．
- 避難所のスペースにもよるが食事を摂る場所は寝起きしている床面ではなく，テーブルと椅子を用意して，食堂の場を設けたい．三度の食事の度にそこまで移動することが運動のきっかけにもなるとともに日中のコミュニケーションの場ともなり，心のケアにも有用となる．
- 可能であれば共有の洗濯機なども用意して，支援物資の衣類は使い捨てにしないで洗濯をして使用することで日常生活の感覚を保つように支援することが大切である．
- 避難所では障害者の存在を把握し，障害特性に応じた配慮が必要である[3]（ 3 ）．

⚓ 応急的福祉用具提供

- 公的制度利用が可能になるまでの急場を乗り切るために支援物資としての福祉用具提供が有効である．
- 避難所の初期（被災混乱期～応急修復期：発災4日まで～1か月末）には避難所内の安全な移動を確保するために杖，リハシューズ，車椅子，シルバーカー・歩行器など移動支援用具のニーズが高く，中期（復旧期：2～6か月）には，エアマットなど褥瘡予防用具や腰バンド，膝サポーターなど疼痛対策用具のニーズが高くなる[4]（ 4 ）．
- 大規模災害時に備えて保健所，指定避難所に杖（長さを調整できる1本杖）を備蓄しておくことが必要である．

4 避難所に必要な福祉用具

目的	福祉用具の種類	必要な時期
移動支援	車椅子	被災混乱期～応急修復期 (発災4日～1か月末)
	シルバーカー・歩行器	
	杖	
	リハシューズ	
褥瘡予防	ベッド	応急修復期 (発災4日～1か月末)
	エアマット	
	マットレス等	
疼痛対策	腰バンド	復旧期 (発災2～6か月)
	サポーター	

福祉避難所から仮設住宅でのリハ支援

- 避難所生活の長期化に伴い，避難者を介護・リハ支援が必要な者とそうでない者に判別し，2次避難所として「福祉避難所」「リハ支援避難所」を立ち上げることが求められる．
- その際，地元のリハ資源だけでは手に負えない．実際に東日本大震災で大きな被害を受けた石巻，気仙沼圏域ではリハ支援の管理を東日本大震災リハ支援関連10団体医療チームに要請し，被災後6か月目までリハ支援避難所が開設された[5]．
- リハ支援避難所の共通目標は1次避難所で生活している間に廃用などが原因で生じた生活機能低下の回復・維持であり，応急仮設住宅での生活へスムーズに移行させることである．
- 避難所内だけの支援ではなく，仮設住宅入居前にリハスタッフが同行してADLの確認や福祉用具のアドバイスを行うなど，リハ支援避難所では地元の保健師等と協働して被災者個々の状況に応じて地域移行の支援活動まで行われることが重要である．

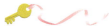

CBR：地域リハビリテーション
障害のある人々や高齢者およびその家族が，住み慣れたところで，そこに住む人々とともに，一生安全に，いきいきとした生活が送れるよう，医療や保健，福祉および生活にかかわるあらゆる人々や機関・組織がリハビリテーションの立場から協力し合って行う活動のすべてを言う（日本リハビリテーション病院・施設協会, 2001）．

地元社会資源へのバトンタッチ

- 復興期（発災6か月以降）には避難所から仮設住宅への移行が進み，地元の介護保険事業所，福祉用具提供業者などのリハ的社会資源の活動も回復してくる．
- 復興期には地元の地域リハチームであるCBRTにバトンタッチする流れが望ましく，災害発生前から，地元の医師会，リハ病院，開業医などを巻き込んだ地域リハチームを立ち上げておくことが重要である．
- 仮設住宅への移行にあたっては個別の状況に応じた仮設住宅での環境整備，バリアフリー対策などの支援が重要となる．
- 長期的には国の震災復興基金事業を活用して，仮設住宅入居者に対してPT・OT等による運動指導および戸別訪問による相談，リハ相談会などが円滑に進むよう行政的な対応も求められる．

文献

1) 東日本大震災リハビリテーション支援関連10団体『大規模災害リハビリテーション対応マニュアル』作成ワーキンググループ企画・編集．大規模災害リハビリテーション対応マニュアル．医歯薬出版；2012．
2) 大川弥生．生活不活発病（脳卒中等の既往を有する者を含む）に係る実態把握と予防・リハビリテーションに関する研究．長寿医療研究開発費 平成22年度 総括研究報告（総合報告及び年度報告），2011．
3) 樫本 修．障害特性に基づく地域リハビリテーション支援活動．特集：東日本大震災とリハビリテーション．総合リハ 2012；40：233-238．
4) 樫本 修．行政側のリハビリテーション科医として―被災者・障害者支援と地域リハビリテーション活動の展開．Jpn J Rehabil Med 2011；48：725-733．
5) 里宇明元．東日本大震災後の対応―日本リハビリテーション医学会として．Jpn J Rehabil Med 2011；48：635-643．

生活支援期（中期）

被災者から見た緊急時～生活支援期におけるメンタルケア

宮城秀晃
宮城クリニック

- ◆ 激甚災害における医療活動は，既存のマニュアルや段取りはほとんど役に立たない（その場その場での臨機応変に自ら考えていくしかない）．
- ◆ 支援者のストレスへのケア（支援者支援）の重要性
- ◆ PTSDの予防（受容・共感・保障）
- ◆ すべてを失った人々の中で出来ることは，寄り添うこと，傾聴すること
  『医者は居者（側に居る者）』であること
  喪失体験，サバイバーズギルトの充満する中での訪問支援（アウトリーチ）活動
- ◆ 災害時生活必需品セットの備蓄の重要性

はじめに

- 本稿では筆者自身が体験した東日本大震災から，その当時の状況を伝えながら，その時の精神科医としての活動，さらにその時の体験から緊急時～生活支援期への被災者支援について述べる．

東日本大震災の特徴

- 地震：マグニチュード9の超巨大地震．
- 津波：最大で30メートルを超す大津波．
死者：15,883人（）．
行方不明者：2,654人．
関連死：2,746人．
（石巻地域で5,500人以上の死者・行方不明者）　―2013年9月11日現在―

1 東日本大震災の死因と年齢

死因	年齢
水死：92.5%	80歳以上　22.1%
圧死・損傷死：4.4%	70～79歳　24%
火災による焼死：1.1%	60～69歳　19.1%
死因不明：2%	9歳以下，10歳代，20歳代は4%以下
	多くが60歳以上の高齢者（65%以上）

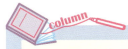

当院での体験

- **石巻地域の医療機関の損害**
  - 石巻市立病院　　　　　　206床→閉院
  - 雄勝病院　　　　　　　　40床→閉院
  - 女川町立病院　　　　　　100床→閉院（後，医療センター診療所として再開）
  - 恵愛病院　　　　　　　　120床→閉院
  - 産婦人科（出産の出来る）　2病院→閉院
  - 内科　　　　　　　　　　5診療所→閉院
  - 眼科　　　　　　　　　　1診療所→閉院
  - 精神科　　　　　　　　　1診療所→閉院
  - 市立急患センター　　　　→一時閉院（半年後，仮診療所にて再開）

　以上の医療機関が甚大なる被害に閉院を余儀なくされたが，その他8割近くの医療機関も震災直後は機能不全となってしまった．診療可能な病院は内陸側の数か所のクリニックと石巻赤十字病院，他2か所の病院だけという状況であった．しかし，このような状況であることがわかったのは，ライフラインが通じ始めた10日後くらいからであった．震災当初は町中が水没し，電気，水道，ガス，交通はまったく遮断され，自ら住む地域がどのような状況に置かれているのかさえわからない状態であった．

- **石巻市医師会の行動マニュアルも用をなさず**

　石巻医師会でも災害時の医師会員の行動マニュアルは存在していた．大きくは次のような基本方針であった．

① 大災害時には被害状況により診察が可能であれば，自院の復興を最優先とし，医療の提供できる状況を早急に構築し，再開すること．
② 自院での診療再開が不能な場合は，基幹病院である市立病院か石巻赤十字病院に参集し，医療活動に従事すること．
③ 避難所が設置された場合は，市の要請に応じ，医師会で割り振った救護所や避難所において医療活動に従事すること．

しかし，このようなマニュアルは発災当時，まったく用をなさなかったのである．なぜなら

① 街中が水没し，1メートル前後の冠水状態であり，数日間（当院では4日間数メートル先の自宅にも戻れない状況）建物から出ることすら出来ず，避難所へ行くことなど不能であった．しかも基幹病院の市立病院は消滅していた．
② 電気がなく携帯電話利用やテレビ等も見ることが出来ず，情報がまったくなく，現状の把握が難しく，医師会の機能，他の診療所の機能がどのようになっているのかさえわからない状況が続いた．
③ 医師会からの要請を待つことも出来ず，独自の判断で被災4日目に一番近い避難所になっているであろう小学校へ向かった．
④ 小学校には1,200人の避難者がいた．保健室を救護所とすることを校長先生に了承してもらい救援活動を開始した．

東日本大震災　被害者数（平成26年10月31日現在）

	死者	関連死	行方不明
石巻市	3,273人	260人	432人
東松島市	1,063人	66人	24人
女川町	591人	22人	260人
合計	4,927人	348人	716人

- 火災：気仙沼市，仙台コンビナート等の各地．
- 地割れ：広範囲な地割れ，生活道路，高速道路の寸断．住宅の倒壊．鉄道の崩壊（仙台と石巻を結ぶ仙石線は，3年半後の今も全面開通になっていない）．
- 生活基盤の崩壊：港湾施設の崩壊により漁業・養殖業・水産加工業が壊滅．
- 塩害：津波に伴う広範囲の田畑の消滅．
- 地盤沈下：沿岸部は約1メートル前後の地盤沈下．
- 地域のコミュニティーの崩壊．

緊急時（急性期）の対応

- 3万人以上の避難者が発生し，多くは学校や公民館，集会所，お寺等での生活．プライバシーもない状況での集団生活で，医療者ができることは，寄り添い傾聴することしかない状況である．
- 寒い避難所生活の中では，情報の共有と生活物資の供給が一番のケアになっていた．最低限の生活必需品の備蓄は非常に重要である（**2**）．
- DMAT，JMATのような巡回型支援も重要であったが，医療機関の壊滅状態の中では，避難所ごとに仮救護所を設置し，医師会員が常駐するシステムが必要と考えられた．
- 院外処方の多い中で，薬局と連携し，薬の供給システムを確立しておくことも大事と考えられた．
- 手持ちの薬がないことや，自らの家を失い，救援活動にほとんど参加出来ない医師もいたため，医療中断のケースが多数発生していた．

支援者支援

- 避難所には多くの避難者がいると同時に，それを支援する人たちもいる．
    - ▶ 市職員，学校の先生，地域の世話人，保健師，社会福祉協議会のスタッフ，ボランティアの人々など．
- 自らが被災者でありながらも，支援者としての側面・役割があり，自分の家族の心配もしながら週に1〜2回しか自宅にいることの出来ないことに対する葛藤もある．

2 緊急災害時必需品リストと緊急災害時携行品

カセットコンロ	ガスボンベ	鍋とやかん
水	レトルトカレー	ごはんパック
パスタ等	ラジオ	懐中電灯
電池（単一〜単四）	ろうそく	ティッシュ
トイレットペーパー	ウェットティッシュ	ごみ袋
軍手・手袋	ブルーシート	速乾性消毒剤

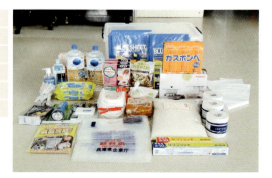

- 共感満足と共感疲労のバランスの崩壊から，体調を崩す支援者たちが多数発生する．以上のような状況下で，喪失体験，サイバーズギルトを抱えている被災者の中では，彼等の気持ちを受容し共感し「明日もまた来ます」と保障する以外すべきことが見つからないのが現状であった．

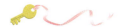

サイバーズギルト
大災害や戦争などで亡くなった人への申し訳なさからくる，生き残ってしまった者が抱く罪悪感や自責感．さらに否認や抑圧の防衛的心理状態．

大災害の子どもの心理とこころのケア ——PTSD（外傷後ストレス障害）

- PTSDは，災害や恐い体験などした場合，心的外傷として残り，数か月から数年後に出てくる．不安，抑うつ，パニック障害，さらにはうつ病にも発展する．
- 体験直後〜数か月くらいの影響（異常体験に対する正常な人間の反応）**3**
  - ▶不安・恐怖感（雨，水，音，余震などの被災時と同じ状況への恐怖感）
  - ▶心理的変化（不安，恐れ，悲しみ，抑うつ，表情の乏しさ，焦燥感）
  - ▶身体的変化（震え，便秘，食欲低下，掻痒感，頭痛，腹痛）
  - ▶退行現象（子ども返り，夜尿，甘え）
  - ▶周囲の人に心配かけまいと「いい子」として振る舞う
  - ▶夢などで被災時を思い出し興奮，不眠，不安発作等が出現する
- 数か月〜数年後の影響：上記症状が断続的に出現したり，長期化する場合はPTSDとして専門家の助けが必要となる．

PTSDの対応

- 子どもを抱きしめて安心させる．
- 子どもの言うことに耳を傾け，感じている不安や恐怖心を口に出せる環境を作る．
- 「恐かったね」「大変だったね」「つらかったね」と「大人も同じだよ」と共感・受容してあげる．
- 恐がらないようにと体験に蓋をするのではなく，何が起こったかをきちんと明確に浮き彫りにしていっぱい話し合う．
- 子どもと一緒に過ごす時間をできるだけ作る．特に寝付くまでは一緒にいてあげる．
- 親や家族が子どもたちのことをどれだけ大切に思っているかを話し，保障してあげる．

3 PTSDの特徴

・落ち着きがない	・一人でいることを恐がる
・夜尿	・指しゃぶり
・親へのべたつき，甘え	・不眠
・チック	・必要以上に物を欲しがる
・物を壊す	・子ども返り（赤ちゃん返り）
・過食，拒食	・待つことや我慢ができなくなる

アウトリーチ（訪問支援）活動

- 医療機関が壊滅状況，さらには交通機関が壊滅した中では，訪問支援が重要で，避難所，仮設住宅，民間賃貸借り上げ住宅へ医師自身が足を運ぶ活動（アウトリーチ）が重要．
- 診療所で待っている医療への脱却が必要．
- 現在，日本精神神経科診療所の会員を中心にアウトリーチ活動を展開中．

 ## おわりに

最後にもう一度述べるが，急性期に出来ることは，寄り添い，傾聴し，受容し，共感し，保障する．これ以外出来ることがないのが実情である．

参考文献

- 石巻赤十字病院，土井りょう子．石巻赤十字病院の100日間―東日本大震災 医師・看護師・病院職員たちの苦闘の記録．小学館；2011．
- 石井正．石巻災害医療の全記録―「最大被災地」を医療崩壊から救った医師の7カ月．講談社；2012．
- 池上正樹．ふたたび，ここから―東日本大震災・石巻の人たちの50日間．ポプラ社；2011．
- 池上正樹，加藤順子．あのとき，大川小学校で何が起きたのか．青志社；2012．
- 森 功．なぜ院長は「逃亡犯」にされたのか―見捨てられた原発直下「双葉病院」恐怖の7日間．講談社；2012．
- 三陸河北新報社「石巻かほく」編集局（編）．津波からの生還―東日本大震災・石巻地方100人の証言．旬報社；2012．
- 全国訪問ボランティアナースの会 キャンナス（編）．ドキュメント ボランティアナースが綴る東日本大震災．三省堂；2012．
- 宮城県教職員組合（編）．東日本大震災 教職員が語る子ども・いのち・未来―あの日，学校はどう判断し，行動したか．明石書店；2012．
- 髙成田享．さかな記者が見た大震災 石巻賛歌．講談社；2011．
- 長尾和宏，熊田梨恵．共震ドクター―阪神，そして東北．ロハスメディカル；2011．
- 松本和紀，松岡洋夫（編）．東日本大震災の精神医療における被災とその対応―宮城県の直後期から急性期を振り返る．東北大学大学院医学系研究科予防精神医学寄附講座；2014．
- 鈴木孝也．ラジオがつないだ命―FM石巻と東日本大震災．河北新報出版センター；2012．
- 鈴木孝也．牡鹿半島は今―被災の浜，再興へ．河北新報出版センター；2013．
- 武藤真祐．医の力―高齢先進国モデルへの挑戦．PHP研究所；2012．

復興期（慢性期）

4章

原発事故と慢性期の放射線医療

坪倉正治
東京大学医科学研究所先端医療社会コミュニケーションシステム
社会連携研究部門

◆ 原発事故および放射線災害は放射能汚染を引き起こし，周辺地域住民への健康影響を及ぼしうる．放射線被ばくによる健康影響は一般的にその中核となるが，放射線災害による影響は被ばくによるものだけに留まらない[1]．

◆ 短期的には避難や移住による環境変化は生命リスクを伴い，また資源不足や病棟閉鎖などのインフラ保全が問題となることが指摘されてきた．加えて中期的には，生活環境変化に伴う影響が報告されている．

◆ 避難は被ばく量の軽減に効果的な一方，生活習慣の変化やストレスにより，心的外傷後ストレス障害（PTSD），生活習慣病やうつ病の悪化などを引き起こす．

◆ 放射線被ばくによる偏見やスティグマも問題となり，チェルノブイリ事故には堕胎やアルコール中毒，心身症の増加が報告された．

◆ 長期的には，社会，文化変容，エネルギー政策へも影響を及ぼす．

はじめに

- 本稿では福島第一原発事故後の福島県南相馬市での例を中心に，放射線災害による地域住民への健康影響を概説する．

放射線被ばくによる影響について

- 放射線被ばくはその線量によって，健康リスクが規定される．リンパ球減少や嘔吐，脱毛，不妊など，閾値の存在する確定的影響と，線量と健康影響に一定の相関を認める確率的影響が存在するが，放射線災害後の地域医療では，主に低線量被ばくによる確率的影響，特に発がんが問題となる．

- 低線量の定義は様々であるが，一般的には確定的影響が生じないレベルの被ばくを指すことが多い．低線量被ばくの影響はこれまで，広島，長崎住民における原爆被ばく者の疫学データ[2]に加え，結核治療やCT撮影に伴う医療被ばく，核施設作業従事者における職業被ばく，インド・ケララ地方など環境からの被ばく量の多い場所での住民健康データなどから推定がなされてきた．

- 1950年に開始された，広島，長崎住民における被ばく者疫学調査（爆心地か

1 固形腫瘍の用量反応関係

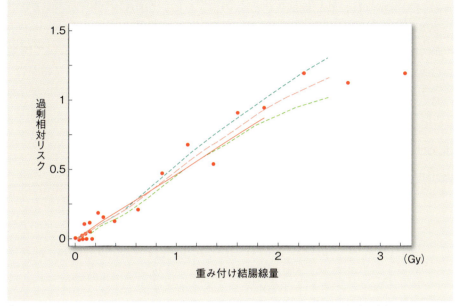

(Preston DL, et al. Solid cancer incidence in atomic bomb survivors : 1958-1998. Radiat Res 2007 ; 168 (1) : 1-64)

らの被ばく距離で階層化して抽出された約 27,000 人の非被ばく群を含む 120,000 人の死因調査およびがん罹患調査）では，寿命調査集団のがん罹患線量効果関係から，過剰相対リスク（excess relative risk：ERR）/Sv は男女あわせて 0.47 と計算された．150 mSv 未満での被ばくではリスクが直線的に減少していると統計的には判定できないが，中高線量急性被ばくから得られたリスク係数を 100 mSv 未満の低線量被ばくに援用してリスク計算する直線閾値無しモデル（liner non-threshold model：LNT モデル）が一般的には採用されている（**1**）．

- 放射線災害により周辺地域は長期間の汚染を受け，住民は体外からの放射線を浴びる「外部被ばく」と，放射性物質を体内に取り込むことによって起こる「内部被ばく」による影響を受ける．
- 内部被ばくによる被ばく線量の計算は，ICRP による内部被ばくモデルが用いられ，ベクレル（Bq）からシーベルト（Sv）へ変換するための実効線量換算係数が使用される．

それぞれの被ばく対策について

- 外部・内部被ばくそれぞれについて，①事故後初期に起こる「急性期」と，②飛散した放射性物質が地域に残存するため事故後数十年以上続く「慢性期」が存在する．福島第一原発事故後の例を中心に現状と対策について以下に述べる．

ICRP
International Commission on Radiological Protection（国際放射線防護委員会）

実効線量換算係数
この係数の妥当性は放射性ヨウ素（I-131）によるチェルノブイリ原発事故後の小児甲状腺がん調査，放射性ストロンチウムによるウラル山脈テチャ川周辺住民におけるがんおよび白血病調査，スカンジナビア半島のサーミ人の疫学調査などで確認されており，外部被ばくと内部被ばくは同様の単位「Sv」によって，同等に評価可能となっている．

急性期内部被ばくについて(2, 3)

- 放射線災害直後に特に問題とされるのは，I-131 による甲状腺内部被ばくである．チェルノブイリ原発事故後，I-131 により数千人を超える小児が甲状腺がんを発症した．I-131 が付着した食餌をとった牛乳の摂取によって汚染が起こり，ベラルーシ，ロシア，ウクライナの避難住民の甲状腺等価線量は，それぞれ平均 1,100 mSv，440 mSv，330 mSv であった．事故後早期の汚染

2 被ばくした小児と成人におけるセシウム濃度ヒストグラム

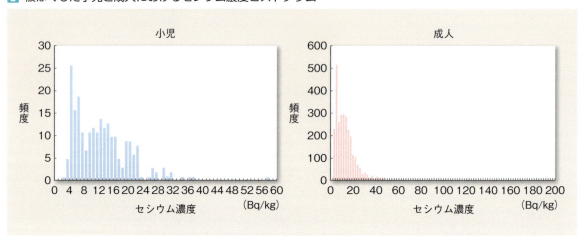

(Tsubokura M, et al. Internal radiation exposure after the Fukushima nuclear power plant disaster. JAMA 2012；308（7）：669-670)

3 セシウムによる内部被ばく陽性の小児の割合

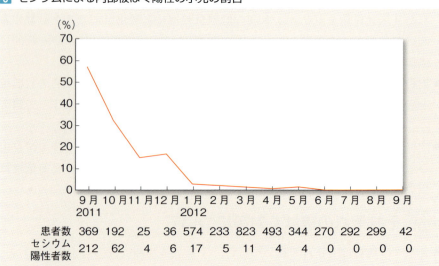

2 分間のスキャンで測定された検出限界はセシウム 134 が 210 Bq/body と，セシウム 137 が 250 Bq/body であった．
(Tsubokura M, et al. Acute intake of radionuclides immediately after the incident as the main contributor of the internal radiation exposure after Fukushima Daiichi nuclear disaster. JAMA Pediatr 2013；167（12）：1169-1170)

地域の牛乳の流通・摂取制限を行うことが決定的に重要であり，加えて半減期は8日と短いため，住民のモニタリングを早期に行うことが重要である．
- 福島第一原発事故後の甲状腺被ばくは，検査数が少ないという指摘があるものの，2011年3月26日～3月30日にかけて飯舘，川俣，いわきでの1,080名の小児甲状腺検査が行われ，その85％が5 mSv以下，96％が10 mSv以下であり，50 mSv以上を計測した小児は存在していない．早期の食品規制や避難による効果であると考えられている．その一方で，安定ヨウ素剤の配布は系統的には行われておらず，周辺地域住民への配布や内服の指示を誰が行うかなどは今後の課題である[3]．

放射性セシウムによる急性期内部被ばく

- 福島第一原発事故後，放射性セシウム（Cs）による急性期内部被ばくは，大多数の成人，小児において低く，チェルノブイリ事故数年後に計測された値よりも低いことが明らかになっている（2）．
  - 2011年9月から2012年3月に南相馬市立総合病院で内部被ばく検査を受けた9,498人の検査結果では，事故初期の内部被ばくが全体の大部分を占めていたものの，内部被ばくによる預託実効線量は1人を除き，1 mSv未満（最大値1.07 mSv）であった．
  - これらも事故自体の規模，放射性物質の放出量の差，および早期の汚染食品の出荷制限，避難指示に起因した結果であると考えられる．

⚓ 慢性期内部被ばくについて

- 原発災害時の慢性期内部被ばくは，主に汚染食品の摂取によって引き起こされる．除染作業や廃炉作業など，高濃度放射性物質の取り扱いに従事する場合を除き，周辺地域住民にとって，慢性期内部被ばくの管理は放射能汚染食品の管理である．
- 対策の対象となる核種は主に物理学的半減期2年のCs-134と，30年のCs-137である．ストロンチウムやプルトニウムなどの他の放射性核種も存在するが，Csが量として最も多く，それによる被ばくが大部分を占める．
- 重要なことはCsによる食品汚染はすべての食品に平均的には存在せず，一部の食品に選択的，集中的に汚染が起こることである．福島第一原発事故では，慢性期ほとんどの住民からCsは検出しない一方，一部の住民において内部汚染が高値であり，その原因は出荷制限のかかる特定の食品を未検査で継続的に摂取することであることが分かっている（4）．
- 2014年現在の福島県内での慢性期内部被ばくは，食品検査の徹底で管理に成功していると考えられるが，継続的な食品検査や啓発活動が重要である．

⚓ 急性期外部被ばくについて

- 福島原発事故後，初期の外部被ばくについては，福島県が行う県民健康調査

預託実効線量
ある個人が放射性物質を体内に摂取した結果，これにより，その時点から成人は50年，子どもは70歳までの年数にわたって被ばくし続ける実効線量の総和．

Point
チェルノブイリ事故後における周辺地域住民の慢性期内部被ばくは，80～90％程度が汚染されたキノコの摂取で起こったように，汚染度の高い食材を選択的に摂取することにより引き起こされる．セシウムは泥と強く結合する性質を持つため，一般的に土から生える植物の放射能汚染度は低い（土壌からの移行係数が低い）のに対して，樹木に直接生えるキノコ類や山菜類の汚染が高くなる傾向にある．

4 汚染食品検査結果

	検査日	セシウム134 (Bq/kg)	セシウム137 (Bq/kg)	合計 (Bq/kg)
被験者1, 2				
椎茸	2012/7	4,160	6,606	10,766
にら	2012/8	59	94	153
被験者4				
イノシシ	2012/12	453	793	1,246
みょうが	2012/9	ND（＜5.2）*	ND（＜6.6）	ND
イワナ	2012/9	66	94	160
ヤマメ	2012/9	51	74	124
ニジマス	2012/9	266	426	692
被験者5, 6				
わらび	2012/8	150	226	377
干し柿	2012/8	25	48	73
干し椎茸	2012/8	52,154	89,980	142,134
栗	2012/8	302	489	791
榧の実	2012/8	388	613	1,001
椎茸	2013/2	7,724	15,809	23,533

*ND（検出限界以下）：（　）は検出限界値．
(Tsubokura M, et al. Reduction of high levels of internal radio-contamination by dietary intervention in residents of areas affected by the Fukushima Daiichi nuclear plant disaster：a case series. PLoS One 2014；9（6）：e100302)

の一環として調査がなされている．生活していた場所情報と環境モニタリングの結果から，被ばく量を推定する線量再構築(dose reconstruction)である．
- 2013年末で，約206万人の福島県民のうち，25％にあたる515,212人が回答し，1 mSv以下が66.3％，2 mSv以下が94.9％，4 mSv以下が99.6％，5 mSv以下が99.8％，15 mSv以上が12名であった．急性期外部被ばく量は，積算線量計による大規模計測の実現可能性が乏しいため，多くの場合は推定に頼らざるをえない．避難経路，プルームの方向や時期によって値はばらつき，それぞれの住民に対する調査への参加を含めた継続的な啓発活動と調査，個別対応が必要である．

⚓ 慢性期外部被ばくについて[5]

- 慢性期外部被ばくは，周辺環境に残存する放射性物質（ほとんどの場合Cs）によって引き起こされる．福島第一原発事故後の相双地区における小中学生の慢性期外部被ばくは，南相馬市で90％が，相馬市で99％が年間追加外部被ばく線量1 mSv以下を達成している．
- 外部被ばくの低減に有効な方策は，長時間生活する場所での線量管理の徹底である．小児であれば，学校および就寝場所周辺の線量管理である．除染は農村部や山間部など，生活時間の短い場所で広範囲に行うと費用対効果が悪いが，長い場所を選択的に行う限りはその効果があると考えられる．
- 空間放射線量は物理学的半減期に加え，ウェザリング効果のため半減期よりも早く減弱する．一般的には都市部ではコンクリートやアスファルトを含めた構造物が多く，土壌の占める割合の多い農村部に比べて，より速く雨で放

ウェザリング効果
放射性物質が，雨で流されたり，地中に浸透したりするなど自然作用で除去される効果のこと．(環境省HP語句説明より)

5 外部被ばくの推移

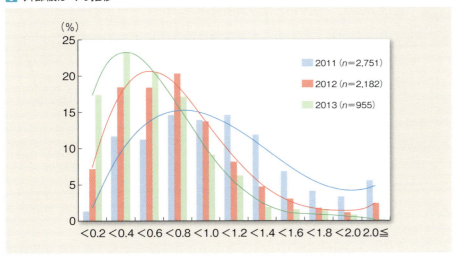

南相馬市ガラスバッジ検査結果より．

射性物質が流される傾向にある．そのため，都市部は農村部より空間線量の減弱は速いが，その一方で流れた放射性物質が，側溝や河口付近など，汚泥の溜まる場所に蓄積しやすくなり，継続的なモニタリングが重要となる．農村部では，土壌の多い地域や山間部ではウェザリング効果は比較的小さく，除染を含めた，放射性物質の除去を行わないと線量低減にはつながらない場合も多い．

避難による影響について

- 放射線災害後の避難区域の設定は，ICRP の勧告に基づき，空間線量のモニタリング結果から，年間被ばく量が 100 mSv を超えると考えられる場所では避難が選択され，20〜100 mSv の間の場所については，それぞれの国が決定する基準値に基づき，その基準を超える場合には避難が選択される．日本では最も厳しい基準である 20 mSv が選択された．
- 基準値以下の場所については，長期的に被ばく量の減弱を目指すため，上記慢性期被ばくにおける対応がとられる．被ばくを軽減するためには避難は有効な手段であるが，現実的には短期間での大規模避難は実現不可能な場合があり，特に高齢者では避難自体が生命のリスクを伴う．

 場所によっては避難しないことが妥当な選択肢となることも

南相馬市では，福島第一原発事故後，老人ホーム入所者で避難した者のうち，施設間格差はあるものの最大で 25％が 3 か月以内に死亡したと報告されている[4]．避難しない場合の急性期被ばく軽減には，食品管理と屋内退避といった方策しか取りえないものの，場所によっては避難しないことが，妥当な選択肢となりえる場合があることにも注意が必要である．

慢性疾患，精神疾患の悪化について

- すべての災害と同様，放射線災害は地域住民に対して生活環境の変化を強いる．避難生活や仮設住宅への移動，放射線被ばくを避けるための食事変化や，野外活動時間の変化，それに伴うストレスなど多くのリスクが存在する．
- 福島第一原発事故後でも，汚染地域では高血圧，高脂血症，糖尿病や抑うつ状態など，慢性疾患，精神疾患の悪化が指摘されている[5]．
- 糖尿病は発がんリスクを上昇させることが報告されており，そのリスクは福島第一原発事故による被ばくによる地域住民の発がんリスクと比較し，十分に大きいと考えられる．
- 他の災害でも報告される，喫煙率の上昇や，生活習慣病の悪化，薬物依存率の上昇も注意すべき課題である．
- 医学的には，放射線防護に比べて，上記のような慢性疾患，精神疾患の悪化の防止の方が優先されるべき課題である．放射線災害は，地域の急激な高齢化をもたらし，その結果として地域医療のリソースを枯渇させる．放射線被ばくのみに固執することなく，バランスのとれた介入が求められる．

 ## おわりに

- 福島第一原発事故のように，放射線災害が人為的に起こった以上，放射線被ばく以外の健康影響が，放射線被ばくによる健康影響より大きいので放射線被ばくは許容すべきである，という主張は地域住民にとって受け入れられるものではない．
- 放射線被ばくに対して線量だけを元にした論理一辺倒のリスクコミュニケーションや対応では不十分である．放射線被ばくによる影響について啓発活動を行うことは重要であるが，地域住民の感情や考え方に寄り添った情報提供を続ける必要があると思われる．

文献

1) Moysich KB, et al. Chernobyl-related ionising radiation exposure and cancer risk：an epidemiological review. Lancet Oncol 2002；3（5）：269-279.
2) Ozasa K, et al. Studies of the mortality of atomic bomb survivors, Report 14, 1950-2003：an overview of cancer and noncancer diseases. Radiation Res 2012；177（3）：229-243.
3) Nagataki S, Takamura N. A review of the Fukushima nuclear reactor accident：radiation effects on the thyroid and strategies for prevention. Curr Opin Endocrinol Diabetes Obes 2014；21（5）：384-393.
4) Nomura S, et al. Mortality risk amongst nursing home residents evacuated after the Fukushima nuclear accident：a retrospective cohort study. PloS One 2013；8（3）：e60192.
5) Tsubokura M, et al. Changes in metabolic profiles after the Great East Japan Earthquake：a retrospective observational study. BMC Public Health 2013；13：267.

復興期(慢性期)

次の災害対策への公衆衛生の取り組み

石井正三
(医)正風会 石井脳神経外科・眼科病院/日本医師会

- 深い専門性と総合的な診療能力を持つかかりつけ医を中心とした,急性期から回復期,慢性期,在宅への切れ目のない医療体制や地域包括ケアシステム,さらに,かかりつけ医機能を推進する医師会の取り組みは,超高齢社会の到来を迎えてさらに重要となる.
- 東日本大震災により,大災害では重度の患者への対応だけではなく,発災直後からの避難所等での医療や健康管理,特に高齢者等への支援が重要であることが認識された.そのような場では,中長期にわたり多様な医療ニーズや公衆衛生上の問題に対応しなければならず,救急災害医療の専門家からあらゆる方面の専門医の協力に加えて,平時からかかりつけ医として地域医療を実践している医師が必要とされる.
- 個々の医師や医療機関による災害対策には限界がある.したがって,医師の職能集団である医師会が,一般の医師を対象とする災害医療研修等のDisaster Preparednessや,JMAT派遣等の支援調整活動を行うことが重要となる.

 切れ目のない医療体制とかかりつけ医機能

- 日本では1961年に国民皆保険が成立し,急性期から回復期,慢性期,在宅への切れ目のない地域医療体制が,かかりつけ医を中心として構築されてきた.超高齢社会の到来を控え,今後は「施設完結型から地域完結型へ」という流れで「地域包括ケアシステム」の構築が進められる.
- 一般臨床医は,各自がプロフェッショナル・オートノミー[*1]に基づいて地域医療を実践している[1,2).他方,医師会は,生涯教育の実施,休日夜間救急や多職種連携の推進等によって医師の地域医療活動を絶えず底上げし,支援する役割を担ってきた.特に,深い専門性と総合的な診療能力を持つ「かかりつけ医」機能の推進は,医師会活動の中心といえる.
- 上記は,以下で述べるとおり,災害対策にも大いに関わるものなのである.
- 国民皆保険の成立によって安定した財源を確保し,患者の所得の多寡にかかわらず平等に医療を提供することが可能となり,健康保険に準拠する自由診療としての労災保険や自賠責保険等とともに,世界から高く評価される医療体制が築き上げられ,日本の社会・経済の発展を下支えする役割を果たしてきた.しかしながら,医療の大枠がこうした保険診療だけにとどまらないの

JMAT
Japan Medical Association Team;日本医師会災害医療チーム

[*1] 世界医師会WMAソウル宣言&マドリッド宣言.医師,医療集団にとっての行動原則を示したもの.

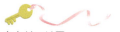

かかりつけ医
日本医師会では，長年にわたり，かかりつけ医機能の推進に取り組んできた．かかりつけ医とは，必要な時には専門医，専門医療機関を紹介でき，身近で頼りになる医師をいい，総合医とほぼ同じ概念である．総合的な診療能力に加えて，保健・介護・福祉等の医療以外のニーズにも対応できる社会的機能を持つ．超高齢社会を見据え，日本医師会の生涯研修制度によって養成を進め，かかりつけ医機能の強化を図る．

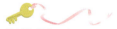

地域包括ケアシステム
地域の実情に応じて，高齢者が，可能な限り，住み慣れた地域でその有する能力に応じ自立した日常生活を営むことができるよう，医療，介護，介護予防，住まい及び自立した日常生活の支援が包括的に確保される体制をいう．

DMAT
Disaster Medical Assistance Team；災害時派遣医療チーム

もまた現実であり，その代表例が，災害医療である．

一般臨床医にとって，災害対策とは何を意味するのか

- 災害対策は，発災直後でDMAT等が到着していない時期，災害急性期，慢性期（「災害急性期」以降，復興期まで）の各段階で重要である．また東日本大震災で証明されたように，災害急性期であっても，DMATの対象である重度の患者だけとは限らない．

- 本章の主題である「災害時の慢性期対応」には，病期としての慢性期と，災害対応時期としての慢性期とがある．前者は，避難所での医療を中心に，発災直後から，重度以外の患者や災害前からの医療の継続が中心となる．後者では，例えば発災3か月後の避難所であっても急性期医療が必要な患者は当然継続的に発生する．

- DMATの隊員ではない一般臨床医には，「被災地の医師（被災地住民のかかりつけ医）」と，「被災地外から派遣される医療チームの医師」という二つの立場がある．前者では，発災直後でDMAT等が到着していない時期は，自身が被災しながらも圧倒的多数の被災者の生命を守ることになる．DMAT到着後も，プロフェッショナル・オートノミーに基づき，引き続き業務に従事しようとする医師が多いため，外部からの支援は不可欠である．かかりつけ医の存在は，不安と混乱の渦中にある被災者に安心感をもたらす．

- 被災地外から派遣される医療チームとしての立場では，かかりつけ医の特徴である深い専門性と広い総合診療能力をもって，様々な医療ニーズを抱える被災地における診療，健康管理に大きな役割を果たすことが期待される．

- 特に超高齢社会の到来は，「災害弱者」の増大に直結する．認知症や合併症など高齢患者は，災害発生時には即「災害弱者」となり，生命の危機に瀕する．災害による疾病・負傷とともに，災害前からの慢性疾患への医療の継続も極めて重要である．

- 「施設完結から地域完結へ」という入院医療から在宅療養へのシフトによって，従来ならば入院していたはずの患者が在宅へと移行しており，在宅酸素療法など生死に関わる療養をしている者も多い．したがって，大規模災害の発生時に在宅要援護者の所在や医療支援空白地域を把握することが大きな課題となってくる．

- 高齢者，障害者の長距離避難は，それ自体が健康・生命のリスクとなりうる．東日本大震災においても，避難中に死亡した事例が発生している．避難をさせるか否かの判断や，その交通手段や同行する医療関係者の確保など，行政からの情報提供と自衛隊を含めた充分なコーディネート下の支援が不可欠である．

被災地の医療機関へ引き継ぐ

慢性期対応の重要課題の一つとして,「被災地の医療機関への引き継ぎ」がある.災害医療の最終目標は,被災地が災害前の地域医療を取り戻すことである.そのような段階への移行過程(被災地の都道府県医師会による支援開始を含む)で,外部の医療チームは被災地のコーディネート機能の下で撤収時期を見極め,地元の医療機関へ患者を円滑に引き継がなければならない.そうでなければ,被災地の医療は外部に依存したままで,いつまで経っても復興しないのである.

日本における災害と一般臨床医の対応

- 「オールハザードアプローチ」という考え方が重要である.一定のレベルを超える災害事象では複合災害の形態をとることが,先進国や工業地帯の事象を見ると明らかである.東日本大震災では,地震によって津波や火災が発生し,深刻な原子力発電所事故も起きた[3-5].さらに,都市集中は一層進行しており,一旦災害事象が発生すれば被る被害の大きさは,これまでの予測を上回るとも考えられる.医療者全ての総力を結集した対応が求められるのである.また我が国でも,地域紛争や様々なテロのリスクが上昇している[6].
- 一旦災害事象に巻き込まれると,現場は一瞬にして文明社会の恩恵から外される.即ち,清潔な水道水や電気が途絶し,情報機器も不具合にさらされ,時間の経過と共に情報伝達の困難さは増していく.医療機器や薬剤に不足を生じ,飲用水や食料調達にも難渋しガソリンの備蓄が底をつくと移動の自由度も大幅に失われていく.避難所によって配給される食品の栄養にも偏りが生ずる.医師として公衆衛生的な幅広い視点から,行政の責任者等に善処するよう求めることが必要とされる.
- 傷病者対応は急性期対応から始まりそのアフターケアまでを組織的に行う必要が生じるが,他方で,様々な不自由さを抱えた要援護者対策と増大する避難民に対する多様な健康支援というデマンドが等比級数的に必要となる.このような環境での医療活動は,現場において被災しながら懸命な活動をしている地域の医療リソースへの支援も急を要するが,オペレーション全体として見れば,公衆衛生的な側面から展開されていくことが最も大切である.
- 衛生面での配慮は,清潔さの確保されたトイレ,飲み水や衛生用品の確保と供給から始まり,気象条件や避難所の状況によっては防寒や熱中症対策,インフルエンザやノロウイルスを始めとする感染症対策,床ずれの有無や皮膚の衛生状態確認,栄養面の目配りも要する.また,粉じんや塵埃そして下水などと生活圏との分離に対するチェックも大切である.住民の様々な心配に応えるためには,一般災害だけでなく化学物質対策や被ばく医療に対する知識も必須となる.
- 急性期医療のデマンドは災害直後に急上昇するが,当初の対応によって不要になる訳ではなく,継続的な支援も必要である.その上で,メンタルケアや

急性期後のケア，生活習慣病を含めた慢性疾病への対応，インフルエンザ等の季節性の感染症対策，災害後の住環境の不備に起因する熱中症対策など，様々な配慮も求められる．

災害医療支援における医師会の役割

- これまでに述べてきたことは，個々の医師，医療機関だけで対応しきれるものではない．そこで，一般の臨床医を中心に構成され，行政や関係機関との調整役も担う「医師会」の役割が重要となる．これまで既に全ての都道府県医師会は指定地方公共機関に指定されていたが，「日本医師会」は2014年8月1日をもって内閣府から「指定公共機関」に指定された．現在，災害対応組織の一層の強化に取り組んでいる．
- 日本医師会は，東日本大震災でJMAT[7-10]（）を被災地に多数派遣（ 3 , 4 ）するとともに，米軍やハーバード人道支援イニシアティブ等の協力による大量の医薬品搬送，国との折衝，医療・保健関係団体が参加した被災者健康支援連絡協議会の結成等を行った[11-19]．また，都道府県医師会は都道府県

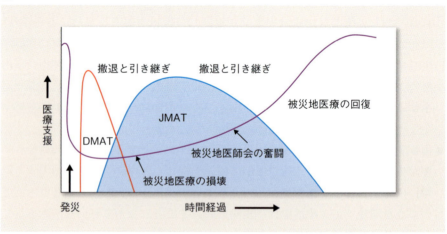

1 DMATとJMATの役割分担（概念図）

日本医師会「JMATに関する災害医療研修会」（平成24年3月10日）資料
（「DMATとJMATの連携」〈小林國男　日本医師会「救急災害医療対策委員会」委員長〉）

2 JMAT：プロフェッショナル・オートノミーに基づく行動

① 避難者に対する医療，健康管理
② 避難所等の公衆衛生対策：感染症対策，避難者の健康状態，食生活の把握と改善
③ 在宅患者の医療，健康管理
④ 派遣先地域の医療ニーズの把握と評価
⑤ 医療支援が行き届いていない地域（医療支援空白地域）の把握，及び巡回診療等の実施
⑥ 現地の情報の収集・把握，共有
⑦ 被災地の医療関係者間の連絡会の設置支援
⑧ 患者移送
⑨ 再建後の被災地医療機関への引き継ぎ

3 東日本大震災におけるJMAT・JMATⅡの派遣状況

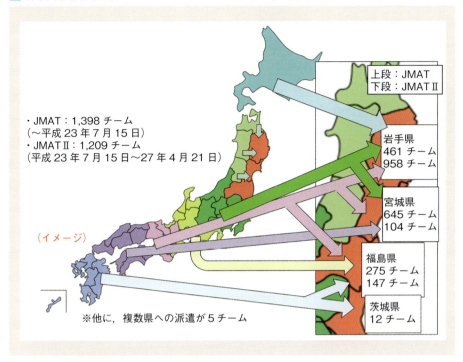

4 東日本大震災におけるJMAT・JMATⅡの参加者数（平成27年4月21日現在）

		JMATⅠ	JMATⅡ	全体
	チーム数	1,398	1,209	2,607
登録者数	医師	2,145	3,347	5,492
	看護職員	1,775	924	2,699
	薬剤師	461	841	1,302
	事務	1,139	186	1,325
	臨床検査技師，その他	534	208	742
	合計	6,054	5,506	11,560

派遣準備中含む．

　災害対策本部に入りコーディネート機能を担ってDMATや日赤など各種医療チームと被災地支援を行い，郡市区医師会はより地域に密着した同様の活動を実施する．
● JMATとは，避難所等における被災者に対する医療や健康管理を主な任務とする日本医師会の災害医療チームであり，被災地の都道府県医師会からの要請に基づき，日本医師会のコーディネート下に支援側の各都道府県医師会で編成したチームを派遣する．
● JMATの構成は1チームにつき医師1名，看護職員2名，事務職員1名（ロジスティクス，記録係，運転手等）が基本であるが，柔軟な構成とする．現

5 2013年度　南海トラフ大震災を想定した衛星利用実証実験【防災訓練】（日本医師会，JAXA，NICT）

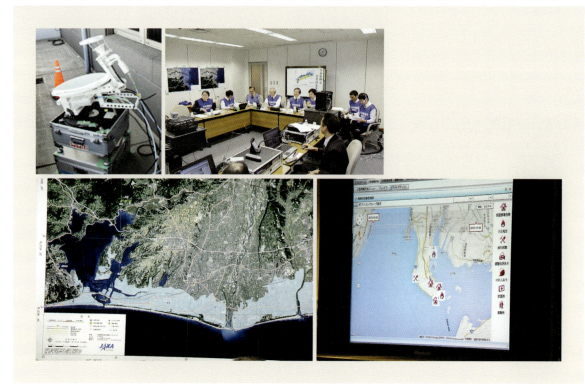

6 災害時医療救護協定の重要項目（医師会・行政間）

1. JMATの派遣費用の実費弁済
2. 二次災害時の補償責任
3. 「JMATの派遣は，知事等からの要請に基づくが，緊急やむを得ない場合は医師会の判断で派遣し，事後報告により知事等の要請があったものとみなす」旨の規定
4. 他の都道府県へ派遣した場合（県外派遣）の取り扱い（実費弁済，補償，みなし規定）
5. 定期的な協定内容の見直し（形骸化防止）

地インシデントコマンダーなどのコーディネート機能下で，DMATから災害急性期以降の医療支援を引き継ぎ，原則として被災地の医療が復興するまで支援する．さらに派遣終了後も，被災地の都道府県医師会からの要請に応じて災害関連死を含めた一般的な支援依頼への対策としてJMAT IIを派遣することもある．

- JMATの役割には，被災地で多様な関係者と情報を共有し，その時点での現地のデマンドを後方に随時伝達することも含まれる．それが被災地の災害医療コーディネーターに集約されるとともに，日本医師会や全国の医師会との情報共有がなされ，広範な支援活動と協働できるようになる．
- 災害対策を考えるには，災害がどこでも起こり得ることと中長期にわたり多様な医療支援が必要であることの認識が大切である．したがって，Disaster

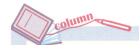

　2011年3月11日の東日本大震災において，私は福島県いわき市の自宅で眼科医の妻と大地震を体験し，それに続く津波や原発事故の惨状を目の当たりにした．同時に，日本医師会において救急災害医療の担当常任理事として，日本医師会災害医療チーム，JMATの創生を大震災の1年前に提言していたので，その大規模なオペレーションに当たって中心的に関与をした．限られた紙面とテーマでは意を尽くし難いところもあるが，この中からお伝えしたい意図を汲み取って頂ければ幸いである．

Preparednessの一環として，DMATの医師だけではなく，全国の多くの医師を対象に災害医療対応の平準化や全体的な底上げを図らなければならない．生涯教育に関連付けた災害医療研修[20-22]や，緊急時総合調整システム（ICS：インシデントコマンドシステム）[23]そしてスフィア・プロジェクト[24]といった新しい概念の普及等がある．

- インターネットによる情報共有は，今後の災害対策としても有効である．日本医師会では，2013年1月にJAXA（〈独〉宇宙航空研究開発機構）との間で締結した超高速インターネット衛星を用いた災害医療支援活動に関する協定[25]に基づき，南海トラフ大震災を想定した防災訓練を同年より行っている（5）[26]．訓練内容は，TV会議による都道府県医師会との協議とJMAT派遣要請を中心とし，クラウドによる被災地の医療情報や避難所情報の共有も実施している．
- 都道府県医師会は，東日本大震災後には，医師会間や各都道府県知事等との災害時医療救護協定の新規締結や見直しのプロセスを行っている（6）．
- 国や都道府県の防災行政における災害医療対策は従来DMATが中心であるが，被災地の住民・患者の生命や健康，さらには人間としての尊厳を守るという人道的視点に立てば，それだけでは不十分である．日本医師会や全国の医師会には，防災行政における医療の位置づけの充実に努めていく責務がある．

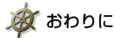 おわりに

- 災害時対応において最も大切なコンセプトはプロフェッショナル・オートノミーであるということは既述した．そこで，日本医学会総会の開催に向けてシュヴァイツァーから日本医師会に寄せられた1959年の手紙を引用して，この項を終えたい．この文章に込められた不朽の精神に免じて，私が付けた直訳調の読みにくさをご容赦頂ければ幸いである[27]．

　大震災によってお亡くなりになった方，行方不明の方々に哀悼の意を捧げます．現在も仮設住宅などで不自由な生活を余儀なくされている方々に心からの御見舞を申し上げます．また，国内外の多くの方々から寄せられた御芳志に感謝致します．

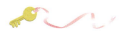

Disaster Preparedness

災害に対する備え．災害医療において最も必要とされることは，マニュアルや連絡網そしてリスクマネジメントといった一般論としての静的ツールだけではない．例えばアメリカで発達した緊急時総合調整システム（ICS：インシデントコマンドシステム）への理解や，動的に変化して先例がない災害事象に対応するクライシスマネジメントの総体であり，それが，disaster preparednessの最も中核の概念となる．臨床の現場自体が，教科書の記載とは微妙に異なる事象の連鎖から適切な診断と治療を行い，そこから演繹される結果に連続的に対応するという，小さなクライシスマネジメントを実践していると考えることができる．従って，我々臨床医こそが，災害に伴う様々なスキルを身に付ければ，地域でクライシスに対応するに相応しい資質を備えていると言えよう．

> **メッセージ**　　　　　　　　　　　　　　　　　　　Albert Schweitzer
> 〔前略〕
> 　生命を持続させることに最大の努力を傾ける様に義務付けられている，我々医師達は，生命の尊厳ということについて人々に注意を喚起しなければならない，そしてそれによって，精神的及び倫理的に人類を向上させる特別な使命を持っていると，私は心から信じている．
> 　そうして，この高い精神こそが，現代における多くの困難な問題について，人類の可能性を理解と解決に導くであろうと，硬く確信している．
>
> 　　　　　　　　　　　　　　　　　　　―日本医学会総会開催に寄せて―
> 　　　　　　　　　　　　　　　　　　Asian Medical Journal, April 1959（筆者訳）

文献

1) 「プロフェッショナル・オートノミーと臨床上の独立性に関する WMA ソウル宣言」（2008 年 10 月）"WMA Declaration of Seoul on Professional Autonomy and Clinical Independence"
2) 「医師主導の職業規範に関する WMA マドリッド宣言」"DECLARATION OF MADRID ON PROFESSIONALLY-LED REGULATION"
3) 日本医師会．原子力災害における安定ヨウ素剤服用ガイドライン．平成 26 年 3 月/原子力災害における安定ヨウ素剤服用ガイドブック．2014 年版．
4) 畑仲卓司，吉田澄人，王子野麻代．原子力発電所災害時の避難指示等の情報伝達と安定ヨウ素剤の服用に関する研究―原発事故の『情報災害』への対応と実効性のある『安定ヨウ素剤』の配布・服用．日医総研ワーキングペーパー No. 324．2014．
5) 王子野麻代，吉田澄人．原子力災害に備えた安定ヨウ素剤の事前配布と付随する諸課題―鹿児島県における安定ヨウ素剤事前配布等の事例報告．日医総研ワーキングペーパー No. 325．2014．
6) 厚生労働省厚生科学審議会健康危機管理部会．化学テロリズム対策についての提言．2014 年 7 月 10 日．
7) 日本医師会．「救急災害医療対策委員会」報告書．平成 22 年 3 月．
8) JMAT 携行医薬品リスト
9) 日本医師会防災業務計画　別紙「JMAT 要綱」
10) 石井正三．「東日本大震災」で初動した Japan Medical Association Team（JMAT）活動．日医雑誌 2011；140：1259-1267．
11) 石井正三．日本医師会の対応と JMAT の役割．日医雑誌 2012；141：32-36．
12) Ishii M, Nagata T, Aoki K. Japan Medical Association's Actions in the Great Eastern Japan Earthquake.World Medical & Health Policy 2011；3(4)：1-18．
13) Ishii M. Japan Medical Association Team's(JMAT)First Call to Action in the Great Eastern Japan Earthquake. JMAJ 2011；54：144-154．
14) Ishii M. Japan Medical Association Teams'(JMATs) First Operation：Responding to the Great Eastern Japan Earthquake. WMJ 2011；57：131-140．
15) Ishii M. Activities of the Japan Medical Association Team in Response to the Great East Japan Earthquake. JMAJ 2012；55(5)：362-367．
16) Ishii M. Overview of Japan Medical Association Team(JMAT) for Disaster Relief. JMAJ 2013；56(1)：1-9．
17) Ishii M. Japan Medical Association Team's(JMAT) Activities and Nuclear Accident in Fukushima after the Great East Japan Earthquake. JMAJ 2012；55(1)：19-20．
18) Ishii M, Nagata T. The Japan Medical Association's Disaster Preparedness：Lessons from the Great East Japan Earthquake and Tsunami. Disaster Medicine and Public Health Preparedness 2013；7(5)：507-512．
19) Ojino M, Ishii M. Reconstruction of the Radiation Emergency Medical System from the Acute to the Sub-acute Phases After the Fukushima Nuclear Power Plant Crisis. WMJ

2014；60(1)：2-8.
20) 出口真弓．東日本大震災ファクトブック 2012 年度版．日医総研ワーキングペーパー No. 295．2013
21) 日本医師会．JMAT に関する災害医療研修会．2012 年 3 月 10 日．
22) 日本医師会 web サイト（http://www.med.or.jp/test/jma/nichii/symposium/002622.html）
23) Akashi M, Gomes do Amaral JL, Ishii M, James JJ, Kayden S, Ogawa K, Reich MR, Sakamoto T. Summary of the panel discussion disaster medicine and the role of medical associations. JMAJ 2012；55(5)：406-411.
24) 永田高志，石井正三，長谷川学，寺谷俊康，水野浩利，深見真希，レオ・ボスナー（監訳）．緊急時総合調整システム(ICS)基本ガイドブック―あらゆる緊急事態(All hazard)に対応するために．東京法規出版；2014.
25) スフィア・プロジェクト―人道憲章と人道対応に関する最低基準 "The Sphere Project-Humanitarian Charter and Minimum Standards in Humanitarian Response"
26) 災害時の衛星活用に向けた実証実験に関する協定を締結―日医（日本医師会・JAXA 協定署名式）．日医白クマ通信 No.1637．2013 年 1 月 31 日．
27) 日医ニュース第 1255 号．平成 25 年 12 月 20 日．
28) 石井正三．「シュバイツァーからのメッセージ」日本医事新報「炉辺閑話」

被災地での地域精神保健活動

原　敬造
震災こころのケア・ネットワークみやぎ からころステーション

- ◆東日本大震災の特徴は，過疎地，少子高齢化といった日本の現在を象徴する地域を広範囲に襲った広域災害である．自然災害と原発事故に象徴される人的災害の複合災害である．
- ◆東日本大震災では，多くの方が犠牲になり，思い出や，家や財産，地域社会など想像を絶する喪失が起こった．
- ◆甚大な喪失体験には，既存のシステムでは対応困難であった．
- ◆発災間もなくから，被災者のこころのケア活動を行い，既存のシステムを補完しながらの活動から，新たな地域精神保健活動の萌芽を見出した．
- ◆この萌芽をより発展させ，我が国の地域精神保健活動の新たなモデルとして提示する．

「からころステーション」が出来るまで

- 2011年3月11日午後2時46分，東日本大震災が起こった．全国での死者は19,074人，行方不明者は2,033人，負傷者は6,219人であった．宮城県での死者は10,496人，行方不明者は1,271人，石巻圏（石巻市，東松島市，女川町）での死者は5,269人，行方不明者は722人で宮城県の死者の50.2％，行方不明者の56.8％を占めている．また宮城県での家屋の損失は一部損壊も含めて462,272棟で，石巻圏では71,541棟（15.5％）であった．中でも全壊は82,992棟に対して28,174棟（34.3％）であった．（総務省2014年9月1日発表）
- 人的，精神的，物的な甚大な喪失体験が起こった．
- 筆者らは，発災間もなくから，日本精神神経科診療所協会（以下，日精診）の協力を得て，仙台市，山元町，石巻市での被災者支援活動を開始した．全国から日精診の精神科医とコワーカーが原クリニック（仙台市）に集合し，各地支援活動を行った．仙台市では，はーとぽーと仙台のチームと合流して，仙台市七郷地区を担当した．山元町では，原クリニックスタッフと日精診のコワーカーと弟子丸先生が工房地球村の再建に尽力した．石巻市では，宮城クリニック（石巻市）のスタッフと原クリニックのスタッフが中心になり，日精診のコワーカーとともに避難者や自宅に戻っている方の支援を行った．
- 発災から間もなくは，各県からのこころのケアチームが被災三県を中心に活

動していた．徐々に仮設住宅，みなし仮設住宅への入居が進み，避難所が閉鎖されるにともなって各県からのこころのケアチームは引き揚げていった．仙台市では7月末，石巻市では10月末には，こころのケアチームの活動は終焉していった．
- 既存のシステムは，日常の活動も十分に行えないような大変な状況にあった．みやぎ心のケアセンターが立ち上がったのは2011年11月で，引き継ぎの時期は間に合わず，石巻支部は翌年4月にようやく開設された．そうした中で，筆者らは宮城クリニックを拠点にした活動を続けながら「震災こころのケア・ネットワークみやぎ」を立ち上げ，9月には事務所を整備し，10月に「からころステーション」として開設した．これまでの活動をからころステーションに統合して，宮城クリニックでの活動を終了した．

一般社団法人「震災こころのケア・ネットワークみやぎ」の立ち上げ

- 発災から間もなく，被害の甚大さと広範囲なことから，長期にわたる支援が絶対に必要と感じた．個人の力には限界があるので，法人を立ち上げることを決意した．
- 設立には時間が必要なため，比較的短時間に設立できる一般社団法人を立ち上げることにした．5月から準備を始め6月26日には認可を受けることが出来た．法人設立により，石巻市からささえあい事業と宮城県からアウトリーチ推進事業震災版を受託でき財政的基盤が出来た．
- 震災後様々なボランティア団体が被災地に入った．多くのボランティア団体が活動を縮小し被災地から撤退していった．
- 一時の高揚感がひいた後には，被災地には見捨てられ感が生じる．筆者らが特に気をつけた点は，見捨てられ感を持たれないような継続的支援であった．活動のモットーとして，迅速，丁寧，被災者により近く，そして継続をあげた．身の丈に合った，自力で出来る活動を心掛けている．

震災前の既存システム

- 精神保健を担当する行政機関としては，東部保健所が県の機関としてある．石巻市では健康推進課が窓口になっている．両機関は保健師を中心にしてメンタルヘルスの課題に取り組んでいる．しかし両機関ともに通常の精神保健活動を行っている組織であり，今回のような大規模災害に対処できるマンパワーを持っているわけではない．こうしたところに起こった大規模災害は当然のことながら既存の組織では対処できない．被災の大きさは，同時にメンタルケアの必要性も重大なものであることを示している．
- その他にも高齢者の地域包括支援センター，障害者の地域活動支援センター，相談支援事業所などのシステムもある．何れのシステムにおいても，サービスを受ける対象者は，介護保険の被保険者で介護認定を受けていなければな

らなかったり，障害福祉の分野では障害程度判定区分を受けていなければならない．
- 震災で起こっているこころのケアを要するのは，勿論精神疾患や精神障害を持っている方をふくめた，広く震災によりダメージを受けた住民である．多くの住民は，介護サービスを受けているわけでもなく，障害福祉サービスを受けているわけでもないので，既存の介護保険や福祉サービスでは対応困難であった．
- このような災害などの状況には既存のサービスでは対応困難なのである．しかしながら，からころの活動を通して筆者らは，このような活動こそが平時にはなくてはならないものであるとの確信を得た．

からころステーションは平時にこそ必要なシステム

- 宮城クリニックで行っていた災害支援活動を含め，からころステーションの活動は，3年8か月を超えようとしている．被災地での復興住宅の建設はまだまだである．多くの被災者は仮設住宅やみなし仮設住宅に住んでいる．仮設住宅では住宅の劣化が始まっている．また徐々に仮設住宅への取り残され感が強まっている．同時に元来高齢化率の高かった被災地で，年月がたつにつれて被災者の高齢化の問題が深刻になってくる．孤立化や孤独感の増大も大きなことである．
- 仮設住宅やみなし仮設住宅に住んでいる住民だけが被災者ではない．自宅で暮らしている被災者も多い．仮設住宅やみなし仮設住宅には行政や支援者の目がある程度はある．また，被災者向けのサービスもある．しかし，自宅に住む被災者には，サービスの目が届きにくいのが現状である．こうした中で，からころステーションではフリーダイヤルの電話相談を行っている．

> **からころ相談ダイヤル**
>
> この電話相談の特徴は，なるべく顔の見える関係の構築にある．一般の電話相談が匿名性を前提に行っているのに対して，スタッフは自分の名前を明確にし，相談者との関係を築き，訪問や来所での相談に結び付けていく．

- からころの活動は，にあるように重層的である．すべてが顔の見える関係へと結び付けるように組み立てられている．
- その中心的活動が10・3作戦で，石巻圏の住民10人に3人がからころを知っていただけるような宣伝活動である．
- 多くの住民にからころステーションの存在と活動を知っていただければ，様々なメンタルヘルスの問題の早期の解決に結び付き，ストレスが疾患を引き起こすことなく精神疾患の予防に役立つのではと考えている．
- からころステーションの活動の特徴は，アウトリーチ活動を中心に据えていることである．東日本大震災のような大規模災害時には，多くの方が被災さ

1 からころステーションの活動

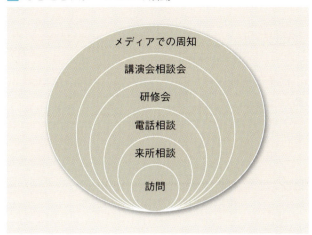

（からころステーション事務局作成）

2 からころステーションのアウトリーチ活動

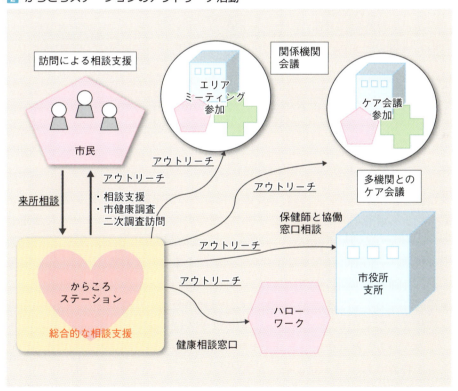

（からころステーション事務局作成）

れ，交通も遮断される．周りも被災しているのに，自分だけが相談してよいのかといった気持ちになる．またどこに相談したらよいのかがわからなくなってしまう．そうしたことから，アウトリーチによる活動が必要となる（**2**）．

3 からころステーションのネットワーク

からころステーションは，様々な機関とのネットワークによってお互いにサポートしながら活動を行っている．すべてを抱え込むのではなく，適切なケースマネジメントのもとで，受諾から終結を意識した取り組みを行っている．

（からころステーション事務局作成）

- からころステーションでは，多くの支援者との情報交換をはかるために，ネットワーク環境を活用している．そのことでアウトリーチでのデータの活用とその場での入力を可能にし，またFacebookの利用で，情報の共有と可視化，連帯感，一体感の強化をはかり，Skypeによる同時性の確保と，いつでも医師との面接を可能にしている．
- 平時にこのような活動があったなら，早期の介入が可能になり，精神疾患の予防にもなると考えている．既存のシステムは，何らかの手続きが必要であるが，からころステーションのケアシステムはそれを必要としない敷居の低さが特徴であり，それゆえ誰もが気軽にアクセスできるように開かれている．こうした地域に開かれた存在こそが様々な地域に必要なシステムである（ 3 ）．
- その結果として自死率の低下に寄与できればと考えている．勿論ストレスのもとになっている諸問題の解決に関与しながらであることは言うまでもない．

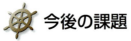
今後の課題

- からころステーションの活動の中で生じる課題は，様々である．
  ▶ 対象者が精神疾患に罹患しているか不明な場合である．的確なアセスメン

4 からころステーションのケアシステム

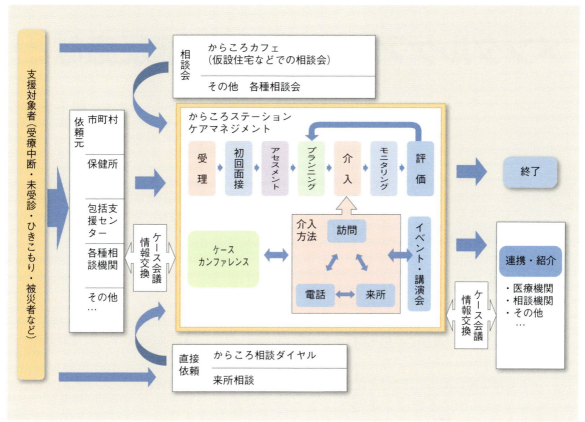

震災こころのケア・ネットワークみやぎ　　　　　　　　　　　　　　　（からころステーション事務局作成）

トが必要になり，場合によっては精神科医の訪問が必要である．現在は，日精診の精神科医が定期的に支援に来てくれているが，今後も中期にわたっての支援が可能なのか．

▶ 医療中断者をどう規定するのかも大きな問題である．期間なのか，それとも事例化なのかの問題もある．

▶ 対象者と主治医との関係が良好な場合は大きな問題はないが，良好でない場合，または拒否している場合にどこまでかかわるのかといった問題が生じる．

▶ 当方のチームと主治医や関係機関との関係をどう整理するのか，等．

● この活動を長期にわたって継続的に行っていくのが財政の問題を含めて大きな課題である．先にも述べたとおりこの活動は，平時にこそなくてはならない活動である（4）．

● 今後は包括的地域ケアシステムの構成の中で，メンタルヘルスの部分を年齢の枠組みのないかかわりとして取り組んでいく必要があると考える．

復興期（慢性期）

メンタルケア：PTSD，悲嘆反応など

村上典子
神戸赤十字病院心療内科

- PTSD（posttraumatic stress disorder；心的外傷後ストレス障害）とは，生命や身体に脅威を及ぼし，強い不安，恐怖，無力感をもたらすようなトラウマ体験によって出現する心の後遺症ともいえる症候群である．
- 大規模災害の場合，直後からトラウマ反応として，様々な症状が出現するが，多くは一過性であり，自然軽快する可能性も高い．しかし，慢性期においても，なお症状が持続する際はPTSDの発症も考慮する必要がある．
- 悲嘆（グリーフ；grief）とは，大切な人やものを喪った時に生じる身体的・心理的・社会的反応である[1]．大規模災害とは同時多発的な喪失体験であり，慢性期においては悲嘆反応が重要である．
- 大規模災害では，トラウマとなる体験のみならず，様々な喪失体験も伴っているため，トラウマ反応（PTSD症状）と悲嘆反応は混在することが多く，またその症状も類似しており，注意が必要である．

PTSD
PTSDの原因となるトラウマ体験は，災害，犯罪被害，重度事故，戦争，虐待など通常では経験しないような特別な出来事に限定されている．米国ではベトナム戦争が契機となり，わが国では1995年の阪神・淡路大震災と地下鉄サリン事件で一挙に注目されるようになった．

 ## PTSDの症状

- 2013年に改訂されたDSM 5より，PTSDの診断基準を簡略化したものを**1**に示す[2]．A項目は前提となる「トラウマ体験」の定義であり，PTSD症状としてはB項目「侵入症状」，C項目「持続的回避」，D項目「認知と気分の陰性変化」，E項目「覚醒と反応性の変化」の4つのカテゴリーに分けられている．以下に，解説を加える．
- B項目「侵入症状」は，PTSDを最も特徴づけている症状であり，多くの治療者はこの症状をもって，PTSDを疑い，中にはこれだけでPTSDと診断することもありうる（もちろん，これは正しくない）．「侵入」という言葉が示すように，単に「思い出す」ではなく，「頭の中に入り込んでくる」「目の前にありありと，その場面が再現される」「考えたくない，いやなのに考えてしまう」ということである．
- C項目「回避」は，災害についての，苦痛な記憶，思考，感情や，それらを呼び起こすような人，場所，会話，行動，物，状況などを避けようとすることである．回避が強い場合は，自ら被災体験を語りたがらないことも十分あ

1 心的外傷後ストレス障害の診断基準（6歳以上，F・G・H項目は略）

A. 実際にまたは危うく死ぬ，重症を負う，性的暴力を受ける出来事への，以下のいずれか1つ（またはそれ以上）の形による曝露：
   (1) 心的外傷的出来事を直接体験する．
   (2) 他人に起こった出来事を直に目撃する．
   (3) 近親者または親しい友人に起こった心的外傷的出来事を耳にする．家族または友人が実際に死んだ出来事または危うく死にそうになった出来事の場合，それは暴力的なものまたは偶発的なものでなくてはならない．
   (4) 心的外傷的出来事の強い不快感をいだく細部に，繰り返しまたは極端に曝露される体験をする（例：遺体を収集する緊急対応要員，児童虐待の詳細に繰り返し曝露される警官）．
   注：基準A4は，仕事に関連するものでない限り，電子媒体，テレビ，映像，または写真による曝露には適用されない．
B. 心的外傷的出来事の後に始まる，その心的外傷的出来事に関連した，以下のいずれか1つ（またはそれ以上）の侵入症状の存在：
   (1) 心的外傷的出来事の反復的，不随意的，および侵入的で苦痛な記憶
   注：6歳を超える子どもの場合，心的外傷的出来事の主題または側面が表現された遊びを繰り返すことがある．
   (2) 夢の内容と感情またはそのいずれかが心的外傷的出来事に関連している，反復的で苦痛な夢
   注：子どもの場合，内容のはっきりしない恐ろしい夢のことがある．
   (3) 心的外傷的出来事が再び起こっているように感じる，またはそのように行動する解離症状（例：フラッシュバック）（このような反応は1つの連続体として生じ，非常に極端な場合は現実の状況への認識を完全に喪失するという形で現れる）．
   注：子どもの場合，心的外傷に特異的な再演が遊びの中で起こることがある．
   (4) 心的外傷的出来事の側面を象徴するまたはそれに類似する，内的または外的なきっかけに曝露された際の強烈なまたは遷延する心理的苦痛
   (5) 心的外傷的出来事の側面を象徴するまたはそれに類似する，内的または外的なきっかけに対する顕著な生理学的反応
C. 心的外傷的出来事に関連する刺激の持続的回避．心的外傷的出来事の後に始まり，以下のいずれか1つまたは両方で示される．
   (1) 心的外傷的出来事についての，または密接に関連する苦痛な記憶，思考，または感情の回避，または回避しようとする努力
   (2) 心的外傷的出来事についての，または密接に関連する苦痛な記憶，思考，または感情を呼び起こすことに結びつくもの（人，場所，会話，行動，物，状況）の回避，または回避しようとする努力
D. 心的外傷的出来事に関連した認知と気分の陰性の変化．心的外傷的出来事の後に発現または悪化し，以下のいずれか2つ（またはそれ以上）で示される．
   (1) 心的外傷的出来事の重要な側面の想起不能（通常は解離性健忘によるものであり，頭部外傷やアルコール，または薬物など他の要因によるものではない）
   (2) 自分自身や他者，世界に対する持続的で過剰に否定的な信念や予想（例：「私が悪い」，「誰も信用できない」，「世界は徹底的に危険だ」，「私の全神経系は永久に破壊された」）
   (3) 自分自身や他者への非難につながる，心的外傷的出来事の原因や結果についての持続的でゆがんだ認識
   (4) 持続的な陰性の感情状態（例：恐怖，戦慄，怒り，罪悪感，または恥）
   (5) 重要な活動への関心または参加の著しい減退
   (6) 他者から孤立している，または疎遠になっている感覚
   (7) 陽性の情動を体験することが持続的にできないこと（例：幸福や満足，愛情を感じることができないこと）
E. 心的外傷的出来事と関連した，覚醒度と反応性の著しい変化．心的外傷的出来事の後に発現または悪化し，以下のいずれか2つ（またはそれ以上）で示される．
   (1) 人や物に対する言語的または身体的な攻撃性で通常示される，（ほとんど挑発なしでの）いらだたしさと激しい怒り
   (2) 無謀なまたは自己破壊的な行動
   (3) 過度の警戒心
   (4) 過剰な驚愕反応
   (5) 集中困難
   (6) 睡眠障害（例：入眠や睡眠維持の困難，または浅い眠り）

(APA. DSM-5 日本語版．2014[2]）より抜粋）

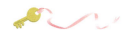

DSM
Diagnostic and Statistical Manual of Mental Disorders.
米国精神医学会による精神疾患診断基準マニュアルであり，臨床的にわが国でも広く使われている．従来のDSM-Ⅳでは，PTSDはパニック障害，強迫性障害，全般性不安障害などと同じ「不安障害」の項目に記載されていたが，DSM 5から「心的外傷およびストレス因関連障害群」という独立した項目に分かれるようになった．

Point
精神症状よりも，動悸，息苦しさ，めまいなどの身体症状が前面にでることも少なくなく，トラウマ体験についても語りたがらないこともあり，精神科医よりもプライマリケア医をまず訪れる可能性は高いと言える．

り得るので，災害との関係がわかりにくくなってしまう．

- D項目「認知と気分の陰性変化」は，災害の重要な側面を思い出せない（例：自分がどのように逃げたか覚えていない）ことや，「私が悪い」「誰も信用できない」「世界は徹底的に危険だ」などの過剰に否定的な信念や予想が含まれる．また，恐怖，戦慄，怒り，罪悪感，恥などの持続や，重要な活動（仕事や学校）への意欲低下，他者からの孤立感，疎遠感などのネガティブな感情に支配され，幸福や満足，愛情を感じられないなど，うつ病とオーバーラップする症状もみられる．
- E項目「覚醒と反応性の変化」は，攻撃性やいらだち，激しい怒りや無謀あるいは自己破壊的な行動といった形であらわれる．過度の警戒心や過剰な驚愕反応（特に音に対する過敏性が強くなる）で，集中困難や睡眠障害も伴う．

PTSD のケア

- PTSD のプライマリケアとしての第一歩は，まず受容，傾聴，共感である．ていねいに患者の体験や苦しみを聴き，「大変な経験をされたのですね」「よく話してくれましたね」などのねぎらいの言葉をかける．しかし，無理に話を聞き出そうとしてはいけない．話せる範囲のことを患者のペースで話してもらう．

Point
PTSD は症状が1か月以上持続することで診断され，1か月未満であれば急性ストレス障害（Acute Stress Disorder：ASD）である．一過性のPTSD症状を訴える被災者は多いが，自然災害においてはPTSDの発症率は10％前後と言われており，診断基準を完全に満たす者はそう多くはない．

- 次に，患者本人や家族への説明，すなわち心理教育である．これは，PTSDの概念や症状などを簡単に説明した上で，「災害のような特殊な経験をした場合，誰にでも起こりうる，無理もないことである」とお伝えすることである．患者は「自分の心が弱いからこのようなことになった」と自身を責めていることも少なくなく，こうした知識を持つことだけでも安心感につながる．
- 現実的な問題への対処について共に考え，自身でできるリラックス法（呼吸法など）を教え，自分をコントロールできる感覚を取り戻させることも大切である．
- 薬物療法としては，選択的セロトニン再取込み阻害薬（SSRI）が第一選択薬と言われている．パロキセチン（パキシル，ジェネリックもあり）とセルトラリン（ジェイゾロフト）はわが国でも保険適応が認められている．
- 投与の実際としては，SSRI は少量から開始し，効果や副作用を見ながら徐々に増量していく．即効性はなく，早くとも1〜2週間投与しなくては効果は見られない．臨床的にある程度の効果が期待できるのは4〜6週前後である．

Point
PTSD の治療に有効とされる心理療法として，曝露療法や認知療法などの認知行動療法，眼球運動脱感作再処理法（Eye Movement Desensitization and Reprocessing：EMDR）があるが，高度な専門的技術や長大な診療時間を要し，プライマリケア医が実施するのは困難である．

2 悲嘆反応

1. ショック・茫然自失・感覚鈍麻
2. 混乱・興奮・パニック状態
3. 事実の否認
4. 怒り
5. 起こりえないことを夢想し願う
6. 後悔・自責
7. 事実に直面し，落ち込む(抑うつ)
8. 絶望・深い悲しみ
9. 事実を受け入れる
10. 再適応

PTSD 初期対応マニュアル

薬物療法をはじめ，プライマリケア医が PTSD にどのように対応すればいいか，日本トラウマティック・ストレス学会による「PTSD 初期対応マニュアル」「PTSD の薬物療法ガイドライン」に詳細に記載されているので，是非参照されたい．同学会のホームページからダウンロードできる(http：//www.jstss.org/)．PTSD 症状の簡便なスクリーニングとして有用な「改訂出来事インパクト尺度日本語版(Impact of Event Scale Revised：IES-R)」も掲載されている．

悲嘆反応とは

- 喪失体験の後にあらわれる悲嘆反応のプロセスとして，**2**のようなものが知られている．これらは番号通りに順番にあらわれるとは限らず，行ったり来たりする．また個人差も大きい．以下に，解説を加える．

- 「ショック・茫然自失・感覚鈍麻」は，「頭がまっしろになった状態」であり，後になってみると，その時のことは覚えていないということもありうる．感覚の麻痺によって一見平静にふるまっていることもあり注意が必要である．「混乱・興奮・パニック状態」は泣き叫ぶなどで，これらは主に災害直後など急性期に見られることが多い．

- 「事実の否認」は「喪失した事実(愛する人の死など)を認めたくない，信じたくない」という心理であり，遺体と対面できていない場合などは慢性期においても持続している可能性が高い．「起こりえないことを夢想し願う」というのは，「どこかで生きている」と考えるなど，奇跡を願うような気持ちである．

- 「怒り」は，人為災害(大規模交通災害，原発事故)など加害者がいる場合，そちらに向くのは当然であるが，時には理不尽な怒りとして第三者やケアする救援者に向けられることもある．あるいは家族内に怒りが向いて互いに傷つけあうこともありうる．

- 「後悔・自責」は「サバイバーズギルト」とも呼ばれ，大規模災害で多くの人の命が失われ自分が助かった場合に起こりやすくなる．遺族の場合は「なぜ助けてあげられなかったのか」と自分を責めたり，「もっとこうしてあげ

大規模災害における喪失体験とは，大切な家族や友人との死別，家屋や家財道具やペットなどの喪失(津波や火事，水害の場合は思い出の品も含め何もかも全て)，自身の健康障害，職業や経済的な喪失，住み慣れた故郷の街の風景やコミュニティの喪失，そして未来への希望や安心感の喪失など多岐にわたる．

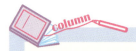

スピリチュアルケア

がん医療の分野では「スピリチュアルな苦痛」「スピリチュアルケア」という概念は浸透してきているが，他分野では必ずしも一般的な言葉ではない．しかし災害時やグリーフケアにおいては「なぜ亡くならねばならなかったのか？」など，つきつめていくと答のない問いかけはよく聞かれる．これらはスピリチュアルな苦痛の表出であり，必ずしもその場で答えなければいけないものではなく，その思いを受け止め，寄り添うことがスピリチュアルケアにつながる．

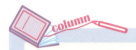

うつ病と悲嘆

抑うつ気分，興味や喜びの喪失，意欲や思考力の低下，食欲不振，不眠などはうつ病の中核症状ではあるが，死別後まもない遺族にはよくあらわれる反応であり，必ずしも病的とは言えない．DSM-IVでは，死別2か月後まではうつ病とは診断されないとなっていたが，DSM 5ではその縛りがとれて，マスメディアなども巻き込んだ議論になっている．悲嘆反応がうつ病へと発展していくことは臨床的にもよく見られ，抗うつ剤が奏効することもあるので，2か月を待たずに早期に薬物療法を開始できるメリットもある反面，正常範囲の悲嘆反応の遺族に，過剰に抗うつ剤が投与されてしまうデメリットも危惧されるからである．実際，死別後の悲嘆のうつには，全く抗うつ剤などの薬物療法に反応しない場合もあるのは確かで，両者の明確な線引きは難しい．

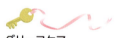

グリーフケア
悲嘆反応を生じた被災者の中でも家族を喪った遺族の心の傷はとりわけ深く大きく，特に配慮が必要である．「遺族がその人なりの悲嘆のプロセスをたどっていくことをサポートすること」をグリーフケアと呼ぶ．

たらよかった」など過去の出来事についても後悔を訴えることが多い．

- やっと事実に直面した後，さらに強い抑うつと，絶望・深い悲しみに襲われる．そして事実を受け入れ，やっと次の段階に進むことになる．再出発ともいえるが，遺族の場合は「故人のいない環境に適応する（再適応）」ということになる．

災害による遺族へのグリーフケア[3]

- 遺族の心の傷は言わば，傷口には薄いカサブタがはっているようなもので，何かのきっかけで容易にその傷口は開き，また血が流れる．決して「元通り」になるわけではない．そうした深い心の傷にふれるために，遺族にとって安心できる信頼関係を築くことが第一歩である．

- そして，遺族の様々な思いを共感をもって傾聴することである．下手な慰めの言葉よりは「黙ってそばにいる」だけで十分な場合もある．遺族が自身の語りを通じて，「ある種の納得を得る」ことが重要であり，「そっと寄り添う」という姿勢である．

遺族の反応には個別性が大きく，家族の中でも違いがある．その人なりの悲嘆のプロセスを尊重することが大事であり，こちらの価値観・死生観をおしつけることのないようにせねばならない．

- 遺族が元気そうに見えている場合もあるが，それは遺族の自己防衛反応（意識的・無意識的）であり，遺族自身も気づいていない可能性もある．その場合は感情表出を無理に促そうとはせず，不用意に悲嘆に踏み込んでいかないという配慮も必要である．無意識下に抑圧された悲嘆が身体化することもよ

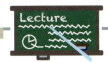

複雑性悲嘆

　悲嘆反応は喪失体験の後，一般的に見られる，言わば正常な反応である．しかし様々な要因から，通常の悲嘆反応より症状が複雑になったり，長期化することもあり，独立した疾患概念として，「複雑性悲嘆」「遷延性悲嘆障害」についても，ここ数年議論されている．が，現時点ではまだ明確な診断基準があるわけではない．DSM 5 においても巻末の「今後の研究のための病態」という項目で「持続性複雑死別障害」として，診断基準項目が記載されるにとどまった．現時点では，正常な悲嘆との境界は不明瞭で，鑑別は難しい．

く見られる．

PTSD と悲嘆の共通点と相違点[3]

- 災害による死別は「外傷的死別」とも言われ，トラウマ反応（PTSD 症状）と死別の悲嘆反応が混在する可能性がある．またその症状には共通点も見られ，両者を明確に区別することは難しい．以下に，トラウマ反応と死別の悲嘆反応の共通点・相違点をまとめた．
- 共通点としては，トラウマや死別に関わる記憶が侵入的によみがえり，当時の強い感情や知覚と共に思い出される（フラッシュバック），悪夢を繰り返し見るなどの侵入症状がある．また，トラウマや死別体験に関わることを回避することや感覚や思考の麻痺がおこる．たとえば，思い出すきっかけとなるようなこと（人との会話や場所）を避けたり，喜びや楽しみの感覚が失われ，人から疎外され，孤立しているように感じること，将来について考えたり，計画することができないなどである．
- 相違点としては，問題の中核は，トラウマ反応では苦痛をひきおこす場面への恐怖・脅威であり，悲嘆の死別反応では，亡くした人への分離不安であり，悲哀・思慕・恋しさである．死別に関連する「場面」は排除したいものである一方，「亡くした人」は決して忘れたくない人であり，アンビバレントな感情が生じる．

Point

死別の悲しみを一時的にもまぎらわすためや不眠の解消のために飲酒量が増えることはよくある．容易に入手できることや周囲が容認してしまうことも拍車をかけ，特に女性の場合アルコール依存に陥るリスクが高い．アルコール依存は阪神・淡路大震災後にも大きな問題となっており，孤独死（肝硬変の食道静脈瘤破裂，嘔吐後の窒息など）にもつながり，大規模災害時には特に注意が必要である．

文献
1) 高木慶子．喪失体験と悲嘆―阪神淡路大震災で子どもと死別した 34 人の母親の言葉．医学書院；2007．p2．
2) American Psychiatric Association（著），日本精神神経学会（日本語版用語監修），高橋三郎，大野裕（監訳），染矢俊幸ほか（訳）．DSM-5 精神疾患の診断・統計マニュアル．医学書院；2014．pp269-278．
3) 村上典子．災害における喪失・悲嘆への全人的ケア．心身医学 2012；52：373-380．

参考文献
- 村上典子．災害で大切な人を亡くした人へのケア．グリーフケア―死別による悲嘆への援助（高橋聡美 編著）．メヂカルフレンド社；2012．pp94-109．
- 瀬藤乃理子，村上典子．外傷的な死別後の遺族のケア―喪失とトラウマの理解．最新医学別冊．心的外傷後ストレス障害（PTSD）（飛鳥井望 編）．最新医学社；2011．pp169-178．

悲嘆反応として，パニック障害のような形の身体症状や，何らかの心身症（心理社会的要因が関与する身体疾患）の発症，うつ病や身体表現性障害としての様々な身体症状もある．注意すべきは，遺族にとっては死別の悲しみに直面するよりは身体症状の方がまだ受け入れやすいという点である．

子どものメンタルケア

桑山紀彦
（認定）特定非営利活動法人 地球のステージ

　子どもたちが抱える特徴の一つに，言語的な表現に長けていないという点がある．大災害が起きた際，そこで目にしたもの，触れたもの，感じたこと，それを言葉で表現し始めるのは通常12歳以上の子どもたちだが，12歳以下の子どもたちはなかなか言語的には表現できない．そこで，非言語的なアプローチが重要になってくるのである．

　私たちはその際「心理社会的ケア」という手法を用いる．

　これは1980年代にデンマークを中心に広がったトラウマケア，心的外傷後ストレス障がい（PTSD）の予防のためのケアプログラムであり，主に紛争などにおける拷問の被害者に対するメンタルケアのためのプログラムとして開発されてきた．

　1990年代に入るとノルウェーのオスロ大学に「心理社会的難民センター（Psychosocial Centre for Refugees）」が設立された．筆者は1994年にこのセンターに留学し，心理社会的ケアを学んだ．

　それを発展させる形で筆者は1993～1998年，JEN[*1]という団体と共に旧ユーゴスラビアにおける心のケアを，2003年以降はNICCO[*2]という団体と共に世界で頻発した自然災害の心のケアを行ってきた．そして2011年，筆者のクリニック「東北国際クリニック」は津波の被害を受け，筆者自身被災者となったが，国際協力の仲間たちと共に地元宮城県名取市の被災した子どもたちを対象に心理社会的ケアを実施してきた．毎日を子どもたちとの活動に費やして2年間，ありとあらゆる知見を加味しながら心理社会的ケアを発展させることができたと思う．それを元に，子どもたちへのメンタルケアの実際を以下に述べてみたい．

　非言語的なアプローチに加え，集団での取り組みを重要視し，子どもたちが本来持つ表現力を引き出すことで心の中にあるトラウマの記憶をあぶり出し，それに脈絡をつけて一つの物語として紡ぎ出す．それが心理社会的ケアの主な活動だが，これは強くPTSDの発生機序とリンクしている．ジュディス・L・ハーマンが書いた『心的外傷と回復（Trauma and Recovery）』（みすず書房刊）は，トラウマの記憶の特徴を明確に定義し，PTSDの発生機序をあぶり出し，その予防や治療に有効な具体策を提示した．日本語版は元神戸大学医学部精神神経科の中井久夫先生が訳され，今でもトラウマの記憶やPTSDを理解するための最も有効な書として愛読されている．

回復の3段階

　トラウマの記憶から発生するPTSDを予防したり治療するにあたって大切なことは，この「ハーマン理論」の「回復の3段階」に基づくということである．

第一段階「安全の確保」

　これはもう二度とそのような出来事に出遭うことはないという安心を得ることである．震災から最初の1，2か月は強い余震が続いていた．

このように安全が確保されていない環境下ではなかなか心のケアは進められないが、6月くらいには余震も落ち着いたので、心理社会的ケアを開始した。

📎 第二段階「語りと服喪追悼」

この段階が活動の中心となり、トラウマの記憶をあぶり出して、物語化していくという方法をとる。津波の直撃を受けた閖上(ゆりあげ)小学校の子どもたちは、自分たちの校舎に避難して危うく死を免れた。しかし目の前に迫ってくる津波とあっという間に1階部分を飲み込んでなお水かさが増すその校庭の黒い水に、命の危機を感じていた。加えて津波の表面からはガソリンの臭いが立ちこめており、すぐ近くに見えるいくつもの炎が水面に広がれば自分たちは校舎と共に焼け死ぬとも思っていた。「死ぬかもしれない」そう思った恐怖は心の中に突き刺さり、トラウマの記憶となって残る。

その後水が引いて避難所に逃れ、不安な時間を過ごす中で自らの父や母が迎えに来ない恐怖。「ひょっとしたら、父さんは亡くなったのかもしれない」という不安。やがてそれが的中して、祖母と共に遺体安置所に出向き、恐怖と不安の中で見た父の絶命した姿。すべてはトラウマの記憶として心の中に突き刺さり、氷のように心を凍らせていく。

通常、トラウマの記憶は切り立っていて、物語性がなく、映像が優位となる。その記憶の間にはそれをつなぐ物語が存在せず、非常に断片的に心の中に林立(または孤立)している。それがトラウマの記憶の特徴である。それらの記憶は決して薄れることなく心の中に突き刺さり続けているために、悪夢となって出てきたり、日中にフラッシュバックとして蘇っては、その人を苦しめる。この孤立して映像性の高いトラウマの記憶は、「時がたてば忘れる」というものではなく、時がたてばたつほどその孤立性は高まり、まるで巨大なくさびのように心に刺さったまま、微動だにしない。表面的に忘れているように思えても、いつ何時蘇るか予測もできず、不安と恐怖の中に暮らすようになっていく。それがPTSDの本態である。

だから、この第二段階の「語り」が重要になってくるのである。孤立して、映像優位に残ってしまったトラウマの記憶はあたかもA-C-D-F-Hのように林立(孤立)している。しかし、他人の語りを聴いたり、みんなといっしょにその時のことを思い出しながら会話していくと、やがてその間に埋もれていた記憶としてのB-E-Gが蘇ってくる。思い出す(想起する)ことはその瞬間は辛いかもしれない。しかし、こうして語ることで途切れていた記憶を取り戻し、映像が優位で林立(孤立)した記憶の断片、A-C-D-F-Hに語りで得た記憶、B-E-Gをはめ込めば、見事にA-B-C-D-E-F-G-Hがつながる。こうして物語となった記憶の羅列は林立(孤立)ではなくなり、ゆっくりと優しい忘却の線路に乗せられて、やがて忘れていくことができる。まるであのゲーム「テトリス」のように、同じ色がそろうと、ふっと消えて上にあったピースが降りてくるような感覚である。

こうして断片化していたトラウマの記憶をつなげ、一つの物語にすることでPTSDになることを予防したり、その症状を軽くしたりする。それが「心のケア」の本態である。

子どもたちにこういった「物語化」を促進するために取り組む際、どうしても気になることは「言葉が大人ほど達者ではない」ということ。だから私たちは「心理社会的ケア」の一つ、「心理社会的ケアワークショップ」を行う。

■写真言語法

このワークショップはまず最初に「写真言語法」というものから始める。それは1枚の写真を見て、いろんな感想を述べるもの。これは自由な発想をしてもいいということと、人前でどんなことを語ってもいいという安心感を伝えるために行う。加えて「物語化」を促進するた

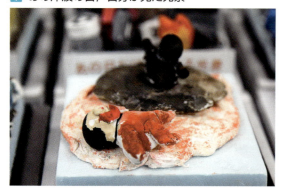

1 あの津波の日，自分が見た光景

に，ある写真を見て，それが「どこ」で，「誰」が，「何」を，「どうしよう」としていたか，自分なりの物語に組み立てていってもらったりする．それは1枚の写真で行うこともあるが，複数枚の写真を組み立てて行うこともある．こうして「物語化」についてのオリエンテーションを行う．

■ 二次元表現〜描画法

次いで取り組むのが「二次元表現」〜描画法である．

描画は簡便であり，子どもたちにとっても取り組みやすい．例えば主題としては，「楽しかったことと苦しかったこと」のようなものに始まり，「忘れられない光景」や「あの津波の日に見たもの」のような，深部に迫るところへ緩やかに持っていく．これは平面での表現なので二次元表現と位置づけている．

■ 三次元表現〜粘土細工

そして次に取り組むのが「三次元表現」〜粘土細工である．

立体表現になるので，情報量は多くなる代わりに子どもたちの創作に対する負担も増える．しかし写真言語法や描画法である程度表現することに慣れている子どもたちは，意外なほど容易に三次元表現に入っていく．粘土を使って「忘れられない光景」などをつくるが，私たちは紙粘土を使って大きなジオラマ制作に取り組んだ．3つの段階に分け，第一段階は「自分たちが暮らしてきた，でも今はもうない閖上の街づくりのジオラマ」である．在りし日の自分の街を子どもたちは嬉々として表現していった．既に津波で失われてしまっているのだから，そんなものをつくらせて辛くさせるのではないか，という心配があるようだが，子どもたちは全くそのようなそぶりもなく，取り組んでいく．それは自分たちが生まれ，生きてきたその「土台」をきちんと確認したいし，自分は根無し草ではないのだということを他人に伝えたいという前向きな気持ちも働いていたと思う．そして何より，暮らしてきた街を失っていることにフタをしてタブー視してしまう学校関係者や臨床心理士が多い中で，子どもたちが本当に求めていることは，「生きてきた証」を明確にすることであることに気づくべきだと思う．

第二段階は「あの日，自分たちが見た光景を勇気を出してつくり出すジオラマ」である．みんなで話し合いながら，「津波の日」の情景を創り出していった（**1**）．命の危険にさらされた場合，往々にしてトラウマの記憶は途切れ途切れで，断片化している．しかしこのワークショップを行うことは，お互いに途切れた記憶を補完し合い，一つの物語にしていくことにとても有効である．忘れていたこと，気づかないふりをして逃していたことに気づき，「私の津波の物語」を完成させていくことにとても有効であった．

そして第三段階は「未来の，自分たちが住みたい閖上の街づくりのジオラマ」である．夢と希望を織り込んで，理想の街づくりに取り組む．そこには子どもたちなりの防災意識が働いており，「500メートルを超える閖上タワー＆ヘリポート」や「もう一回津波が来てもそれをがぶりと飲み込んでくれる巨大な犬のロボット」が創作される．こうして，未来への希望もみんなで創り上げていく．

この三次元表現には他にも「はりがねの人生」ワークショップがある．それは70 cm程の針

金を自分の人生に見立てて折れたり曲げたり，人生の軌跡をはりがねの上で表現するものである．そしてその転機となったところには必ずその出来事を表す「アイコン」を粘土でつくって表現する．そしてみんなの前で発表することによって，自分がどんな経験をしてきたのか，どんな思いでいたのかをきちんと言葉で表現していくのである．

こうして，言葉での表現には長けていない子どもたちも，紙や粘土，針金といったツールを使うことによって言語化を促し物語を完成させていく．

■四次元表現〜音楽，映画，演劇

三次元表現に続く四次元表現，それは音楽ワークショップ，映画ワークショップ，そして演劇ワークショップである．これらは三次元の立体表現に加えて四つ目の時間軸を持っているという意味において四次元表現と位置づけられる．津波の被害を受けた子どもたちとの音楽ワークショップ．それは瓦礫を使って楽器を制作する通称「ガレッキづくり」と，津波と復興の曲をつくるオリジナル曲づくりが合体したものである．私たちはこうして津波のことや，その後の復興のことを歌詞にしてオリジナルの歌をつくって歌ってきた．それによって，向き合い，乗り越えていくという経過をたどってきた．

そして映画ワークショップ．これは津波のことを題材にして映画を制作していくものだが，演劇のようにセリフを覚えきらなくてもいいという点においては子どもたちにとっても取り組みやすい内容となっている．つまりシーンごとにテイクを重ねていけばいいので，納得のいくシーンが撮れたら先に進んでいく．こうして津波に関する思いをみんなで共有し，作品にしていく．私たちはこの津波の被害に対して，あえて架空の物語，フィクション映画の制作を行った．ドキュメンタリーはもう十分制作されている今，大切なことは想像力を取り戻すことだと考えたのである．私たちはあの悲惨な津波の記憶や映像によって想像力を奪われてきた．厳しい現実に支配されて想像力を失っていたのである．だからあえて，「こんな願いが叶うといい」「こんな奇跡が起きるといい」というフィクションをその創作活動の中に入れた．そうすることで子どもたちは今まで以上に積極的に活動に関わるようになった．それは子どもたちが本来得意としている想像力を働かせることを，いい形で刺激できたからだと思う．

こうして制作した映画「ふしぎな石」は4人の被災した小学生が主演し，加えて4人の被災した大人が関わり，全60分の映画となって完成した[*3]．

こうして映画ワークショップを終えた後，最終テーマとして演劇ワークショップに入っていく．映画で制作したシナリオをそのまま使うことも有効であるし，少し演劇に特化した内容に変えてもいいと思うが，子どもたちはセリフを覚えて演劇に臨んでいく．こうして，四次元表現の最終形としての演劇をもって，回復の第二段階「語りと服喪追悼」のステージを終える．それはまさに「心理社会的ケア」の目指すものと全く同一である．

第三段階「社会との再結合」

しかしここまででは本当の心のケアが終わったとは言えない．第三段階「社会との再結合」というテーマが残っているからである．これは，自分が経験したトラウマの出来事が世の中の役に立つということを経験して初めて成り立つものである．それはまさに「語り部」や「案内人」の人々が体現していること．「津波の経験が，子どもたちに向けていのちの大切さを教える効果を持っている」ということに気づき，その実感を得ることである．これを経験することにより，自分が生き残った意味や経験したことの意味を感じ取り，津波で被災したからこそ語れる言葉がある，過酷な経験をしたからこそ伝えられる事実があるという，世の中に対する自らの

貢献を意識できるようになる段階である．それにより，回復は最終段階を迎え，トラウマの記憶にもうさいなまれない自分，トラウマの記憶に支配されるのではなく，それを支配する自分になれた強さを意識する段階となるのである．

映画「ふしぎな石」に出演した子どもたちは，「津波で恐ろしい経験をしたからこそ，この映画に出ることができた」と述べ，その映画を見た大人に「次は私たちが向き合い，語る番だといわれてうれしかった」と語った．これこそまさに回復の最終段階，「世界との再結合」を果たした瞬間だと思う．

このように，子どもたちの心のケアには表現しやすい工夫が必要であり，時間をかけながら創作活動を中心に心の中にあるものを吐き出していくという特徴がある．

これからの大災害において，より早い段階でこういった心のケアの実践が同時多発的に起きることを願ってやまない．

[*1]：JEN（特定非営利活動法人ジェン）
[*2]：NICCO（公益社団法人日本国際民間協力会）
[*3]：映画「ふしぎな石」．上映のご希望は是非 （認定）NPO法人「地球のステージ」まで．

復興期（慢性期）

生活不活発病
災害時医療の新たな課題である「防ぎえる生活機能低下」

大川弥生
産業技術総合研究所ロボットイノベーション研究センター

- ◆ 今後の災害医療の新しい課題として，「防ぎえる生活機能低下（preventable disability）」の予防がある．その生活機能低下の主要な原因は生活不活発病である．
- ◆ 今後重要なのは，災害医療の中に生活不活発病予防・改善を中心とする生活機能低下予防・向上を明確に位置づけることである．
- ◆ 生活不活発病の発生機序や予防・改善の理解には，医学モデルではなく，ICF（国際生活機能分類，WHO）の「相互作用的・統合モデル」に立つことが効果的である．
- ◆ 災害時の生活機能低下や生活不活発病多発は，災害時だけでなく平常時の取り組みの不十分さの反映と考えることが重要である．

 災害時の「防ぎえる生活機能低下」の同時多発

- 災害時には，特に高齢者や，震災前から生活機能低下があった人（障害のある人や要介護認定者など）に生活機能低下が生じやすい．その主な原因は生活不活発病である．
- 阪神・淡路大震災（1995年）以来，「いのち」をいかに守るのかの観点から，災害医療において「防ぎえる死亡（preventable death）」の予防が強調されてきた．今後はそれに加えて，「防ぎえる生活機能低下（preventable disability）」の予防が重要になってきた．
- これはせっかく生き残った人生を，できるだけ幸せな充実したものにしていくにはどうしたらよいか，ということといえる．医療において，疾病・外傷面だけでなく，生活機能低下予防に向けた支援が求められるということである．
- この問題の重要性は行政的にも認識され，新潟県中越地震以来，厚生労働省から災害時に生活不活発病の予防に関する注意喚起が事務連絡として出されてきていた．しかし東日本大震災では，これまでにない広範囲・大規模な生活不活発病による生活機能低下の発生を許してしまったことは残念である．

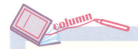

災害時の生活不活発病多発

筆者は新潟県中越地震（2004年）時に長岡市の協力を得て，ICF（International Classification of Functioning, Disability and Health；国際生活機能分類）に基づく生活機能調査を避難勧告地域の65歳以上の高齢者について行い（回答者1,626人，回答率86.4％），被災後に歩行困難をはじめとする生活機能の著しい低下が同時多発していることが明らかになった．そしてその原因としては，「生活不活発病」が最も影響していることがロジスティック回帰分析により判明した．

その後，平成18年豪雪（富山県，2006年），能登半島地震（2007年），高波（富山県，2008年），平成24年九州北部豪雨（大分県，2012年）等の各種災害時にも，同様の生活機能低下の同時多発を確認している．

東日本大震災では発災1か月後に仙台市の避難所で，そして2か月後に南三陸町で，生活不活発病の発生を確認した．

その後，7か月目に南三陸町で全町民の生活機能の実態把握を行い（回答者12,652人，回収率83.9％，高齢者では90.1％），その結果は，震災発生時非要介護認定高齢者の1/4近く（23.9％）で震災前よりも歩行が難しくなっていた．歩行以外にも，身の回り動作などの「活動」の低下，そして「参加」の低下など，生活機能全体の低下がみられた．

調査時の住居の種類による違いも大きく，仮設住宅でほぼ3割，自宅生活者でも，直接的な津波の被災地で21.3％，直接被災していない地域でも14.3％であった．

このように，仮設住宅だけでなく，従来は災害時支援の対象として比重が低くなりがちであった自宅生活者にも，しかも津波の直接的な被害のなかった場所でも起こっていることは注目すべきである．

要介護認定者や，障害者（身体障害者だけでなく知的障害，精神障害，「谷間の障害」を含む）など，震災前から生活機能低下があった人々では，より一層の低下がみられた．

このような低下の原因として，生活不活発病が最も大きく，「生活が不活発になった」理由として最も多いのは，「家の外ですることがなくなった」こと，次いで「家の中ですることがなくなった」こと（仮設住宅生活者に多い），そして「外出の機会が減った」ことであった．この第3の「外出が減った」ことのきっかけで最も多いのは，「外出する目的がない」であり，これは実は1番目の「家の外ですることがない」とほぼ同じことである．

他の被災地でも，同程度もしくはそれ以上の低下が認められた．

生活不活発病は災害時のみでなく平常時においてその予防・改善は重要である．生活不活発病の全体像については拙著[2, 4]をご覧いただきたい．

 ## 生活不活発病

- 生活不活発病とは，文字通り「生活が不活発」なことによって生じる，全身の心身機能の低下である．しかし，介護関係では寝たきりの原因であり，予防・改善は難しいものとの認識が強いように思われ，これには注意が必要である．一方，一般医療面では，脳卒中や骨折のような急激に運動機能の制限を生じる場合にそれに伴って発生するものとの認識が強い傾向があるように思われる．

- 「動かないと体がなまる，弱る」というのは一般常識であるが，高齢者や障害者では特にそれが起こりやすく，常識では考えられない程度にまで達しうることはあまり知られていない．これは子供にも起こりうるものである．

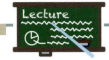

ICFの「生活機能モデル」の重要さ

「防ぎえる生活機能低下」の予防・改善に向けた支援の実現のためには，「生活機能」の基本であるICFの生活機能モデルに基づいて生活機能低下の発生機序や支援のあり方を理解することが効果的である．

ICFは，「生活機能モデル」に立って，人の「生きることの全体像」を総合的にとらえる「共通言語」(共通のものの見方・とらえ方)"である．そして「より良く生きる」ために働きかけていくためのツール(道具)なのである．

- 「相互作用的・統合モデル」に立つICF

ICFの最も基本となる概念は「生活機能」と「生活機能モデル」である．

生活機能とは**1**の中央の高さに位置する「参加」「活動」「心身機能・構造」の3者を含む「包括概念」である．

生活機能モデルの特徴は，生活機能に影響する要因を，「健康状態」「環境因子」「個人因子」の3種類に整理したこと，さらにこれら全6要素が互いに影響しあうことを双方向の矢印で示した「相互作用的・統合モデル」であることにある．

ICFは，医師や看護師その他のコメディカルの国家試験にも出題されているが，臨床上の活用はまだ十分とはいえない．生活機能およびICFについて，より詳しくは文献[1-3]をご参照いただきたい．

1 生活機能モデル（ICF・WHO，2001）

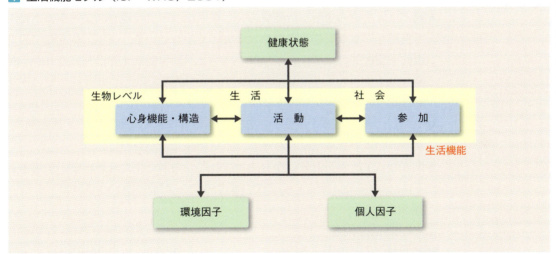

参加：仕事，家庭内役割，地域社会参加　等
活動：歩行，家事，仕事などの生活行為
心身機能・構造：心と体の働き，体の部分　等
健康状態：病気，ケガ，妊娠，高齢，ストレス　等
環境因子：建物，福祉用具，介護者，社会制度　等
個人因子：年齢，性，ライフスタイル，価値観　等

（矢印はこれらが互いに影響しあうことを示す）

- 高齢者・障害者には災害前から既に生活機能低下を生じている人が多く，また災害後には健常者よりもこれを生じやすい．特に避難所生活では，「することもなく」「動きたくても動けない」環境がこれを促進する．

廃用症候群と生活不活発病

　生活不活発病の学術用語は「廃用症候群」であるが，この名称は，①「廃」という字が「廃人」「廃業」「廃棄物」などを連想させて不愉快である，②概念規定の問題として，「廃用」すなわち，ある機能を「全く用いない・使わない」ことだけが問題なのではなく，「使い方が足りない」だけで起こるものであることを正確に示さず，誤解を招く危険があり，現に招いている，などの理由から，あまり適切ではない．

　その点「生活不活発病」は，不快なひびきがないだけでなく，原因についても，また予防・改善についても「日々の生活のあり方（活発さ）が重要」という，最も基本的な特徴をわかりやすく示す，という点で，より適切な用語と考えられ，行政的にも使われるようになっている．

　「年だから」とか「病気だから仕方がない」と思っていることが，実は生活不活発病そのものであったり，それが大きく影響していたりすることが少なくない．

　ということは，「仕方がない」のではなく，防げるし，改善できるのである．

参加からはじまる「右から左」への因果関係

- ②では災害時の生活不活発病の発生機序をICFの「生活機能モデル」に沿って整理し，主な影響を赤線や太い矢印で示している．災害に伴う環境因子の変化や支援等の環境因子が参加の制約と活動の制限を起こし，それが心身機能の低下をもたらすという，「参加」⇒「活動」⇒「心身機能」という「右から左へ」の因果関係であることを示している．
- つまり，通常考えられやすいような，健康状態 ⇒ 機能障害 ⇒ 活動制限 ⇒ 参加制約という「左から右へ」の因果関係ではないのである．
- 災害時に生活が不活発になる，すなわち「動きたくても動けない」理由としては，「することがない」ので「動かない」が最も多い．これは「参加」の低下である．

❷ 生活機能モデルからみるパラダイム・シフト──「参加」から「心身機能」への影響

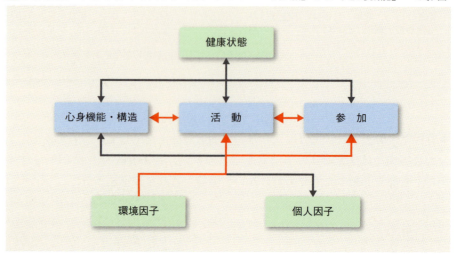

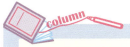

生活不活発病チェックリスト（❸）

　生活不活発病の早期発見・早期対応のために，「生活不活発病チェックリスト」が効果的である．本チェックリストは，日常生活上の動作を中心にチェックするものであるが，問題発見のためだけでなく，発見された低下した項目への早期対応にも役立つ．

❸ 生活不活発病チェックリスト

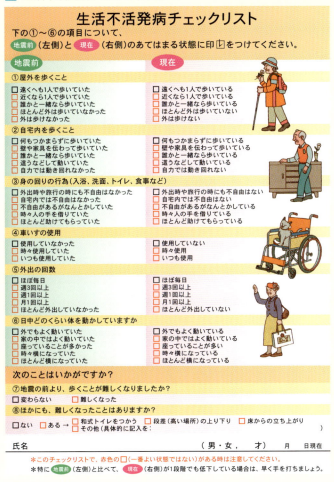

生活不活発病の症状―日常生活上の動作の不自由が早く出現

- 生活不活発病は，心身のあらゆる機能が低下するものである．
- 大事なのは，通常の疾患と異なり，要素的な「心身機能」レベルの症状の発現以前に，日常生活上の動作（ICFの「活動」），すなわち歩いたり，立ち上がったり，階段の昇り降りなどの，様々な動作の困難や，疲れやすさが生じてくることである．
- それはこれらの生活動作は多くの心身機能から成り立っているので，個々の

心身機能に起こってきた低下はたとえ僅かであっても，それらの「相乗効果」としての動作の困難は早くから目立ってくるからである．

⚓ 予防・改善は「生活の活発化」で─「参加」の重視

- 生活不活発病の予防・改善のポイントは，「生活を活発化する」ことである．それは「充実した生活を送ることで，自然と心身機能を使う」ことが基本である．生活不活発病予防・改善の目的も，そしてその手段も「充実した，楽しい人生を送る」ことである．
- 「生活の活発化」とは一日の生活全体としての活発さが重要である．特別の訓練や運動が必要なのではない．生活不活発病では心身のあらゆる機能が低下するのであるから，そのうちの一部の機能（筋力など）だけに，短時間働きかけただけでは効果が乏しいのである．
- 最も効果的な対応は，「参加」を充実させることで「活動」を行う機会が増え，その結果として「心身機能」を使うことを増やすことである．
- これは，2の生活機能モデル図での生活機能の3つのレベルでいえば，「参加」→「活動」→「心身機能」という"右から左へ"の影響を重視しての対策が重要だということである．"左から右"への影響を重視する医学モデルに陥らないことである．

⚓ 活動を明確なターゲットとする

- また，生活不活発病によって「活動」の「質」（自立度，やり方）が低下した場合は，その活動自体の質的向上を図ることが重要である．そのためには，活動が「実用的に行える」ようにするための「やり方の指導」を行い，必要な補助具などを効果的に用いるなどで活動を向上させることができる[3]．
- この場合，家事が一部困難になったからすぐに家事援助のサービスを入れるとか，歩くのが不自由になったからすぐ車椅子を使う，というように，「代行的・補完的サービス」で対応すべきではない．一旦は介護が必要であっても，家事能力を高める，また歩行能力を高めるようなADL訓練や活動向上訓練を主体としたリハビリテーション医療[3]や介護のあり方（「よくする介護」[2]）で対応する．

⚓ 生活不活発病進行の悪循環

- 生活不活発病は，一旦はじまると，4のように「悪循環」をつくって進行していく．
- まず「動かない（生活が不活発）」ことによって生活不活発病が生じる（4の矢印①）．次に，生活不活発病が起きると，歩くことや身の回りのことなどの生活動作が難しくなったり，疲れやすくなって，「動きにくい」ようになる（矢印②）．そのために，ますます「動かない」ようになっていく（矢印③）．その結果，生活不活発病は一層進む．

ADL
activities of daily living；日常生活行為

4 生活不活発病進行の悪循環

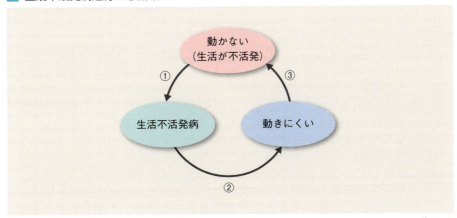

(大川弥生.「動かない」と人は病む―生活不活発病とは何か. 講談社現代新書. 講談社；2013[4] より)

- この悪循環をどこかで止めないと，どんどん進行して，生活動作がほとんどできなくなって，「座らせきり」「寝たきり」の状態にまでいたる．また，元気な時にしていた家の中の仕事や社会参加(友人との付き合い，地域活動への参加など)ができなくなり，「生きがい」もなくなっていく．
- このように，生活不活発病が発生する最初のきっかけは小さなことだとしても，「生活不活発病の悪循環」が起こり，生活動作の不自由さが進んでいくのである．
- このような悪循環から脱却し「良循環」をつくることが必要である．悪循環の逆である「良循環」とは，すなわち，「よく動く」→「生活不活発病が軽くなる」→「動きやすくなる」→「一層よく動く」ということである．
- そのためには，「動く目的」をつくること，つまり「生活の内容」(仕事や社会参加)を豊かにして，「いろいろとすることがある」→「だから自然によく動く」という状態をつくることが基本となる．

平常時の生活不活発病・生活機能への取り組み

- 災害時の生活不活発病を中心とした「防ぎえる生活機能低下」予防対策の基本は，実は災害時だけでなく，平常時における，患者・生活機能低下者(高齢者，障害児・者等)への支援のあらゆる場面で，日常的に行われていなければならないはずのものである．
- 今後，この問題への関心と理解により，災害時の生活不活発病と生活機能への取り組みが向上し，それが平常時の取り組みの向上に直結していくことを期待したい．

文献

1) 大川弥生. 生活機能とは何か ICF：国際生活機能分類の理解と活用. 東京大学出版会；2007.

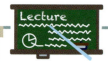

「特別な配慮が必要な人」

「防ぎえる生活機能低下」の予防においては，災害時支援に関与する様々な人々が，支援の対象とすべき人と支援の内容について共通認識をもつ必要がある．これは，これまでの「災害時要援護者」が規定するところよりもはるかに広い範囲の人を含み，その対策（配慮，支援）の内容も，福祉避難所を中心とした従来の「要援護者」対策よりも広範囲のものにする必要がある．これが実態調査および現地活動から痛感されることである．

その点で中央防災会議「地方都市等における地震防災のあり方に関する専門調査会」の報告書（平成24年3月）[5]で示された「特別な配慮が必要な人」の概念が重要であり，今後の共通認識となることが望まれる．

その内容は筆者が従来提案してきたもの（**5**）と同じであり，大きく「A．健康状態」と「B．生活機能」との両面から整理されている．そして，「配慮すべき内容」と関連付けて「配慮すべき人（配慮が必要な状態）」を明らかにし，また「予防」の観点からの配慮が必要なことを重視していることは，「要援護者」の場合と大きく異なる点である．

5 特別な配慮が必要な人—「健康状態」と「生活機能」の両面から（大川）

<u>A. 健康状態</u>について配慮が必要な状態
- I. 災害発生前から，健康状態上管理が必要な場合
  - ・病気のある人
    生命維持に直結する機器（人工呼吸器，人工透析，在宅酸素療法等）が必要
    薬物治療中
    食事療法中
    運動療法中　等
  - ・妊婦
  - ・新生児，乳児
  - ・環境管理が必要な人
    頸髄損傷で体温調整が困難な人，アレルギー疾患・素因のある場合等　等
- II-1. 災害でケガをした場合
- II-2. 災害を契機に新たな疾患が発生，顕在化した場合
  - ・心的外傷後ストレス障害
  - ・アルコール依存症
- III. 災害を契機とした疾患出現の「予防」が必要な場合
  - ・生活不活発病のリスクが高い人
  - ・高齢者（予備力が低下している）　等

<u>B. 生活機能面</u>について配慮が必要な状態
- I. 日常生活活動低下
  1. 介護を受けている場合
  2. 「限定的自立」の場合（自宅など日常の生活範囲でのみ自立）
- II. 要素的活動低下*
  1. コミュニケーションに困難のある場合
     （視覚障害，聴覚障害，失語症，知的障害，認知症，高次脳機能障害等）
  2. 判断能力に困難のある場合
     （知的障害，精神障害，認知症，高次脳機能障害等）
  3. 集団行動の遂行に困難がある場合：パニックを生じる，騒ぐ，同じペースで行動できない等
     （精神障害，発達障害，知的障害，認知症，高次脳機能障害等）
  4. 移動に困難のある場合：歩行や立ちしゃがみ困難等
     （足のまひ等）
  5. 腕，手に不自由がある場合
  6. 耐久性が低い場合
     （呼吸器障害，心臓疾患，慢性疾患，体力低下等）

*「要素的活動低下」の6項目を覚えるには…
「コミュニケーション」をとって「判断」し，「集団生活を送る」には「手」・「足」だけでなく「疲れやすさ」も考慮する．

---

2) 大川弥生．「よくする介護」を実践するためのICFの理解と活用—目標指向的介護に立って．中央法規出版；2009．
3) 大川弥生．新しいリハビリテーション—人間「復権」への挑戦．講談社現代新書．講談社；2004．
4) 大川弥生．「動かない」と人は病む—生活不活発病とは何か．講談社現代新書．講談社；2013．
5) 中央防災会議．地方都市等における地震防災のあり方に関する専門調査会報告．平成24年3月．

復興期（慢性期）

継続支援

大泉　樹
留寿都診療所

- ◆大規模災害後，数年間にわたって支援が必要になる場合も多く，災害直後に支援に行けなくても，慢性期の支援で十分お役に立つことができる．
- ◆外部からの支援者として「郷に入れば郷に従う」ことと，外部者だからこそできる一歩下がった視点でのコーディネーションとの両方を考えていくことが大切である．
- ◆支援では，いつもの自分の仕事と違う環境で働くことで，逆に学ぶことも多い．
- ◆継続支援ができるような働き方を模索することは，自分の働き方，ワークライフバランスを見つめなおすチャンスでもある．
- ◆支援に行くことを考える一方で，自分が被災した場合に支援に来てもらうことを普段の診療の中で考えておくことも大事である．

継続支援の心得

- 大規模災害での被災直後から災害派遣チームの支援は，数か月から半年ほどで終了することになる．しかしその後も，被災した医療機関のスタッフ不足の状態は続き，被災後の住民は不便な仮設住宅等での生活で健康の問題は多く，医療機関の果たさなければならない役割は大きい．このため，外部からの支援も数年にわたって必要になる場合も多い．
- 慢性期の継続支援では急性期支援の時間に追われながらの難しい対応というよりは，ニーズの把握や関係性の構築にゆっくり時間をかけることができるので，災害支援の経験がない場合でも，適切に対応すれば十分役に立つことができる．逆に，適応するのに時間がかかるのであれば，短期間では相手に迷惑となるかもしれないので，支援の期間なり回数なりである程度長期に関わることが必要である．
- 慢性期なので，派遣に際しての交通手段や滞在については先方と相談する時間は十分にあるだろう．持参しなければならないものも急性期に比べて少ないが，医師免許のコピーは忘れずにもっていきたい．基本は「アウェイ」で何があるかわからないので，できるだけ頭をやわらかくすることである．いくら相手の対応が悪くても怒ったりするのは支援者の心得として論外である．

医療機関での診療支援

- 被災後で疲労している，あるいは被災後に赴任してきて慣れない環境で頑張っている地元スタッフの役割の一部を担うことができれば大きな助けとなる．派遣にあたっては，まず，支援内容が外来診療になるのか，病棟になるのか，あるいは夜間や休日の時間外対応になるのか，総合診療なのか，どの程度専門のことをしなければいけないのかということが問題になる．
- 求められているものが自分の能力に合っているかどうかであるが，要請に完全に合った医師を探していると，見つからないこともあるかもしれない．自分のできることできないことを冷静に判断して，相手先の医師や代表者に伝え，どの程度のお手伝いならできるのか，お互いの妥協点やレベルが落ちたときの方策について話し合っておくとよい．
- 事前に訪問しておいたり，最初の1日は戦力にいれてもらわないようにすると支援の開始がスムーズにいく．準備段階で，その医療機関の地域での役割と診療の方針，患者さんの状況，紹介する場合の周辺医療状況などを確認しておこう．
- マニュアルがあれば，まずそこからの情報収集を行う．明確なオリエンテーションがあれば言うことはないが，そうでない場合も多く，足りないところはスタッフからの情報を集めよう．最初にある程度の状況と自分の役割を把握することが大切である．

実際の診療

患者さんへの挨拶は特に重要

- 当然，どの患者さんとも初対面になるので，「○○からお手伝いにきています△△です」と，しっかり挨拶すると，ほとんどの場合患者さんは「それはありがとうございます」という感じになり，よりよいコミュニケーションへとつながる．

看護師さんや他のスタッフとの連携

- それぞれの患者さんのこと，普段ならこういうケースはどう対応しているかなどの情報は，随時，他のスタッフから聞かなければならない．この患者さんはこれでいつもどおりなのか，違うのか．被災地ではメンタルケアやアルコールの問題もあり，いつも患者さんと接しているスタッフの情報がとても大事になる．

改変，改革はしない

- 支援に際しては，慢性期支援といえども非常事態のピンチヒッターであることを忘れず，できるだけ支援先の医療機関のいつものペースを乱さないようにするべきである．自分ができるからといって，そこでは普段やらないこと

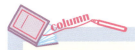

電子カルテ
　他の医療機関で診療の支援を行うとき，案外苦労するのが電子カルテである．
　もし，紙カルテしか使ったことがない場合，慣れるのに時間がかかるかもしれない．診察に余計に時間がかかったり，コンピューターに夢中になるあまり，患者さんに失礼になることにも注意が必要である．診療前に時間をもらい，マニュアルをみながら練習する時間をとりたいものである．また，医療機関にあるマニュアルがわかりにくいときもあるので，自分なりに作るのもいいだろう．事務方の人数に余裕があるならば，カルテは紙に書いて，事務に入力をお願いする方法もある．支援の前に自分の得手不得手を伝えておくことも大事である．電子カルテをいつも自分で使っていればその心配は少ないが，メーカーによって使い方も異なるので，2種類くらいの電子カルテの経験を積んでおくのがお勧めである．

をやったり，前医の治療を否定するようなことは慎むべきであろう．
- どうしても外から来ると，そこの医療機関の改善すべき点がみえてきたり，被災者のためにはこうしたほうがいいと思うこともあるだろう．しかし，被災した側は代わる代わる来る支援者にいろいろ提案されて，対応に困っている場合も多い．そういった提言をする場合は，余程のことでない限り，自分の支援がある程度の実績を積んでから，そして今後もある程度の期間関わる場合に，相手の忙しさや提案内容の実現性を考え，自分がそれにどれだけ手伝えるのかを考えあわせて行うべきである．

先発品とジェネリック
薬の名前にも苦労するかもしれない．電子カルテなら過去の投薬をみたり，薬効や頭3文字入力から検索したりするのであろうが，先発医薬品ばかり使っているとジェネリックは一般名がそのまま使われているものが最近は多く，なかなかわからないかもしれないし，その逆もあるだろう．主要薬については先発品名，一般名をある程度覚えておいたり，メモしておいたりするとよい．

仮設住宅等での健康相談

- 東日本大震災では，3年を経ても20万人以上の住民が，今までの生活とは全く違う仮設住宅での生活を余儀なくされ，不眠，うつ，PTSD，生活不活発病，孤独死，アルコールの問題も起こりやすくなっていた[1]．多方面からの居宅訪問や，イベント，お茶会などの支援も入り，それらを少しでも減らそうとの活動が行われたが，医師による健康相談会も住民の安心には大きな助けとなる[2]．

健康相談会（1）
- 健康相談会での総合医としての役割は，個々人との健康相談とミニレクチャーなどの健康講話ということがメインになる．

個々人との相談
- 個々人との相談では，被災後の病院は混んでいて，受診していなかったり，十分な相談にのってもらっていなかったりする場合も多いため，時間をかけて話を聞いてあげることも重要である．病院と違ってリラックスした雰囲気を作りやすいので，笑顔を忘れず自己紹介や世間話も交えながら，相手が

ここでも普段からその仮設住宅と関わっている，あるいはこの健康相談会を企画した行政や支援団体の保健師さんなどから，参加者の情報や，特に被災地なので触れてはいけない内容などについての事前の情報収集も大事である．

1 健康相談会

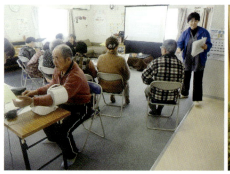
仮設住宅集会室での健康相談会

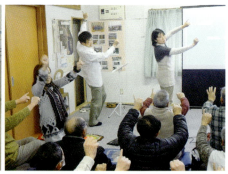
健康相談会ではみんなで体を動かすことも大切.

話しやすくなるように努めよう.
- 集会室等での相談にはプライバシーへの配慮も忘れてはならない．相談者によって，もっと時間や場所が必要なときには，別な機会を設定する方法もある．
- 身体診察，処方，治療をどこまで行うかはケースバイケースであろうが，健康相談会では処方や治療までは通常は行わない．もう災害後慢性期になっているので保健診療は本来の医療機関で行ってもらうのが，地元医療機関の復興のためにも大切だからである．

ミニレクチャー（健康講話）
- ミニレクチャーのお題は，予め仮設住宅の方々からの要望があったり，担当保健師さんからのリクエストだったりする場合が多いが「不眠」「うつ」「脱水症」「生活不活発病」といったものから「糖尿病」「認知症」など，聞きに来る方に適当な題材が選ばれることが多い．普段から総合医としてクリニックや地域にでての健康相談会をやっておくと，こういう際には役に立つ．

コーディネーターとして

- たとえ自分の役割がひとつの駒としての支援であろうとも，外部者が支援に行く以上，多かれ少なかれコーディネーターの視点は必要である．
  - ▶ 移りゆく被災地の状況の中で，ニーズは何なのか？
  - ▶ そこにどんな支援が必要なのか？
  - ▶ 自分の支援は役立っているのか？
  - ▶ 支援をすることで害になっていることはないか？
    特に，支援が地元の復興の邪魔をしていないか？　については忘れてはならない．住民の方の健康が第一であることには変わりないが，地元の医療機関や介護関係の事業所，医師会の復興を，外部からの物資の支援や無料診療や過剰な診療が妨げることになっては，将来の住民の健康にとっては大きなマイナスになってしまう[3]．

- また，コーディネーターとして，地元スタッフへの配慮も外部者だからこそ気づいてあげられることである．仮設住宅の訪問や，被災後特有の疾患への対応など，被災前とは違う仕事内容に戸惑ってはいないか．彼らの相談にのり，慣れない対応のための勉強会などのアレンジも必要かもしれない．また，地元スタッフも被災者である．彼らの健康にも十分に配慮する必要がある．と同時に，支援チームや自らの健康についても客観的に見ていかなければならない．
- そして，コーディネーターとして気づいたことを，どう伝えて，どう手伝っていくのが地元のスタッフと住民のためになるのか．先にも述べたが，外部者の助言が地元のスタッフを苦しめることのないよう十分な注意が必要である．このコーディネーターの一歩下がった視点，広い視野をもつことは，一総合医としても必要なところである．

支援に行けるような働き方

- 継続支援をする期間や頻度は相手方の要望にもよるので一概には言えないが，毎週の自分の休みに支援に行くというのではとても継続的な支援はできず，普段から柔軟に対応できるような働き方を模索しなければならない．
- 例えば，グループ診療や，ワークシェアにして，時間に余裕をもたせておくと，いざというとき外に出やすい．一人でやっているクリニックを早目に後継者に手伝ってもらうというのもワークシェアのひとつだろう．あるいは定年後にフルタイムの職には就かず，パートタイム的な働き方にする方法もあるだろう．
- 因みに筆者は本来医師1名の村立の無床診療所を，医師2名で村と業務委託契約を結び，半分は全くフリーのワークシェアにして，NGO活動[4]や地域への診療支援を行っている．時間に余裕を持たすと，当然，その分報酬は減ってしまうが，空いた時間で他の医療機関や僻地などに診療支援に行くと，収入にも繋がる．ただしこの場合，あまり先々までの予定を固定してしまうと何かのときのために余裕をもたせている意味がなくなってしまう．
- 支援に行くのもそうだが，他の場所で働くと，自分のところでは知ることのできなかった新しい知識を得ることもできるし，いつもとは別の場所で，別のスタッフたちとチームを組んで仕事をすることで学べることは大きい．また，余裕ができた時間を研修や勉強に充てることができれば，総合医としてのスキルアップに役立つ．それでいて災害時には継続的にお手伝いもできるとあらば，こんなに充実した生活はないかもしれない．

やっぱりグループで
これからの在宅医療の時代，ソロプラクティスでは在宅の24時間対応は難しい！ そこを考えてもグループ診療，ワークシェアを取り入れたい．

自分のクリニックでも発信
クリニック便り，ホームページ，ブログなどで被災地での活動について，自分の地域の方々にも発信してみたい．他の地域のことを先生を通じてみなさんが考えてくれるいい機会になり，医療機関の社会貢献のアピールにもなりうる．

ボランティア？ 仕事？

こういった派遣は時期や内容にもよるが，無料奉仕であったり，交通費とわずかな謝礼だけだったり，通常の報酬が得られたりといろいろな場合がある．総合医が医者として住民の健康のために働くことはプロの仕事でなければならず，プロの自覚をもって仕事するという意味ではボランティアではないだろうし，あくまで被災地支援なのでその仕事に対価を求めず，自主的に行うという意味ではボランティアといえるのかもしれない．ボランティアの定義にもよることである．

マニュアルとオリエンテーション

支援する側にとってありがたいのはマニュアルとオリエンテーション．大事なお手伝いとして，次に支援に来る人のためにマニュアルを整備したり，次に来る人にオリエンテーションをしたりすることはとても役に立つ．正式なオリエンテーションは派遣元からあるべきだが，こういった先達からのアドバイスは次の支援者にとってとても有益である．

派遣をさがすネットワーク

必要とされる派遣先をどうやって見つけるか．東日本大震災では，総合医の派遣として，日本プライマリ・ケア連合学会のほか，日本医師会のJMATもある．また，NGOを介してという方法や，いくつかある総合医のためのメーリングリストから情報を得る方法もある．

普段からそのようなネットワークに参加する方法もあるが，その時になって「○○大震災，医師派遣」などと検索する方法もある．もちろん，医師同士で「何かあったときにはお互いに…」というネットワークがあれば一番心強い．

自分が被災したら

- 自分の医療機関が被災したら，その時は継続支援をしてもらう側にまわることになるだろう．あるいは災害でなくても急に診療に穴をあけることがあるかもしれない．そういう非常時に備えて普段から，支援にきた医師がわかるようなマニュアルを用意していたり，他のスタッフが支援者にオリエンテーションができるように情報を共有しておくことも大事である．
- 「日頃できないことは災害時にもできない」と，東日本大震災で被災された複数の医療関係者から伺った．日常からクリニックの職員の間，他の医療機関や，行政，事業所などといい関係を作っていくことが，いざというときに役に立つものである．そして自分の家族などの身の回りとも，いい関係を保ち，「何かあったら」を相談しておくと非常時には大変心強い．

文献

1) 長　純一. 被災地におけるプライマリ・ケアとプライマリ・ヘルス・ケア. JIM 2013；23：55-57.
2) 大泉　樹. 地域の健康のためにできることは？—カンボジア，留寿都村，気仙沼. 公衆衛生 2012；76：246（74）-249（77）.
3) 國井　修. 災害時の公衆衛生—私たちにできること. 南山堂；2012. pp261-275.
4) NPO法人 どさんこ海外保健協力会ホームページ．

災害支援ネットワークの活動

池田昌弘
全国コミュニティライフサポートセンター

介護・看護の専門職ボラセンを立ち上げ

　被災地の福祉施設や避難所などで暮らす被災者と，全国の施設・在宅介護関係者，市町村社会福祉協議会，福祉系大学などをつなぎ，協働する，「東北関東大震災・共同支援ネットワーク」（以下，共同支援ネット）を，震災直後の2011年3月13日に立ち上げた．共同支援ネットは，①被災地の人たちを主役に，②外部支援者や専門職が前のめりにならず，③必要なことに速やかに応え，④避難〜仮設〜復興の長期的視点で対応（まずは支援期間を2年間と想定），⑤全国に散らばった避難者の支援も視野に入れる――を基本姿勢とした．

　事務局は，被災地に本部を置く特定非営利活動法人全国コミュニティライフサポートセンター（CLC）が務めた．

　共同支援ネットは，初めに介護・看護の専門職に特化したボランティアセンターを設置，ボランティアの募集を始めた．ホームページやブログ，一般紙の記事などで募集を知った人から応募が相次ぎ，多くのボランティアを集めることができた．ボランティアの派遣先は，被災自治体の役所や避難所，施設などで事前調査を行い，ニーズを把握したうえで決めた．このマッチングとコーディネートが，共同支援ネットの重要な機能だった．

　ボランティアは個人参加が大半で，身軽に動ける機動性が大きな武器だった．混乱する被災地で介護・看護体制を支える貴重な戦力になったが，各人の知識や経験には違いがあり，また，受け入れ側が求める支援内容とボランティアの意気込み・力量との間にずれが生じることもあり，マッチングには相当の労力と慎重さが求められた．少なくとも組織派遣が本格化するまでの間，専門職ボランティアの派遣・受け入れをコーディネートするボランティアセンターの必要性は，非常に高いと感じた．登録ボランティアは，2011年9月末時点で1,669人．同日までの延べ活動人数を日割りで算出すると，宮城県と栃木県の2市13市町の30か所で1万1,989人におよぶ．

　避難所や介護事業所などで不足していた医薬品，栄養剤，寝具，車両などは，全国の病院や社会福祉法人に提供を呼びかけた．寄せられた物資・車両は，要望に応じて速やかに分配した．車両は，岩手・宮城・福島・栃木県の6市2町の10か所に計56台を提供している．

　共同支援ネットの活動資金は，全国からの寄付を原資とした．寄付金は，震災後1年で約4000万円に達した．その使途は，有識者の委員会に諮って決めている．

専門職ボランティアの活動を支える拠点の整備

　震災当時，CLCには，仙台市内に3か所の拠点施設があった．これに加え，震災直後，石巻市内で公民館分館を借りることができた．各施設は，ボランティアの宿泊と物資集配の基地となった．ボランティアには当初，1週間程度

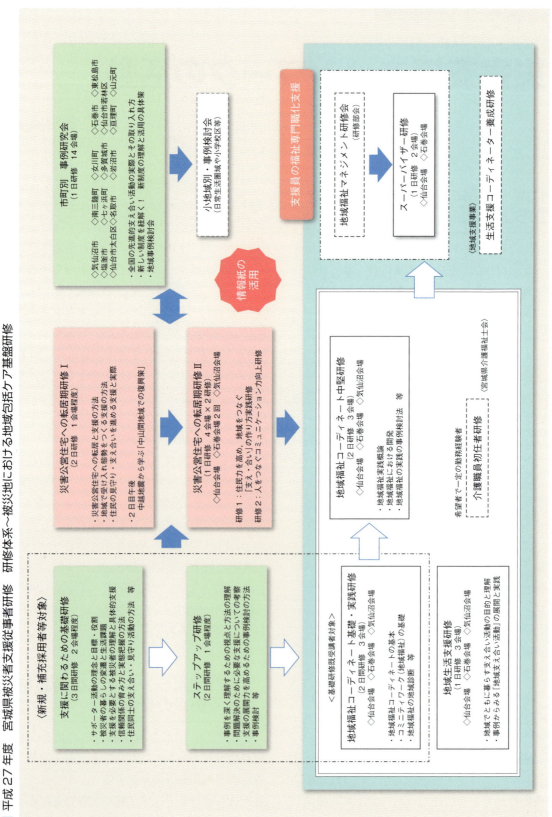

1 平成27年度　宮城県被災者支援従事者研修　研修体系〜被災地における地域包括ケア基盤研修

の食料，飲料水，着替え，寝袋の持参を求めたため，移動に人数分以上の車両が必要になった．また，現地は4月半ばまでは気温が低く，体調を崩す人も現れたことから，各拠点施設で布団，食事，風呂，洗濯機などを用意するようにした．なお，ボランティアの存在と手厚い支援は，被災者の生活再建意欲の低下を招く懸念もあった．このため，調理や運転，車両管理などは，現地で有給スタッフを雇用した．有給スタッフは，現在も生活復興支援に携わっている．

仮設期・復興期の支援活動

共同支援ネットは，被災者・避難者の孤立防止や，復興に向けた住民同士の支え合いと交流の促進を目的に，2011年7月「地域支え合い活動・情報交流センター」を立ち上げた．センターは翌年9月，宮城県の支援を受け「月刊地域支え合い情報」を発刊し，現在も継続中（県内に8,200部配付）．

被災地自治体では，仮設住宅の整備に併せ，①介護等サポート拠点の整備と生活援助員の配置，②生活支援相談員の社会福祉協議会への配置，③緊急雇用対策での仮設住宅連絡員等の配置，④復興支援員の配置，などがなされた．岩手・宮城・福島の各県では，各自治体によってこれらの支援員（総称「生活支援員」）が配置され，2014年度末時点で各県でそれぞれ約700人，3県で計約2,000人が活動している．その多くは，震災後初めて対人援助業務に就いた．

宮城県では，県が2011年9月，生活支援員や生活支援に関わる被災市町の支援機関として「宮城県サポートセンター支援事務所」（宮城県社会福祉士会が受託）を設置した．CLCは，この支援事務所の開設当初からその業務に参加，生活支援員の研修を担ってきた[1]．

生活支援員の活動は，2015年春の介護保険改正や生活困窮者支援，さらには地域包括ケアの基盤づくりに生かせると考えている．生活支援員の活動終了後は，介護や生活支援などの仕事に就いてもらえるよう，専門職化支援にも力を入れている．

釜石平田仮設の取り組み

後藤 純，辻 哲夫
東京大学高齢社会総合研究機構

- 2011年5月三陸地方のある避難所を訪れた際，避難されている高齢者の方が，「私たちは2度流される．1度目は津波で，2度目は復興の波だ」とつぶやいた．
- 被災後，3月末より仮設住宅の建設が開始されたが，仮設住宅の居住環境は空間的にも社会的にも高齢者には暮らしにくいことが予想され，高齢者の虚弱化や自殺の問題が懸念された．
- 当機構は，千葉県柏市において在宅医療を含む地域包括ケアのまちづくりを始めていたところであり，住まいとケアが一体となったまちのあり方を模索していた．
- そこで当機構は地域看護，建築，都市工学，社会学等の専門家の英知を集め，高齢者が安心して，希望をもって復興をめざせる仮設住宅の新しいモデルとして提示したのが，コミュニティケア型仮設住宅である．

高齢化率
震災直後岩手県釜石市によれば釜石市の実質的高齢化率は40％を超えていると推定していた．

被災直後の仮設住宅を取り巻く状況

- 岩手県三陸沿岸地域は，震災以前から高齢化率が30％を超えている地域であるが，被災直後は，住まいのみならず職場も壊滅的な被害を受けており，若い世代の内陸の都市的な地域への移住が進んでいた．
- 市町村内の避難所等に残留した市民は，仮設住宅に入居することになるが，被災市街地に近い場所に安全な，まとまった用地が得られないことから，仮設住宅地の設営は，分散的かつ遠隔的なものになっている．周囲に都市的インフラを欠いているため，車に乗って，遠方の諸施設に出かけるのでなければ，通勤・通学はもとより，日々の買い物や理容・美容・飲食・娯楽等の各種サービス，医療・福祉等の公的サービスを享受することも難しい．
- 通常の開発であれば確保されるはずの公園緑地や集会所等のコミュニティ・スペースも乏しい中で，抽選によって各地域から寄せ集まった住民たちはコミュニティを再構築しなければならない．
- 仮設住宅の建設は「スピードと量」が第一命題であり，長期に暮らす可能性は全く念頭に置かれていない．
- このような状況下では，引きこもり，寝たきりの高齢者が増えることは確実であり，このことが，コミュニティ全体の生活再建を困難にすることが懸念された．

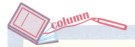

「仮設コミュニティ」の活動を基盤とした高齢社会対応のまちづくりへ

被災地における最大の課題はコミュニティの再生である．仮設住宅地においては，制度上は可能であるが公平性の観点から抽選で入居者を選ぶ方式を離れることが難しく，既存コミュニティ単位でのまとまった入居事例は少ない．

各々の仮設住宅地は様々な集落の出身者たちの混成部隊となる．住民同士が集まって，自助・互助・共助・公助の役割分担を見直さなければならない．「仮設」というイメージから短期間の居住を想起させ，ともすれば自治会を不要とする意見もあった．

こうした混在空間において，新たなコミュニティを再生・創生し，そのようにして生まれた「仮設コミュニティ」の活動を基礎として，高齢社会対応のまちづくりに取り組んでいかなければならない．現在は自立的生活が可能な高齢者も，仮設住宅で暮らすうちに，身体的および認知的な機能が衰え，自立的生活が困難となり，市町村外の特別養護老人ホームなどに収容されるようになってしまうことも懸念される．

● **阪神・淡路大震災の反省を受けて**

阪神・淡路大震災では郊外に多床室の特別養護老人ホームがつくられ，多くの高齢者が意に反して収容される事態となった．この反省を受けて，中越地震の際には，仮設のサポートセンターを地元社会福祉法人が自力で運営したが，今回の地震では仮設住宅建設の量とスピード，また仮設住宅の用地が少ないことから，仮設のサポートセンター自体も併設，隣接出来ていない場合が多い．

阪神・淡路大震災の経験は大いに参考になるが，2000年に介護保険制度，2007年には中越でのサポートセンター構想，2012年には地域包括ケアシステムと，高齢者を取り巻く諸制度が充実している．住民の支えあいは重要であるが，あわせてフォーマルケアとの積極的な連携が求められる．

釜石平田地区におけるコミュニティケア型仮設住宅地とは

- コミュニティケア型仮設住宅地とは，緊急避難，応急措置として仮設住居を与えるということだけにとどまらず，家を流され，家族や友人を失った被災者が閉じこもることなく，再び生きがいを見つけ，元の生活のリズムを取り戻せるような住まいとケア，そして生活に必要な機能が一体的に整備された，Aging in Place を実現する仮設市街地のデザインである．

- コミュニティケア型仮設住宅地のポイントは，いかにして(コミュニティの力で)高齢者(や中年男性)の引きこもり，虚弱化，自殺，孤独死(自宅内で倒れた時に救急通報がされない状況)を防ぐかにある．

- 岩手県釜石市平田地区は，市内から6 km ほど離れた元々釜石市の運動公園があった敷地に建設された仮設住宅団地である．釜石市にて最後に建設された仮設住宅であり，立地の不便さから建設当初は人気のない仮設住宅地であった．2次抽選にもれた人たちが入居した．

- 建設にあたっては，仮設住宅部分は国交省による規定の事業として整備されている．ウッドデッキ部分については，仮設住宅のトータルの建設費の中でまかなわれた．仮設サポートセンターは，厚生労働省が被災地に整備するものである(被災3県で150箇所程度)．商店街の部分についても，中小企業庁

1 仮設住宅地のゾーニング

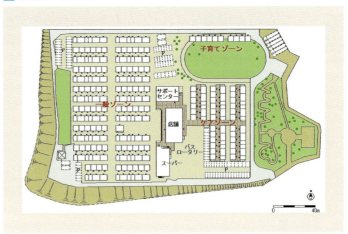

が被災した店舗再建を行っており，その事業を活用した．
- 釜石平田地区のコミュニティケア型仮設住宅地は，特別な費用をかけずに，既存の事業を統合することによって完成させたものである．

釜石市平田地区におけるコミュニティケア型仮設住宅地の5つのポイント

⚓ ケアゾーンの設定
- 住宅地をゾーニングして独居高齢者，障害をお持ちの方，シングルファミリーの方など，社会的に弱い立場にある方に集住してもらうことである（**1**）．
- バラバラに住んだ場合よりも支援が届きやすくなり交流しやすくなる．また高齢者や社会的弱者は日中コミュニティ内に居ることが多い．すなわち被災者同士が声を掛けあい支えあうことが可能になるのである．

⚓ バリアフリーと互助・共助のための空間づくり
- 玄関を向かい合わせにして向三軒両隣の長屋空間をつくり共同性が生まれやすくした．例えば玄関前にゴミが一つでも落ちていても，誰が拾うのか，お隣さん・お向かいさんが気を配りあい，声を掛けあうことができる．
- 仮設住宅の出入り口は地盤面より数十センチ高く，通路なども砂利敷のままなので，車椅子の高齢者はもちろんのこと，やや足腰の弱った高齢者が，仮設住宅内に引きこもりやすい．そこでケアゾーン全体にウッドデッキをはってバリアフリー化を図るとともに，天井に屋根をかけて井戸端会議ができる空間をつくった（**2**）．

⚓ 在宅医療と仮設サポートセンター
- 地元釜石のぞみ病院の協力により，サポートセンター内に診療所（週2.5日）が開設されており日常的な医療が守られている．

2 ケアゾーンの空間づくり

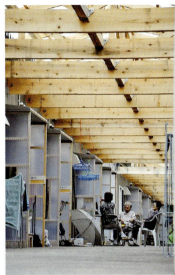
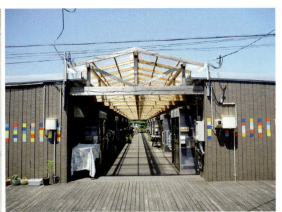

- 特筆すべきは在宅医療との連携である．釜石医師会は震災以前から在宅医療の推進を図っており，かかりつけ医による仮設への訪問診療が行われている．釜石市は2012年度からは在宅医療連携拠点事業に取り組み，釜石医師会と釜石市とが連携して在宅医療を含む地域包括ケアの体制づくりに取り組んでいる．
- さらに高齢者の生活を支援する拠点（見守りと介護予防）として厚生労働省が設置する，サポートセンターを併設した[*1]．サポートセンターの生活援助員らが，朝晩2回仮設住宅を回り声掛けをしている．イベント時には，閉じこもりやすい人に声を掛けて誘い，配食サービスなども実施している．
- サポートセンターを担う(株)ジャパンケアサービスは，公募によって選ばれ，現在24時間365日対応の訪問介護・看護も行っている．平田地区仮設だけでなく，地域全体へのサポート機能を展開している．

[*1] 2章の「新潟県中越地域でのサポートセンター構想：災害福祉広域支援ネットワーク・サンダーバードの創設」(p79)も参照

日常生活に必要な機能の設置と連接

- 釜石の事例では平田地区で被災した商店を仮設店舗にて再生し，仮設住宅地の真ん中に設置している．スーパーだけでなく，薬局，美容室，食堂などが入っている．
- 空間としても，住宅とサポートセンター等の機能をウッドデッキでつなぎ，ケアゾーンの高齢者のアクセシビリティを高めている．車椅子でもサポートセンターや買い物に自分の意思でいくことができる．さらに路線バスの停留所も設け市内への移動についても向上させた．

3 岩手県釜石市平田地区における見守りの体制

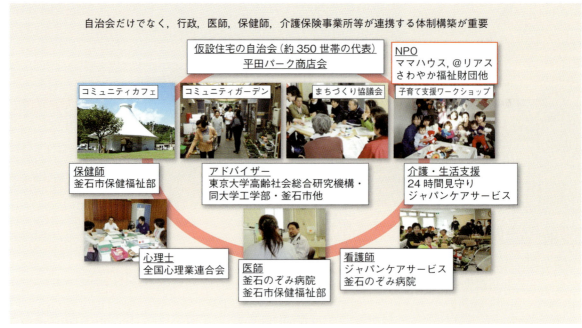

（釜石市保健福祉部・金沢医科大呼吸器内科 医師 高橋昌克氏作成の図に筆者加筆）

⚓ コミュニティの包摂力向上と行政による支援体制

- 2011年11月に仮設住宅団地の住民自治組織を立ち上げた．
- コミュニティカフェの運営や，コミュニティ・ガーデンの整備など，自治会を中心に活動が行われている．自治会がリサイクル活動にも協力し，リサイクル報奨金を得て，自治会活動費に回すなど，独自の取り組みが行われている．
- 運営にあたっては，東京大学，釜石市の都市計画課，生活応援センター等の関係各課，地元自治会，サポートセンター運営者，診療所医師，仮設商店会の代表者が集まり，月に2回定例会議を実施している．
- 仮設住宅団地で発生する様々な課題について話し合い，連携して解決に導くとともに，イベントなどでの協力を呼び掛けるなど，コミュニティのマネジメントが進んでいる．この会議に医師が出席すれば，いわゆる地域ケア会議に近いものとなる．

⚙ コミュニティケア型仮設住宅の成果（3）

- ケアゾーンの高齢化率は約60％であり，高齢者だけでなく，障害をお持ちの方，シングルファミリーなども暮らしている．
- 住民は屋根付きウッドデッキで自主的にお茶っ子の会などを実施したり，クルミを干したり，漬物をつけたりと，共有空間への生活の滲みだしも見られ，生活が取り戻されている．会話の内容も，復興等に希望を見出す発言が増えている．

ウッドデッキがあることで，外出しやすくなり，また洗濯物を自ら干せるようになったりと，高齢者の身体機能回復にも貢献している．

4 特定地域におけるモデル実施イメージ

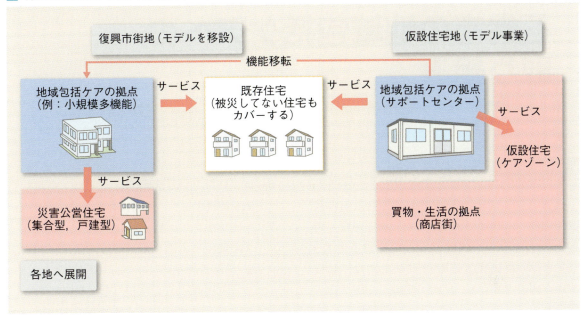

在宅医療を含む地域包括ケアのシステムをつくり，仮設住宅地をモデルに試行事業を行い，災害公営住宅へと切れ目なく移設し，未来都市をめざす．

- コミュニティの形成も進んでおり，自治会活動も軌道にのり，住民同士の支えあい活動やコミュニティカフェの運営などを行っている．
- 釜石市内の同規模の仮設住宅と比較しても，インフォーマルケアとフォーマルケアがつながりやすく，社会生活基盤と空間環境基盤があわせて整備されたことの効果が現れているとの評価がある．
- 釜石医師会等によれば，平田地区仮設住宅の高齢者による，病院への救急搬送率や外来頻度が低下しており，介護予防にも一定の成果が見られると評価されている．

仮設住宅から復興市街地へ

- 本取り組みは仮設住宅での取り組みであるが，住まいとケアが一体となったまちのデザインとしては，復興市街地への適応が可能である（さらには全国の高齢化が進む団地等にも適応可能であると考える）．
- すなわち仮設期から在宅医療を含む地域包括ケアのシステムをつくり，仮設住宅地をモデルに試行事業を行い，災害公営住宅へと切れ目なく移設しながら未来都市をめざすことである（**4**）．
- 被災地での先端的な取り組みは，超高齢化が進む日本の新しいモデルになると考えられる．

石巻市の地域包括ケアへの取り組み

長　純一
石巻市立病院開成仮診療所／石巻市包括ケアセンター

仮診療所開設までの経過

　石巻市立病院開成仮診療所は，東北最大の仮設住宅群（1,882戸・4,500人）である開成・南境仮設住宅群に，2012年5月に開設された．被災者への継続的な支援を行うためには，健康問題を幅広くとらえ，医療・保健・介護予防活動はもちろんのこと，被災者が住みなれない不便で狭小な仮設住宅に暮らすという劣悪な状況が健康の阻害要因であるという問題意識に立ち，支援活動を行うべく，筆者が押し掛ける形で診療所を開設していただいた．阪神・淡路大震災の支援活動の経験から中長期の健康課題への取り組みが重要との認識を持っており，当初より中長期を見据えた活動を希望し，以下の点を掲げていた．

健康問題で最も重要と考える活動

1. 一般内科を中心に，仮設住宅居住者へのプライマリ・ケアを行う．メンタルケアが重要と思われる．
2. 必要に応じて，地域の医療資源や外部の専門性の指導を受けながら，出来る範囲の活動を行う．
3. 仮設住宅で必要とされる，プライマリ・ヘルス・ケア活動への関わりを支援する．
4. 仮設地域内の各種資源（ボランティアなど）の連携を促進し，コミュニティづくりを支援する．特に環境整備や福祉制度の活用などで専門性を生かした支援を行う．
5. 他の仮設住宅に対しても，ITCを利用した遠隔でのカンファレンスや相談機能を創出する．
6. 市立病院という立場を生かした，多職種協働を推進する．
7. 今後急増する高齢者を中心としたケア・ニーズの増大に対応する．具体的には，訪問診療・訪問看護・訪問リハなどの強化とともに，ミニデイサービスなどの地域資源の開発の支援などが必要か．ケア付き仮設住宅への支援も重要な役割となる．

さらに取り組みたいこと

1. 開成地区だけでなく他の仮設住宅の支援も行う（人材確保が進んだら，あるいは進めるためにも）．
2. 開成地区のみならず，石巻全体を視野に入れ，地域包括ケア体制を樹立していく．場合により，国のモデル事業などを積極的に受け入れ，特に介護領域の地域化を推進する．
3. 地域雇用の創出という意味で，雇用創出効果ダントツの介護・福祉を，石巻・東北で活用するモデルとなるよう支援を行う．
4. 仮設住宅が将来どのような形をたどっていくのかにもよるが，地域ニーズを見据えながらも，高齢者の在宅支援を行う機能を充実させていくと，いずれ撤退となる時期が来ても，在宅中心であれば箱物はほとんど不要で，人材とシステムは残るので，将来の石巻の重要な資源となりうる．このような視点で，プライマリ・ヘルス・ケアから地域包括ケア体制とそのための人材をつくり上げていくことが，非常に重要である．
5. 将来，石巻の復興のみならず東北一円の復

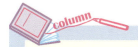

地域包括ケアとは何か

　現在，被災地に限らず，地域包括ケアの重要性が指摘されており，今後厚生労働省の医療・介護政策は基本的にすべて地域包括ケアを目指して進んでいく．
　地域包括ケアは「2025年を目途に，重度な要介護状態となっても住み慣れた地域で自分らしい暮らしを人生の最後まで続けることができるよう，住まい・医療・介護・予防・生活支援が一体的に提供される地域包括ケアシステムの構築を実現する．そのために保険者である市町村や都道府県が，地域の自主性や主体性に基づき，地域の特性に応じて作り上げていくことが必要」と厚労省にうたわれている．さらに地域包括ケア研究会では「地域包括ケアシステムは，元来，高齢者に限定されるものではなく，障害者や子どもを含む，地域のすべての住民のための仕組みであり，すべての住民の関わりにより実現．市町村が，地域住民の意識付けや個人の意欲の組織化を施策として積極的に取り組み，社会全体の運動につなげていくことが重要」とされており，高齢者に限局せず，市町村が主体となり市民全体の支え合い構築を作ることが指摘されている．

興に寄与できる人材を広く参集し，養成し，派遣する機能を目指す．そのことがおそらく市立病院の再建時の人材にも引き継がれる．

被災者の健康問題と仮診療所での取り組み

　仮設住宅の健康問題は，基本的に保健師をまとめ役とし，被災者から選ばれた簡単な教育を受けた支援員（国が被災者の緊急雇用で行っている制度）と呼ばれる非専門職，それに外部から支援に関わっている看護師や精神保健福祉士などが，協力しながらフォローしているが，当診療所も診療のみならず保健活動への参加など積極的に関与している．
　閉じこもりからの廃用症候群や，認知機能の低下は深刻である．コミュニティがないために健康状態が急速に悪化していく人が少なくなく，後述するように介護保険の軽症者が急増している．訪問リハや運動教室なども行っているが，閉じこもりは深刻で，本来住宅政策や集会場の運営方法の工夫，動きやすい街づくりといったことが行われているかが重要であるが，この復興においては十分配慮されているとは言い難いのが実情である．

被災地のメンタルケアの課題

　心の問題は深刻である．特にうつは，被災し，家族，友人，家や財産ほか多くのものを失う状況そのものが誘因となることは言うまでもないが，その後の仮設での生活が，原因となることも少なくない．一方地域柄，精神科・心療内科に通院することへの患者側の抵抗感が強い現実があり，メンタルでの課題を抱えながら，それを受診していない・拒否的であることが，医療的には現在の最大の課題となっている．
　当診療所では，メンタルケアを行っていることをあえてうたわずに，日常診療の中から拾い上げて，すでにうつで200人，PTSDで50人を診断し，基本的にはPIPC（Psychiatry In Primary Care）を参考にし，適宜精神科医師に相談・紹介しながらも，その大半を継続的に診療している．先述のように精神科受診あるいは「こころを病む」ことに対する忌避が強いなかで，あえて内科の標榜で，うつ・PTSDなどを診療する意義は大きいと実感している．しかし，うつの一般診療科に初診でかかることは世界的には普通であり，PIPCなどを参考にすれば，

1 震災後介護認定率

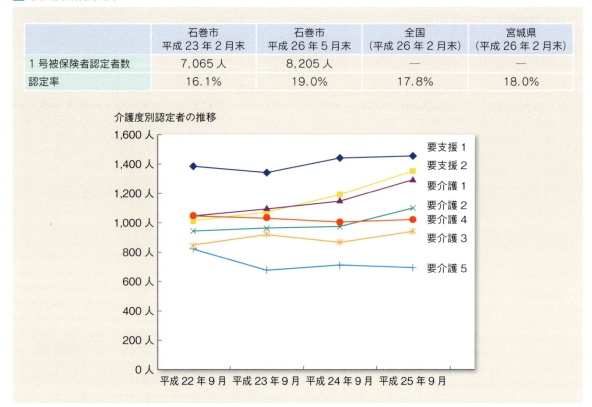

	石巻市 平成23年2月末	石巻市 平成26年5月末	全国 （平成26年2月末）	宮城県 （平成26年2月末）
1号被保険者認定者数	7,065人	8,205人	―	―
認定率	16.1%	19.0%	17.8%	18.0%

震災後介護認定率上昇．要介護4，5は減少し，要支援1，2，要介護1が急増している．今後，要支援が地域事業になり，コミュニティ崩壊とダブルパンチとなると思われる．

たいていのうつに関して，精神科以外で診療することが可能にもかかわらず，わが国では地域の住民のみならず専門職の中でも，そういった理解が必ずしも進んでいないことは残念であり，被災地においては大きな課題である．実際，県が行っている被災者の健康調査の結果や，各種調査結果あるいは診療している実感からは，被災者の2割にメンタルの課題があると推定され，メンタルヘルスの強化などを行ってはいるものの，それにたどり着いていない人が少なくないのが現状である．

この課題に対する有効な回答は，特に高齢者はかかりつけ医を持っていることが少なくないため，このかかりつけ医が被災地においてはPIPCなど積極的に行って精神科領域の対応能力を高めることが出来ると，被災者の状況は大きく好転すると考えられる．一方で若年から中年までの精神科的課題を持つ者は一般にかかりつけ医を持たないため，学校や特に職場での啓発活動などが重要と考える．またうつ・PTSDなどを抱えながら，表出しない人々が多い状況の背景に，精神科あるいは「こころを病む」ことが社会的不利につながる，すなわち偏見が強い社会であることが大きいため，うつやPTSDは当たり前に起きうる病であり，医療にかかることで軽快することを広く住民に繰り返し伝えることが重要である．すなわち，心を病んでいる状況をメンタルヘルスへの相談や治療につなげるには，心を病むことへの偏見を取り除いていかない限り容易ではなく，そのために社会啓発が必要と思われる．

石巻の介護認定の状況から推定される健康状況の悪化

　被災地で在宅医療のニーズが非常に高まっている，ということが広く流布されているが，被災地で在宅医療のニーズが急速に増大しているということの背景をしっかりとらえる必要がある．なぜならば 1 のごとく，石巻において（そして他地域でもおそらく）は，要介護4,5の人は，震災前よりかなり減っているのが現状である．これは重介護者が逃げられずに亡くなられた，あるいは震災後の混乱で早く亡くなられたという場合が非常に多かったことに起因すると思われる．

　在宅医療の増加に関しては，特に在宅医療があまり普及していなかった東北の地に，外部支援者が来たことで掘り起こしが行われたことが大きいと考えられる．仮設の近くに医療機関がない，車を失うなどにより通院困難者が増加したなどは，介護移送の整備なども考えられる対応のはずで，在宅医療の相対的適応であり絶対的適応ではない．そう考えると在宅医療は将来的に重要性が増すことに異論はないが，後に述べる被災地の現状と課題を考えた場合，最優先で取り組むべき課題ではない．最大の課題と考えられるのは，重介護者が震災前に比べ減少している一方で，要支援1,2そして要介護1,2が急増していること，そして認定率自体がかなり上昇していることである．これはおそらく被災地に共通すること（他の市でも同様の結果であった）であるが，非常に大きな問題である．軽症者が増えた理由は，おそらく以下の3点である

1. 多くの外部支援者が入ったことと，すぐサービス利用ができるようにと，とりあえず認定を希望した，
2. 閉じこもりなどから急速に健康状態を悪化させ，認定を受けるレベルまで低下した．
3. 仮設入居などに伴い，コミュニティの支え合い機能を喪失したことで，閉じこもりに対するデイサービス利用や買い物できずヘルパー利用など，介護保険サービスを利用しなければならなくなった．

といったことである．おそらくは2,3が圧倒的に多く，いずれにせよ極めて大きな問題である．

　特に介護保険制度の改定で，要支援サービスの在り方が基礎自治体にゆだねられてくる流れがあり，基本的に要支援は専門職のサービスから，住民主体の支え合いに切り替えていくという国の流れは，支えることが期待されている地域社会のつながりによる支え合いが被災で崩壊したことと，その対象者が急増しているという点で，極めて厳しい状況であることを意味し，このことを理解し早急に将来を見据えた対策をとることが必要である．この実態を考えると，数年先には在宅医療・ケアのニーズは急増するが，今取り組むべき明らかなことは，保健予防・介護予防，そして何より仮設から復興公営住宅に至るまで，コミュニティが壊れたことをどうやって少しでも再建するかといったことである．

住民の支え合いの重要性，自治会活動の支援・連携，ボランティアとの連携

　仮設住宅では地域の支え合いが極めて弱く，ボランティアや被災者の中で行われる自治会活動と連携したり，支援したりすることが極めて重要であると考え，ボランティアの連絡会などには当初より参加をしてきた．ボランティアとともに自治会を支援しているうちに，仮設住宅自治連合推進会（7,000戸の内4,000戸が加盟）の理事に就任したため，現在は行政職と専門職と被災者の声をまとめるという役割りを担うことになっている．弱りつつある仮設の自治会活動の支援を行うとともに，後述の「地域包括ケ

ア推進協議会」にも当事者参加の必要性を認めさせ，石巻の地域包括ケアの基本に被災者支援を入れ込むとともに，現在被災者同士の支え合い活動の活性化についての仕組みづくりに取り組んでいる．

　石巻の地域包括ケア推進の特徴は，この「石巻仮設住宅自治連合推進会」を，推進協議会の委員に加え協議に参加してもらうこととしている点にある．さらに，推進協議会の中に被災者支援・地域コミュニティ部会をつくり，自治連事務長を座長として，地域の支え合いを担ってきている各種住民諸団体（民生委員，地区自治会長，老人クラブなど）との協議を始めている．被災者が数年先に仮設住宅から復興公営住宅などの形で地域に戻った際に，どうやって地域社会として支え合うか？　そのためには，まず被災者の抱える課題と今後想定されることを共有し，それをいかに住民として支えていくのか，地域包括ケアをどう構築するかを協議し始めた．

ソーシャル・キャピタルの喪失と健康問題

　ソーシャル・キャピタルは現在健康に大きく影響することがわかってきており健康日本21でも取り上げられるなど注目されているが，当初より住民の支え合い・ソーシャル・キャピタル喪失こそが被災地の最大課題であるととらえ，その回復・創成こそが最重要と考えてきた．それは筆者が都市出身者でありながら一貫して地方問題に取り組む中で，地方が持つ最大の特徴が，地域のつながりが地方においては特に社会保障（医療や福祉）を代替する機能を発揮しており，それが有益であるとともに，一方で超高齢社会に対する備えとしての地域での医療・福祉の基盤整備や制度普及は遅れており，今後に課題があるという認識があったことに起因する．このような超高齢社会を地域で支えてきた地方が，大規模災害で破壊され支え合いの回復が困難であることが，最大の課題である．

　これは都会のコミュニティとはやや異なる性質を持つ．都会の団地やマンションの急速な高齢化は，同時に均質な人が高齢化するという特徴を持つが，そもそもそこに居住する時点で，そういった人工的なコミュニティを前提に住んでいる人々で構成されている．あるいは少なくない都市住民が，そういったことを承知で地方から出て来たはずである．一方，地方のコミュニティは地縁・血縁を基本とし，生まれながらあるいは嫁いで以降といった形でつくられてきた場合が少なくない．さらに言うならば，そういった環境が暮らしやすいと考え，ある意味都会に出なかった人たちで構成された基本的に閉ざされた社会での強い人間関係を基盤としてきたところが少なくない．

　今回の震災で東北のソーシャル・キャピタルが豊かだったことが，震災後の被害を少なくしたといった指摘もあるが，これからを考えると，むしろそういった古くから自然に存在したソーシャル・キャピタルが強いことが，元に戻れない形にならざるを得ない現状においては，復興を考える場合マイナスに働くと考えている．すなわち，隣近所との付き合い方を知らない，できない人たちが非常に多く，これから住む人とのお付き合いが重要という話をしても，昔はよかったといった話になり閉じこもってしまう人が多い．支え合い以前の，隣近所付き合いが困難なことが少なくないが，これは都会の人ができないのとはやや意味が異なり，被災前あった関係が被災によって壊れたことを意味する．そのようなソーシャル・キャピタル＝地域の近所力をあてにしてきた地方の超高齢社会は，その支える機能を失ったことに気づかされることになり，その時最大の課題となると考えられる．復興の在り方を考える上で，そういったことを視野に入れた街づくりを行う必要があると考えている．

地域包括ケア推進実施計画と市の最重要政策へ

　石巻市の重要政策として地域包括ケアが位置付けられたことにより，2013年8月に開成仮診療所横に包括ケアセンターがつくられ，さらに2014年4月には包括ケア推進室が開設された．また，復興庁の新しい東北先導モデル事業として，「石巻の地域包括ケア」が採択され，それに合わせ，市長・医師会などの参加により，石巻地域包括ケア推進協議会がつくられ協議を進めた．2013年には協議会で地域包括ケア推進基本計画を策定し，2014年は推進実施計画を策定した（詳細は市ホームページ参照）．

　現在は石巻市の地域包括ケアは，内閣府の地域活性化モデルからさらに，地方創生の流れの地域再生計画第一弾に「東日本大震災からの復興の街づくりと被災者を支える地域包括ケアの展開」として選ばれ，市の最重要政策と位置付けられた．

石巻の地域包括ケアの将来―市立病院の在り方と在宅医療・総合診療

　市が推進する地域包括ケアについて，石巻医師会が積極的に取り組むことを表明し，特に在宅医療に重点的に取り組むこととなったことは，地域の将来にとって非常に心強いことである．と同時に，筆者が長年勤めた佐久総合病院のように，基幹病院であり医師の教育の機能を持つ医療機関が，地域全体の在宅医療・ケアをバックアップしながら展開するといったことも，特に若い在宅医を増やすという点と地域全体に24時間365日体制を維持していく点で有用である．2017年に再建される市立病院は，診療所医療・在宅医療に精通した総合医が集まってつくられる病院となると考えられる．被災の激しい半島部と呼ばれる市街地から離れた地域の唯一の医療機関も市の医療機関であり，訪問看護，包括ケアセンターやICTも利用し，市立病院との連携で市内全域の24時間365日の在宅医療・ケア体制を構築していく予定である．そのためには，特に人口密度が低く，採算性が合わない地域の訪問看護や介護事業をどう維持するかが重要であり，協議会で検討している．

　何よりも重要なのは医師の確保であるが，幸い「東北に総合診療・地域包括ケアを担える医師育成の拠点を」という呼び掛けに，総合診療領域での教育実績のある医師と若い医師が筆者以外に6人集まっており，短期に見学や研修をした医学生・医師も250人を超えた．病院再建時に勤務を希望している者も多く，また東北に新設される医学部の構想でも，市立病院がサテライトキャンパスとして医学生教育に参画することになっており，総合診療医とさらに地域包括ケアシステムの構築ができる人材を育成する．石巻のみならず，宮城県あるいは東北の拠点病院となることが期待されている．

復興期（慢性期）

新潟県中越地震から学んだこと
大規模災害時における医療支援のありかた

庭山昌明
新潟県医師会

- 新潟県中越地震は広大な中山間地での地震で，都市直下型地震とは異なった災害・健康被害の特徴があった．
- 大規模災害時医療には多職種連携が不可欠である．
- 災害時医療は，急性期を過ぎると慢性疾患対応や感染症の予防・治療，在宅の災害弱者への対応が主な仕事になる．

エコノミークラス症候群による死亡者
中越地震の特徴的な出来事として，エコノミークラス症候群による死亡者が出たことが挙げられる．第1例は43歳の女性で，その後3人続けて亡くなり，いずれも主婦であった．一般市民の多くは家屋の崩壊による圧死を避けるために，夜になると屋外に出た．そして家族が離ればなれになってはいけないと，軽自動車に4人くらいで乗り，一家が寄り添って車中で夜を明かす．それが何日も続いたのである．<u>エコノミークラス症候群による死亡者は，いずれも3日以上の車中泊をした人であった</u>．

 新潟県中越地震の概要と特徴

- 2004年10月23日17：56発生．震源は北緯37度17分30秒，東経138度52分0秒，深さ13 km．震度7，マグニチュード6.8．死者68名．
- 阪神・淡路大震災は，大都会の直下型の地震であったのに対し，中越地震は，広大（東京23区の約2倍の面積）な中山間地で，極端に医師数の少ない小規模医師会（医師87名：診療所45名，病院42名）に起こった大規模災害であった．
- 観測史上まれにみる余震の大きさおよび回数であった．
  - 同日中に震度6強2回，6弱1回．その後震度6弱1回，5強4回，5弱3回．「発災後1か月間にマグニチュード5以上25回，有感地震800回」は，阪神・淡路大震災の3倍以上，観測史上最大（当時）．
- 災害・健康被害の特徴として
  - 死者と火事の少なさ
  - 10か月以上も続いてやまぬ余震によるPTSD
  - 豪雪による雪崩・崖崩れなどの2次・3次災害
  - 車中泊によるエコノミークラス症候群による死亡者

  などがある．

 地元医師会の災害対応の流れ

- 大規模災害時には特に多職種連携が不可欠であり，図のようなシステムを作り（**1**），支援チームと地元保健師との連携を密にした．この当時はまだ，JMATもDMATもなかった（この3年半後にDMATが実働し始めた）．
- 日赤災対本部およびその他医療支援チームと，毎日朝夕のミーティングを繰

1 中越地震で役立った多職種連携のシステム

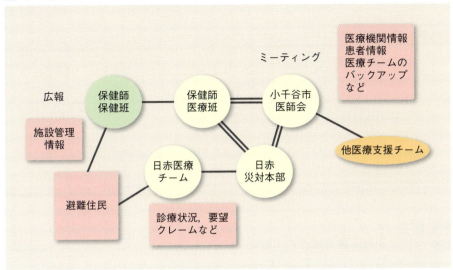

り返した．このミーティング方式が，その後のわが国での大規模災害時においてルーチン化され，東日本大震災における石巻赤十字病院でのミーティングに引き継がれている．

- 地域医療機関も早い復旧復興を目指し，医療（診療）情報を毎日更新公開し，インフルエンザ対策やマスコミ対応にも多くの時間を費やした．救護所と避難所を毎日欠かさず巡回し続けた．
- 中越地震発災と同時に立ち上がった災害対策本部は自治体の首長が本部長となり，自治体職員のみで構成されていた．当時（2004年）の災害対策本部には医師会や保健所，消防署も加わっておらず，インフラ（ガス，水道，電気）の復旧復興に努めていた．筆者は地震発生2日後の10月25日早朝，消防署，保健所，医師会の3者で自治体とは別の医療対策本部を立ち上げた．これが人命に関する「ライフライン」確保に非常に役立った（☞**Lecture**）．
- 正確な情報の収集，指揮，命令系統の確立が難しかった．被災地においては，発災当日から数日間の情報の多くはテレビを通じてのものであり，<u>特に急性期では国や県から，直接情報や指示はなく，逆に現地の情報を一方的に求められた．</u>

医療支援のあり方

- 医療関係者，特に多くの医師は組織行動をするのが得てして苦手である．しかし災害支援は組織戦．1人で何もかもやろうとするのは無理であり，多職種連携が必要である．

テレビからの情報
テレビからの情報は大いに参考になったが，日を追って山古志村からの錦鯉や牛がヘリコプターで吊り上げられる映像が多くなり，震源地川口町の被災状況はほとんど報道されなくなった．

当医師会会員の震災発生後の行動を見て，医師は非常時に誰からの要請がなくとも，身の危険も顧みず人命救助に立ち向かう意思を持っていることを再確認でき，たいへん勇気づけられた．

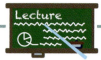

医療対策本部と災害対策本部との齟齬

被災地の情報の入手と共有化のために地元医師会の「医療対策本部」と行政の「災害対策本部」との密接な連携が必要である．中越地震では，その連携が発災当初より確立されていなかったために，以下のような齟齬が生じた．
1. 県の内外からの医療支援団体との連携が十分にとれなかった．
2. 正確な情報の不足とその受け皿整備がなされていなかった．
3. 災害医療の全体を把握する司令部的機関が組織出来なかった．

➡日赤が行政の指揮下に入らず独自の行動をしたように，災害医療の決定は医療の専門家に委ねるべきである．今後は，他の支援グループとの連携を密にして更なる効果を期待したい．

災害医療支援者の大原則

災害医療支援者はすべて自己責任・自己完結型が大原則．移動手段，食事，宿泊，医薬品等あらゆる場面を想定した準備を整えて，何時何処へ，何を目的に，何時帰るのか，綿密な計画を立て，行動するべき．

いつ，どんな形で支援行動を完了し，撤収するかをあらかじめ決めておくことも大切である．支援チームが長期間頑張りすぎると，「あそこの病院に行くと，いつ行ってもタダで，何でもやってくれる」という認識を持たれてしまい，撤収のタイミングを失う．支援に行く場合は，いずれ被災地は自立しなければいけないことにも充分配慮するべきである．

- 災害の種類と時間的経過によって現地のニーズが異なる．多くの支援者は救急医療をイメージして参加する場合が多いが，急性期を過ぎると慢性疾患の対応や感染症の予防や治療，在宅の災害弱者への対応が主な仕事になる．地元の保健師やPT，OTの方々との連携・協力がさらに重要になる．
- 現地では医療機関も行政機関も保健所も被災している．地元医師会，保健師などの持っている情報は非常に重要だが，彼らの多くも被災者であることを理解していなければならない．

- 正確な情報の収集，共有，発信
- マニュアルは簡単で分かりやすいものを
- 平常時，医療関係者・行政・地域住民とのコミュニケーションを十分に保っておくこと
- 災害時医療こそ大きな社会保障制度のモデル
- 多職種協働
- 検証と記録を残すことが大切

 ## 今後の課題と提言

- 災害医療ではトップダウンの指揮・命令系統を確立するべきである（できれば国レベルのヘッドクオーターを設立してほしい）．東京都が新しいルールを作成し，大災害時の災害時医療参加者は，全て東京都医師会の管轄下に入ることとした．各地の災害時の体制づくりに参考にするべきであろう．そして必要な情報をいち早く収集・整理し発信し共有したい．
- 自治体および都道府県医師会の責任ある立場の人が被災地に常駐してもらいたい．
- わが国の要請主義・報告優先の方針を再考する必要がある．被災地では市町村の職員のみならず，保健師，看護師までもが，本来の業務以外に県や国へ

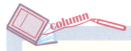

地域住民の力

被災者の皆さんは，地域で以下の各項目ごとに毎日1人の担当者が責任を持つ「輪番制」を敷いていた．

1. 屋外トイレの水補給
2. 老人の水洗トイレの使い方の指導
3. 徘徊老人の監視
4. 補助物資の受け取り分配
5. ゴミ管理と指導
6. 消防との連携
7. 避難民の健康監視
8. 行政との連絡と対応

被災者自らが考え行動したことである．豪雪地に生き抜いてきた地域住民のコミュニティ力の大きさ，力強さを再認識した．

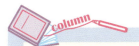

三重県の地震防災必携

突然起こる大規模災害時には，分厚いマニュアルはほとんど役に立たない．三重県には「地震防災必携」という名刺サイズの8ページのマニュアルがある．時系的かつ具体的な対応方法や心得が記載されている（②）．全県民に配布し，県知事以下全県民が常に携行するように指導しているとのことである．災害時の伝言ダイヤルや私の記録等，情報の収集方法や連絡手段の記入欄のほか，裏面には「避難ルート，家族で防災会議，住まいの安全，避難所における心得，帰宅困難者心得，災害時要救護者への配慮，津波に対する心得，東海地震に関連する情報」が記載されている．

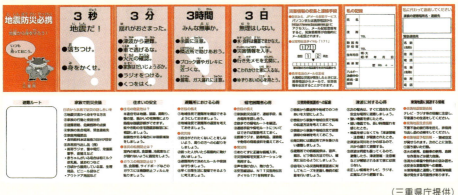

② 地震防災必携—地震から身を守ろう！

（三重県庁提供）

の資料作成や報告書作りに追われていた．災害時には専門職にある人たちは本業に専念してもらうべきである．

- 災害時保健医療従事者には統一した支援元都道府県がわかるナンバー等を付加し，医師，看護師等の職種がわかるような色分けしたユニフォームを作る．
- 一般的に災害時には食中毒を含む感染症への対策が必要であるが，中越地震は冬に発災したために，インフルエンザ対策に重点を置いた．世界各地それぞれの地域独特の風土の違いを考えると，今後も災害発生時の状況に即した

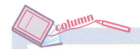

地震発生後 92 時間の救出劇

　信濃川沿いの国道が山崩れで崩壊し，母子 3 人が生き埋めになった．当時 3 歳の皆川優太君が，崩れた岩の間に閉じ込められた．

　捜索と救出には，東京都の特殊レスキュー隊が当たった．ファイバースコープを岩の隙間から挿入し，特殊な集音装置を使って，異様とも思える静けさの中から呼吸音と心音をキャッチし，生存を確認した．発生後 92 時間以上過ぎており，泣くこともできず埋もれていた 3 歳児を，最新鋭の装備を持ったレスキュー隊員が音を頼りに内視鏡で見つけ出したのである．当時一般的に生存時間の限界は 70 時間と言われていたのだが，92 時間以上生き続けていたのである．子供の強靱な生命力にあらためて驚かされた．また災害救助の信じられないほどの進歩・発展を実感した感動的な出来事でもあった．

　奇跡的な生還をした優太君は，今も魚沼市で元気に過ごしている．何事に遭遇しても決してあきらめるな！ ということを教えられた（3）．

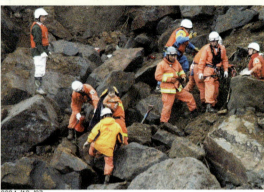

3　奇跡の生還―地震発生から 92 時間ぶり

中越地震　生存者発見
土砂に埋まった車の中から，行方不明となっていた親子のうち，皆川優太ちゃんが救出された＝ 2004 年 10 月 27 日　午後 2 時 40 分頃　長岡市妙見町
（2004 年 10 月 28 日新潟日報掲載　新潟日報社提供）

フレキシブルな感染症対策が求められる．
- クルマ社会からくる車中泊の増加は，エコノミークラス症候群という現象を生み，死者が出た．PTSD への対応と共に新たな問題である．
- 大規模災害の被害は長期的な影響を及ぼすことがある．当地はわが国有数の豪雪地であることもあって，雪崩や雪解け時の山崩れ等が発生した．地元の医師会にとっては，慢性期に入ってからが本当の闘いであった．

　本稿執筆中，奇しくも中越大震災 10 周年合同追悼式（平成 26 年 10 月 23 日）に県医師会会長代理として参列，黙禱を捧げてきた．この大災害から学んだことは数多くあるがこの経験を教訓として伝え残すことが出来れば幸甚である．

復興期（慢性期）

復興期における視点
ソーシャル・キャピタルと社会格差

近藤尚己
東京大学大学院医学系研究科

- ◆ 災害復興に必要なのは金銭としてカウントできる資源だけではない．地域住民同士の信頼や助け合いの規範，そして結束といった地域の特性，すなわちソーシャル・キャピタルの積極的な活用が期待されている．
- ◆ 地域のソーシャル・キャピタルの醸成は，①住民同士の顔の見える関係を深める，②地域の組織や専門家同士の連携を深める，③これらの連携を深めるための制度（自治会の指針や自治体条例など）の改革を進めることにより達成できる．
- ◆ 総合医には，日頃から地域コミュニティへ関与・貢献し，また地域住民の生活にかかわる専門職や職能団体と医療の枠を超えた幅広い連携をしておくことが求められる．
- ◆ 災害時やその復興期には経済格差や健康格差が広がりやすい．復興期の新しいコミュニティづくりの際には，災害により分断した住民同士の関係修復や，社会弱者が排除されないしくみづくりに特段の配慮が求められる．

- 東日本大震災後「絆」という言葉が流行したように，近年，災害時における人々同士の結束や連携のしくみの重要性が広く認識されてきている．また，復興期は，暮らしぶりや医療サービス，健康状態の格差が広がりやすい．ここでは，復興期のコミュニティや保健医療システムの再構築の視点として，「ソーシャル・キャピタル」と「健康格差」という2つの概念を紹介する．

「健康の社会的決定要因」と健康格差

- 近年，疾病予防や健康寿命の延伸に関して，個人をとりまく社会環境の重要性が強く認識され，健康の社会的決定要因として知られている（**1**）．
- 個人が置かれた社会的な環境により健康状態が異なることを，健康格差という．たとえば，低所得者ほど短命であることが知られている（**2**）．健康格差は，所得水準だけでなく学歴・職業・人種（出身国）・地域など，様々な状況により一般的に見られる．
- 個人の努力では変え難く，また，社会的に容認できないと考えられる程度の格差は国や地域社会の責任において解決する必要がある．

1 健康の社会的決定要因

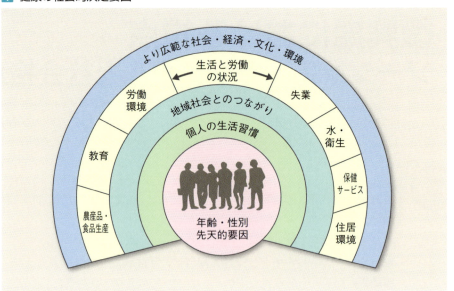

(Dahlgren G, et al. Policies and Strategies to Promote Social Equity in Health. 1991[6] より筆者が日本語訳)

2 所得段階と死亡・要介護認定の関係

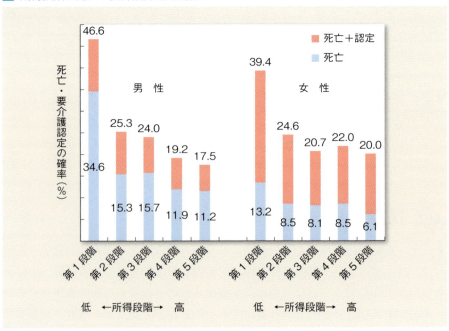

日本老年学的評価研究（JAGES）による 28,162 名の追跡結果.

(データ元：Hirai H, et al. 2012[8])

災害により広がりやすい格差

- 災害時やその復興期には，様々な格差が顕著となる．災害以前の社会経済的な状況（資産など）により災害への備えに違いが起き，災害で命を落としたり健康被害を受けるリスクが異なるからである．
- 災害の規模が大きいほど，被害者の生活保障のための行政手続きに時間がかかり，被害が大きく公的支援が必要な者ほどいっそう待たされる結果となる．被害が想定されていた規模をはるかに上回った2011年の東日本大震災では，仮設住宅の建設，義援金の配布，自宅再建補助金の配布，そして復興住宅の建設など，復興に関するあらゆる面で長い時間を要し，暮らしぶりや健康状態について，社会経済的な状況や地域の違いによる格差が広がった状態が続いている．

ソーシャル・キャピタルと災害復興

- 災害時やその復興期に役立つ"資源"は，金銭でカウントできるものだけではない．特に，社会関係を資源としてとらえるソーシャル・キャピタルの概念が，近年，災害復興のキーワードとなっている．
- 政治学者パットナムは，ソーシャル・キャピタルを住民同士の信頼・助け合いの規範（お互いさま，という意識），そして結束を高めるような地域の特性，と定義している．人間関係の親密さに基づく地域の力，といったイメージである．
- 災害前からの人づきあいによって得られる物質的・精神的支援が復興の大切な資源となる．コミュニティ全体としては，行政機関・一般企業・NPOなど，様々な組織同士の横断的な関係が地域全体の復興に向けた力となる．

> **ソーシャル・キャピタル**
> 地域レベルのソーシャル・キャピタルは社会学で理論化され，政治学や経営学・組織論などの分野で，政策や組織の運営（ガバナンス）の効率向上に貢献する重要な概念として盛んに研究されている．
> 他方，ブリュデューなどによる，自身の人間関係を通じて得られる様々な資源（具体的な手助けや健康情報，権力など），すなわち個人の特性，としてとらえる定義もあるが，ここでは扱わない．

ソーシャル・キャピタルの分類

- ソーシャル・キャピタルには，結束型・橋渡し型・リンキング型といった分類がある（3）．
  - **結束型**：特定の地域やグループ内の，内向きに強く結束するような関係性を意味する．これにより地域や集団内での資源のやり取りが円滑になる．
  - **橋渡し型**：グループや地域同士をつなげるような関係性であり，これにより単一の地域やグループで対応できない課題や，外の資源へのアクセスが高まる．
  - **リンキング型**：橋渡し型の特殊形で，政治的な権力を持った人やグループとの関係である[*1]．

[*1] 復興を加速する要素としてリンキング型の存在が特に重要であるとの指摘がある[1,2]．

ソーシャル・キャピタルが健康に及ぼす効果

- ソーシャル・キャピタルは様々な健康への効果をもつ．地域のソーシャル・キャピタルが健康に及ぼす効果は，おおむね4つに分類される．①協調行動

3 ソーシャル・キャピタルの分類

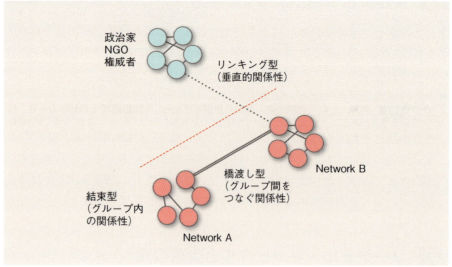

(Aldrich DP, 2012[1])を参考に作成)

4 ソーシャル・キャピタルの効果と災害復興との関連

効果		具体例
協調行動の促進	利害の衝突が少なく，意思決定が円滑に進む	復興住宅や公立病院・診療所の建設が円滑に進む
規範の形成と相互監視	コミュニティ内のルールや秩序が保たれる	タバコを吸っている少年を通りがかりの住人が注意する・ゴミ出しのルール違反が起きにくい
コミュニティの組織化	ある目的のための連携のしくみが様々な目的に応用される	消防団や自治会組織，職能団体などのネットワークを活用して，災害時の緊急連絡や見守りが円滑に行われる
交流の促進と資源の授受	ネットワーク化が進むことで，その中のメンバー（住民・組織）同士の支え合いが円滑に行われる	独居高齢者への声かけ，過疎地での買い物手段に関する助け合い，地域住民の医療情報の組織間共有の促進

健康への効果
東日本大震災では，ソーシャル・キャピタルの高い地域で避難生活が効率よく進んだ例や，住民同士のまとまりがよい仮設住宅で孤立防止や住民交流が進み，住民のメンタルヘルスが良好に保たれている例などが数多く報告されている．

の促進，②規範の形成と相互監視，③コミュニティの組織化，そして④交流の促進と資源の授受である（**4**）．

健康格差に配慮した災害復興期におけるソーシャル・キャピタルの醸成

- 日頃から，地域のソーシャル・キャピタルを積極的に醸成したり，既存のソーシャル・キャピタルを生かすための工夫をしていくことで，<u>コミュニティのレジリエンス（災害への対応力）</u>を高められる[1]．阪神・淡路大震災の経験から，既存のコミュニティのソーシャル・キャピタルを活用するために，仮設住宅への入居は可能な限り元の集落や区の単位で集団で行うべき，との教訓が生まれ，中越地震や東日本大震災に活かされた．
- ソーシャル・キャピタルを醸成する手段としては，3通りが考えられる（**5**）．
  - ▶第一に，<u>住民同士が集う場や共同作業の場をつくる</u>ことで，住民同士のイ

5 コミュニティのソーシャル・キャピタルの醸成手法

醸成手段	具体例	コツや注意点など
住民同士の交流促進	地域サロン事業，お茶っこ会，居場所（誰でも立ち寄れる公共の場）づくり活動，医療機関での患者やその家族・地域住民間の交流（病院祭り・健康懇話会・患者会など），市民農園を中心とした交流活動（陸前高田市のはまらっせん農園活動[7]）など	既存のコミュニティの慣例や文化を無視した「交流の強制」は悪影響となる場合がある
組織や専門家の分野をまたいだ連携促進	復興・介護・疾病予防・高齢化対策等をねらいとした多職種・官民連携組織：介護困難事例対応のための地域包括ケア会議などに基づく組織間連携，コミュニティ再生のための多部署連携のしくみ（まちづくり協議会など）	参加組織同士の利害の一致，目的の共有，現状把握が可能なデータの存在，民主的な運営体制が必要
連携を促進するための制度改革やより大きな環境改善	災害時の個人情報共有のガイドラインの策定と使用法の周知や連携の訓練・孤立死防止のための個人情報保護条例の見直し（さいたま市など）・コミュニティバスや買い物バスなどの運営，そのための官民連携（地元スーパーや移動販売業者など[3]）・診療情報の共有システムの構築	自治体の長や議会の関与が必要ハードルは高いが効果大情報共有には情報漏洩への特別の配慮を

東日本大震災で大きな被害を受けた陸前高田市のデータでは，バス停・小売店・移動販売の売り場からの距離が遠い高齢者ほど健康状態にかかわらず閉じこもりがちであることが示された[3]．

ンフォーマルなソーシャル・キャピタルを高められる．
▶ 第二に，専門家や自治体の各部署，地域の様々な組織（NPOや医療機関，職能団体など）の連携により，よりフォーマルなガバナンスの仕組みとしてのソーシャル・キャピタルを醸成できる．
▶ 第三に，上記のようなネットワーキングが円滑になるように，制度改革を行うことで，連携を促進できる．

⚓ 復興期における地域のソーシャル・キャピタル醸成の注意点

- ソーシャル・キャピタルには負の側面もある．そのため，やみくもな取り組みは逆効果となる場合がある．特定の活動が，ある種類の住民グループの育成に貢献する一方，他のグループとの軋轢やグループ外の住民の排除などを生み出し，コミュニティ全体のソーシャル・キャピタルの低下や特定の背景を持つ住民の排除を招く恐れがある．
- ソーシャル・キャピタルを醸成する活動の際には，地域住民を，被害の程度や種類，社会経済的な状況（生活水準や職業階層），居住地域などで分類し，それぞれのコミュニティの結束型・橋渡し型の関係性が醸成されるような配慮が必要だろう．
- 災害時には，被害の程度により住民が二分され，コミュニティの分断へとつながった事例が散見される．東日本大震災の際には，津波で家を失った世帯とそうでない世帯，原発事故後に自主避難し一定期間後に戻ってきた世帯と地元にとどまり続けた世帯との間に心理的な「溝」ができ，コミュニティが分断したなどの報告がある．
- 失われた関係性を修復したり，互いの誤解や偏見を払拭するには，①平等な立場で，②互いに頼るような関係を作り，③公平な関係と雰囲気の中で，④

ソーシャル・キャピタルの負の側面
ソーシャル・キャピタルの負の側面として，①集団外の人の排除，②集団からの過度の要求，③強すぎる規範による自由の制限，④強制的なメンバーの平均化（抜け駆けの禁止）が知られている[4]．

<u>共同作業を実施する</u>ことが有効であるといわれている[5]．医療機関や保健活動を目的としたそのような場の設定が新たなソーシャル・キャピタルの醸成に有効かもしれない．

総合医に求められるソーシャル・キャピタルの視点

- ソーシャル・キャピタルは一朝一夕で醸成されるものではなく，地域において，住民や各専門職，関連組織同士の有機的な連携やそのためのネットワークを，長い目で作り上げていく地道な作業が求められる．
- 地域の医療を担う者は，日頃から，地域の行事や自治活動への貢献，さらには医療機関を中心とした交流や健康に関する学びの場の提供などにより，地域住民との連携を深めるべきである．
- 各機関や専門家との幅広い連携も重要である．災害復興では保健師を中心とした保健活動の専門家との連携が不可欠である．保健所や保健センター，社会福祉協議会など医療・福祉の関連機関に加えて，都市計画や生涯学習など，健康とは直接関連のない分野との連携も求められる．
- 災害時には様々な格差が広がりやすい．特別の配慮を持って診療やコミュニティの再生に参画したい．

連携
同業者同士で話し合い，災害時に各医師が担当する地区を決め，各責任地区内のハイリスク者（独居高齢者など）を（地域包括ケアセンターなどとの連携により）把握しておくといった備えも有効だろう．

文献

1) Aldrich DP. Building Resilience：Social Capital in Post-Disaster Recovery. University of Chilago Press；2012.
2) Aldrich DP／石田　裕ほか（訳）．ソーシャル・キャピタルと災害．ESTRELA 2014；246：2-7.
3) Hirai H, et al. Distance to retail stores and risk of being homebound among older adults in a city severely affected by the 2011 Great East Japan Earthquake. Age and Ageing 2015；44：478-484.
4) Portes A. Social Capital：Its Origins and Applications in Modern Sociology. Annual Review of Sociology, Vol.24. Annual Reviews；1998. pp1-25.
5) Allport GW. The Nature of Prejudice. 1958.
6) Dahlgren G, Whitehead M. Policies and Strategies to Promote Social Equity in Health. Institute for Future Studies；1991.
7) Takahashi S, et al. Health effects of a farming program to foster community social capital of a temporary housing complex of the 2011 great East Japan earthquake. Disaster Med Public Health Prep 2015；9：103-110.
8) Hirai H, et al. Social Determinants of Active Aging：Differences in Mortality and the Loss of Healthy Life between Different Income Levels among Older Japanese in the AGES Cohort Study. Current Gerontology and Geriatrics Research Vol.2012（2012）

付　多職種からの活動報告と今後への対策

看護協会

中板育美
日本看護協会

- ◆日本看護協会は，阪神・淡路大震災を契機に「災害支援ナース」の仕組みを築いた．
- ◆その後，新潟県中越地震，能登半島地震，新潟県中越沖地震，東日本大震災と，災害支援ナースの派遣を行い，大規模災害下の患者の心身の侵襲，衣食住環境の悪化，搬送受け入れ医療機関のマンパワー不足などのためのケアや状態改善に寄与した．
- ◆今後は被災地自治体からの派遣要請の仕組みや人材育成・人材確保の方法などが課題となると思われる．

はじめに

- 東日本大震災は，地震の揺れにとどまらず，場所によっては波高10m以上，最大40mにもなる大津波や液状化現象，地盤沈下，ダムの決壊など東北地方と関東地方の太平洋沿岸部に壊滅的な被害をもたらした．
- 4年が経過した今なお，被災者の避難生活は続いており，住民はもちろん，支援者も含めて慢性的疲労と心理的問題が生じやすい状況が続いている．
- 特に，東京電力第一原子力発電所の事故は，日本の未来に大きな禍根を残した．
- この未曾有の自然の猛威は，われわれに，改めて，家族や地域の在り方，情報管理と人と人，人と環境，互助とは何か，心に残る痛みとそのケア，さらに災害時に求められた共感性と高い倫理観など多くの問いを突き付けた．

災害支援ナースの派遣

- 日本看護協会（以下，本会）では，阪神・淡路大震災時に看護ボランティアの派遣調整を行ったことを契機に，本会と都道府県看護協会（以下，県協会）との協力体制の下，安全で効果的な災害時の看護活動を行うための「災害支援ナースの派遣調整」の仕組みを築いた．

⚓ 災害支援ナースとは

- 被災地に出向き，自らも被災者でありながら被災者の看護に奮闘する看護職の心身の支えとなるとともに，避難所や病院での被災住民の健康状態の観察

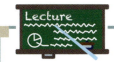

災害支援ナースになるための研修
　主に，基礎編（2日制）と応用編に分けて研修を実施している．
　基礎編では，災害により起こりうる環境被害や健康被害と特徴的な病態，被災者や支援者のストレス反応の特徴，災害医療提供体制の概要と災害支援ナースの派遣システム，災害支援ナースの意義を確認する．
　支援する側とされる側それぞれの心理や社会的ダイナミクスを知り，活動時の留意点を確認するなど，看護ケア実践のみならず，支援者の倫理的配慮事項に重点をおいており，被災地の看護職員自身も被災者であることに配慮し，心情や体調，言動や対応に留意し，あくまでも被災地の要望や現状を優先させて活動することを最低限のルールとして確認している．
　被災後一定の期間が経過したころには，被災地の看護職等の慢性的疲労や心理的問題に配慮しながら，持続可能性を配慮した支援（これまでの経験を活かした助言や指導）を行うことも大切になる．
　応用編では，基礎編での学びを実践上のシミュレーションを中心にリアリティを高めるプログラムとしている．

や看護実践を行う看護職である．
- 2015年3月末現在，7,771名の災害支援ナースが，ナースの所在県である県協会に登録されている．

災害支援ナース派遣を決定する判断基準
- 本会では，被災地となった県協会および国などの関連諸機関の情報を元に，災害の規模別に「レベル1.2.3」と区分している（**1**）．
- レベル2,3の場合は，本会が各県協会と調整を図りながら派遣調整を行う（）．
- 災害支援ナースの派遣期間は，原則として，移動時間を含めた3泊4日であるが，被災規模，被災地の交通事情等を考慮して決定する．
- 組み立てられた派遣スケジュール（誰が，どの病院・避難所等で，何日から何日まで活動する）に沿って各病院や避難所等に向かい，活動する．

これまでの活動実績
- 新潟県中越地震（2004年），延べ1,000名，能登半島地震（2007年），延べ198名，新潟県中越沖地震（2007年），延べ719名，東日本大震災（2011年），延べ3,770名の災害支援ナース派遣の実績がある．
- 大規模災害時には，家族の心身の侵襲や家屋の損傷等により心の基盤，生活の基盤を失い，長期にわたりストレスフルの中での避難生活を余儀なくされる．特に災害亜急性期の衣食住環境は厳しいものになる．あるいは，被災した医療機関は，安全確保に留意しながら多くの患者を他の医療機関に搬送せざるを得ず，搬送を受け入れる医療機関は，マンパワー不足の状態になる．災害支援ナースは，この状態改善に可能な範囲で寄与してきた．
- 被災地に設置した災害支援ナースの派遣拠点となる対策本部では，常駐する

災害支援ナースとしての登録

災害支援ナースについて登録するために以下の要件を設けている．
① 県協会の会員であること
② 看護実践の経験が5年以上あること
③ 災害支援ナースとして所在の県協会に登録することに関して所属長の承諾が得られること
④ 災害支援ナース養成のための本会プログラムもしくは相当内容の研修を受講していること
さらに，定期的な災害看護研修の受講や災害看護支援活動対象の賠償責任保険制度への加入，災害支援ナースとして活動した後は，県協会主催の報告会・交流会などクールダウンの機会に参加することを推奨している．

1 災害時支援の対応区分

災害対応区分	災害支援ナースを派遣する看護協会	派遣調整
レベル1（単独支援対応） 被災県協会のみで看護支援活動が可能な場合	被災県協会が災害支援ナースを派遣する	被災県協会
レベル2（近隣支援対応） 被災県協会のみでは困難または不十分であり，近隣県協会からの支援が必要な場合	被災県協会および近隣県協会が災害支援ナースを派遣する	日本看護協会
レベル3（広域支援対応） 被災県協会および近隣県協会では困難または不十分であり，活動の長期化が見込まれる場合	全国の看護協会が災害支援ナースを派遣する	

（日本看護協会ホームページ．看護実践情報より）

2 災害支援ナース派遣の仕組み

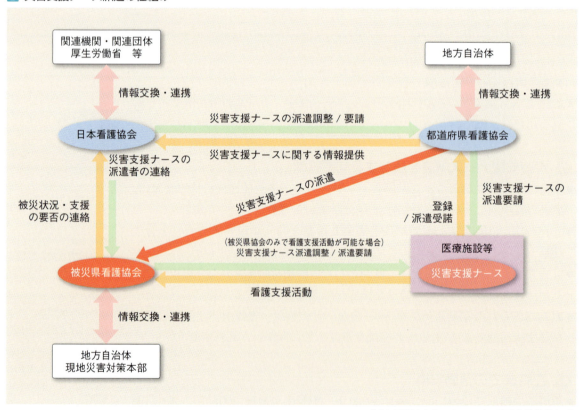

（日本看護協会ホームページ．看護実践情報より）

　　　　コーディネーターが，災害支援ナースの活動や得られた避難所避難者の生活状況の情報を集約し，病人・要介護者・要援護者のアセスメントと名簿作成に協力したり，県や被災市町村の保健師などに報告する役目も果たしている．
- 被災地以外の各都道府県/市町村保健師が被災地自治体保健師の支援のために，避難所などに派遣されており，住民の健康課題の集積や対応，医療機関の医療提供体制の実態把握と調整なども担っているので，相互に連携できると，より効率的であるといった効果を実践的に得ている[*1]．

発災初期の災害支援ナースは，避難所や医療機関に寝袋を使用して24時間常駐し，避難所や保健師から得る在宅で避難生活を送る患者の情報から，重度の脱水，突然の呼吸困難，骨髄炎疑い（褥瘡），低血糖発作など重症者の医療機関への受診を支援した．医療・介護が必要な避難者へのケアや避難所等の感染症アセスメントと環境衛生，感染管理措置の対応・感染拡大防止のための部屋の確保とケア，手洗い，うがいの励行，衛生管理のための啓発や環境整備は，初動期から意識する必要がある．一方，初動期には，全体的にマンパワー不足の状況になることが想定されるので，看護職であっても，福祉避難所・避難所の清掃や炊き出しや配膳などにも積極的に関与する．そして，それらのあらゆる機会を避難者の健康管理・支援の手段と捉えて実施するなどの応用力が求められる．

　また，数日がたち被災者の疲労も重なってくると，避難所等での住民の発熱や急性呼吸器感染症，インフルエンザ，急性下痢症なども発症しやすく，また蔓延しやすくなる．早期に発見し，医療チームと連携して，その患者に対する感染隔離措置の理解を得ながらの対応をしたと同時に，保健師らと協働して，必要な避難者の服薬管理・介助，集団生活における感染拡大，蔓延防止のための活動も展開した．

　さらに，すべての避難者に対して，健康調査・支援，飲水や食事の管理（残り物をため込まないなど），周囲の者の吐物や排泄物への対処方法等の健康教育によって，住民自ら感染拡大防止に協力できるよう働きかけた．

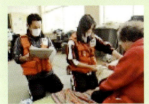 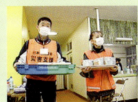 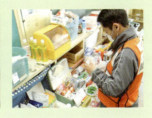

人材確保・定着と人材育成—フィールドに居続ける

- 復興は，生活基盤や生産基盤はもちろん，そこに生産活動，生活機能が再生されてこそである．要するに，看護の目線で考えれば，患者，住民，看護職などその地に住まい，生き続ける人々が，被災前の健康状態を維持し，「尊厳」と「誇り」を取り戻してはじめて"人間らしい生活の復興"が成しえるということである．
- 被災地で看護に携わる看護職も災害支援に奮闘する看護職においても，専門職として「誰かのために役立つ」実感が，"個人の成長"や"やりがい"を促している．このような体験が，さらなる看護の質の向上や心の回復の一助にもなり，ひいては定着につながるといわれている．以下は，本会が実施した，急性期のみならず長期的視点での被災地支援について示す．

① 日本看護学会への参画支援

- 3県の看護職に対し，新たな実践などの知識を得る機会の提供と，各地の看護職に，震災体験者としての学び・教訓を伝える機会として，学会への参加を支援している．

[*1] 地震等大規模災害が発生した際には，災害対策基本法第30条第2項の規定により，被災地都道府県知事が「内閣総理大臣に対し，地方自治法第252条の17の規定による職員の派遣のあっせんを求めることができる」とされている．行政に所属する保健師の場合は，厚生労働省保健指導室が全国規模の保健師を集約し，あっせん・調整を行って派遣が行われてきた．阪神・淡路大震災，新潟県中越地震，新潟県中越沖地震，東日本大震災においてすべて同様である．一方，看護師同様に，自治体間の協定に基づく派遣や災害派遣医療チーム（DMAT）の派遣などルートも複雑化してきており，また，改正災害対策基本法では，自治体間の相互応援協定締結に係る努力義務が定められ，今後は，被災地自治体の派遣保健師の受け入れ，被災地へ派遣される保健師の在り方等の検討が必要である．

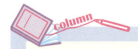

事例紹介：原発避難下で発症した認知症

78歳夫と75歳妻が農業を営みながら二人で暮らしていた．原発事故の関連で市外へ避難した．1年後くらいから，夫が口うるさくなり妻を叱責したり，物の置き忘れが多くなり，妻にあたる等の回数が増え，2人の間で口論が絶えなくなった．妻は，戸惑い，対応に困惑していた．避難先の生活支援相談員からの連絡で保健師が訪問し，認知症の発症を疑い，専門医療機関を紹介．妻と本人に保健師が同行し受診した．認知症と診断され，服薬が開始される．妻も夫への接し方について説明を受ける．ケーススタディでは，うつと認知症の違いなどのレクチャも含めてスーパービジョンし，妻の負担軽減のため介護保険サービスにつなげ，デイサービスやヘルパーによる自立のための家事援助をサポートした．長引く避難生活が夫の認知症の発症要因となった可能性が否定できない事例であり，住まいという環境の変化が高齢者に及ぼす影響の大きさを改めて認識することになった．

② 看護管理者懇談会

- 被災地の医療機関（病院，診療所），介護関連福祉施設などで働く看護管理者が協働して，沿岸部の看護師確保策や労働環境の検討，新人の人材育成体制を整備した．

③ 医療機関の看護の質向上プロジェクト

- 看護の質と職務意欲の向上を目指し，モデル事業（認定看護師〈感染管理分野等〉の一定期間の定期的派遣）を実施した．専門性の高い研修や直接のアドバイスを認定看護師が院内職員に直接行い，業務改善などに対する技術支援を後方・側方的に行うものである．

④ 原発避難地域の健康課題に対する保健師への支援

- 災害後の様々なストレス，PTSD，抑うつ，不安障害，アルコール関連障害，認知症の悪化，閉じこもり，孤立化などの健康問題が潜在・顕在化することは周知のことである．また，東日本大震災後，とりわけ福島における小児肥満・虫歯の増加，家族機能の回復に向けた対応が求められている．
- 被災地の保健師が，種々の課題に対し，診療所，高齢担当保健師，生活保護担当ケースワーカー等との連携で対応できるよう，ケーススタディにスーパーバイザーを派遣する支援を行っている．**Column** はその一例である．

今後の課題

- 派遣要請は，自治体間の協定に基づく派遣や知事会や市長会等からの要請など，そのルートも複雑化してきている．
- 改正災害対策基本法では，自治体間の相互応援協定締結に係る努力義務が定められ，今後は，被災地自治体への保健師派遣や災害支援ナース派遣調整についても，検討が必要になるだろう．

多職種からの活動報告と今後への対策

訪問看護

菅原由美
全国訪問ボランティアナースの会キャンナス

◆ 全国訪問ボランティアナースの会キャンナスは，日頃は家族の代わりに高齢者や障害者の介護，看護，見守り，外出支援などを有償で行うボランティア団体である．
◆ 東日本大震災時は，"出来ることを一生懸命に"をモットーに自己判断・自己責任で活動した．
◆ 主な活動内容は環境整備と生活支援であった．
◆ 今後の課題としてはコーディネート出来る人材の養成があげられる．

キャンナスとは

- 全国訪問ボランティアナースの会キャンナスは，日頃，家族の代わりに高齢者や障害者の介護，看護，見守り，外出支援などを有償で行うボランティア団体であり，地域密着で，求める人に手を差し伸べる地道な活動をしている．
- 日頃は"出来ることを出来る範囲で"活動しているが，東日本大震災発生直後，今は"出来ることを一生懸命に"しようと決断した．
- "思い"のある看護師が現地に入ってお役に立てるように，キャンナスは窓口となることとした．日本中からはもちろん，海外からも多くの看護師をはじめ多職種の方たちからご連絡を頂き，信頼をもって被災地に送り出した．その時の膨大なメールのやりとりは，後に本として出版された*．
- 自己判断・自己責任で動いた看護師たちは，トイレ掃除から始めて，被災地の方々と同じ場所で一緒に寝泊りをしながら，医療チームのコーディネーターを務め，高齢者の爪を切ってまわり，乳児の入浴など出来ることを出来る限り実施した．

*『ドキュメント ボランティアナースが綴る東日本大震災』全国訪問ボランティアナースの会キャンナス（編），三省堂，2012．

急性期から慢性期にかけての活動

- 以下に，急性期から慢性期にかけての頃の活動報告を示す（～6）．
2011年3月11日（金）14時46分東日本大震災発生（1）
12日（土）　キャンナス代表菅原より各支部代表や会員の支援活動参加のメールを発信し，支援先の調整が本格化する．
16日（水）　キャンナス釧路代表の竹内看護師を中心としたチームが出発準備をし，湘南本部に集合するが，直前に原発関係の情報により出発を中止する．

■1 東日本大震災の発生　　■2 キャンナスの第1陣が気仙沼に到着（3月20日）　　■3 訪問看護活動—出来ることを出来る限り実施

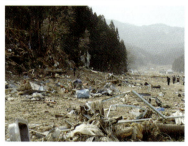
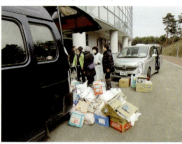
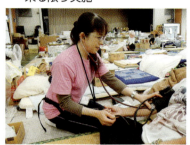

■4 石巻の川開き祭りで救護所を担当（7月）　　■5 おらほの家

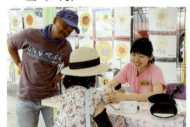
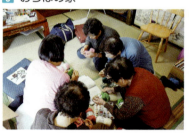

■6 東日本大震災での支援活動実績（2011年3月19日～2011年9月末日）

避難所での滞在型医療・生活支援	気仙沼4か所，石巻3か所，看護師のべ4,000人，PT・OTのべ300人等が参加． 個別健康相談 15,000回以上，公衆衛生周知活動 3,000回以上
在宅避難者への訪問型医療・生活支援	・在宅訪問看護・リハビリ（内容）訪問　795件 ・石巻市渡波地区の在宅アセスメント調査　500件（有効回答133件）
仮設住宅への訪問型医療・生活支援	・石巻市牡鹿半島21か所（500世帯），気仙沼1か所（56世帯）対象 ①訪問スクリーニング調査 500件，アセスメント調査 268件 ②ナースによる健康相談・お茶会（246回） ③PT・OTによる健康体操教室（118回）
物資支援	避難所，地域，仮設への支援物資を運搬・配布 2・4t車×16回，大型車×200回以上 ガソリン1,000L，軽油2,000L，Dyson掃除機 320台，掃除用モップ400本，長靴1,000足，大漁旗150枚，水，食料，衣類，暖房器具〜生活用品全般など合計 100t程度
地域医療セミナーの企画・実施	3回（地域住民　合計332人来場）

19日（土）　深夜，第1陣（代表以下7名）が救援の人材と物資を積み神奈川県藤沢の本部を出発する．

20日（日）　早朝に第1陣が気仙沼に到着する（■2）．総合体育館に基地を設け常駐開始．その後，気仙沼市民会館，東松島の社会福祉協議会に入る．

4月　　　　石巻市からの要請で石巻中学校，石巻図書館，湊中学校，公民館に入る．南三陸や女川の避難所合計7か所を周り，実態の把握をする．AMDAの要請を受け，南三陸志津川小学校へ入る．

	気仙沼の巡回診療支援隊の要請で，訪問看護活動を行う（3）．
5月	気仙沼では仮設住宅へ移る方へのフォローを始める． ダンボールベッドの普及啓蒙活動を行う． 石巻ではPCAT（日本プライマリ・ケア連合学会東日本大震災支援プロジェクト）の全戸訪問調査に参加する．また，地域のお祭りに参加し，青空市を実施する．
6月	ハエの大量発生のための対策，悪臭，ほこり対策としてマスク着用を推進する． 本部では，6月21日をもって，物資の仕分け，発送を終了する．
7月	石巻の川開き祭りで，救護所を担当する（4）． 気仙沼の総合体育館，市民会館のほか，他の医療チーム撤退のため，気仙沼小学校への支援を再開する．
8月	石巻において避難所の閉鎖までの調整を行う．石巻市より仮設住宅への支援要請があり，第1回訪問を実施する． 気仙沼では避難所から，医療チーム，地元看護師の撤退が続き，管理者との相談により避難所閉鎖まで滞在することを決定する． 現地でのキャンナスボランティア活動者人数が4,000名を超える．
9月	石巻において，引き続き避難所の閉鎖までの調整を行う． 気仙沼では避難所の寝泊り，健康相談と並行して，仮設住宅への訪問を実施する．
10月	牡鹿半島の仮設住宅，在宅者への戸別訪問を実施する．
11月	キャンナスの呼びかけで牡鹿ミーティングがスタートする．
12月	「おらほの家」オープン（5）．年末年始イベント「年越し村」など実施．

災害時ボランティアにとって必要な心構え

- 災害時のボランティア活動に参加するにあたり一番大切なことは，自己決定，自己責任の気持ちをもち行動することである．組織として動くときでも指示待ちのみに終わらず，自己判断をして自らが自主的に動くこと，そして自己責任を取る覚悟をもつこと，その気持ちがなくてはならない．組織に甘え，組織に頼る気持ちでは無理が生じる．日頃から訓練されている自衛隊などとはまったく違い，突然の出来事の中，急に集まった仲間であるので，お互いに思いやる気持ちをもち，自ら責任を負う覚悟が必要である．
- 本部を担う者としては刻々と変わる現場の実情に対応できるよう，即決即断を行う必要がある．当然本部において即決即断した者はすべての責任を負う覚悟が必要であるし，情報の処理能力も大切になる．そして，災害支援には初期活動がいかに早く開始出来るかも大きなカギとなる．
- 二重事故を起こさないことの確認を忘れてはならないが，一刻も早く現場に

7 復興支援プロジェクト

2011年 5月	①松島マリンピア水族館へ	被災した子どもたち9人を松島水族館へ連れていく.	
2011年 5月 8月	②石巻市立湊中学校ソーラン	津波ですべて流されてしまった伝統行事ソーランの衣装とする大漁旗を,札幌代表真鍋看護師の仲介により,北海道の漁師から140枚送られ,8月にソーランパレードが盛大に実施される.	
2011年 10月	③ディズニーランドバスツアー	宮城県気仙沼市双葉保育園の園児とその家族を気仙沼からディズニーランドまでバスで9時間かけて到着.1泊2日でディズニーランドを楽しむ.	
2011年 12月	④マジックショー	宮城県石巻や牡鹿地区でマジックショーが行われる.	
2012年 3月	⑤気仙沼の小さなバレリーナとゆかいなパフォーマーたちの発表会	大震災で活動休止を余儀なくされたバレエ団「気仙沼バレエソサエティー」の発表会.	
2012年3,4月	⑥スマイル花一杯プロジェクト	awa311（安房医療介護福祉連携・東日本大震災支援の会）の皆様とともに気仙沼,石巻,牡鹿半島の皆様に房総のお花を届ける.	

かけつけ自らが出来ることを精一杯やることが重要であり,次は何をすべきか,何が出来るかどうしたら出来るかを考え行動し続けることが大切である.
- 現地では,医療にこだわらず,出来ることは何でもしていく気持ちと,他の団体への繋がりを作り,それを大切にしていくことが非常に重要である.キャンナスはそのような考えをもとに,復興支援プロジェクトを実施した(7).

多職種からの活動報告と今後への対策

作業療法士

小林　毅
日本作業療法士協会／千葉県立保健医療大学

◆ 避難所では，「住み慣れた場所で生活する」ことを目標に，単なる機能回復やADL訓練にとどまらず，廃用症候群の予防や，閉じこもり，孤立化の予防といったコミュニティの形成などの幅広い支援を行った．
◆ 「大規模災害時支援活動基本指針」の整備・改訂を行い，平時より「災害対策室」を常設組織化している．

はじめに

- 一般社団法人日本作業療法士協会(以下，OT協会)の支援活動から見る作業療法士の役割と課題について解説する．

作業療法の役割とは

- 作業療法は，身体・精神の障害だけではなく，医政局長通知[1]に見るように発達障害や高次脳機能障害と幅広く支援をすることができる．
- また，ICFによる心身機能や身体構造の「機能回復」だけではなく，活動と参加といった「日常生活活動」や「日常生活関連活動」，さらに「環境因子」である住環境などを広く，総合的に捉えて，その人が役割をもって，住み慣れた場所で生活することを支援する．
- 作業療法士の支援ツールである「生活行為向上マネジメント」は，その人の大切な生活行為を実行する支援計画として役立つ[2]．

東日本大震災での対応

- OT協会では，仙台市若林区・宮城野区に生活機能対応専門職チームのほか，日本発達障害者ネットワークが福島県から受託した「被災した障害児に対する相談・援助事業」，厚生労働省「被災者の心のケア事業」などの支援を行った[3,4]．
- (一社)岩手県作業療法士会[4]では，1次支援として「廃用症候群(生活不活発病)の予防，生活障害への対応」を目的に，釜石市・大槌町を中心に，また2次支援として「仮設住宅生活における"不活発化・閉じこもり・孤立化"

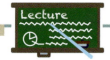

作業療法の範囲

　理学療法士及び作業療法士法第2条第2項の「作業療法」については,同項の「手芸,工作」という文言から,「医療現場において手工芸を行わせること」といった認識が広がっている.
　以下に掲げる業務については,理学療法士及び作業療法士法第2条第1項の「作業療法」に含まれるものであることから,作業療法士を積極的に活用することが望まれる.

- 移動,食事,排泄,入浴等の日常生活活動に関するADL訓練
- 家事,外出等のIADL訓練
- 作業耐久性の向上,作業手順の習得,就労環境への適応等の職業関連活動の訓練
- 福祉用具の使用等に関する訓練
- 退院後の住環境への適応訓練
- 発達障害や高次脳機能障害等に対するリハビリテーション

(医政発0430第1号平成22年4月30日「医療スタッフの協働・連携によるチーム医療の推進について」厚生労働省医政局長通知[1]から抜粋)

の予防」を目的に山田地区・釜石地区を中心に支援を行った.

- (一社)宮城県作業療法士会[4]では,震災以前より7圏域の保健福祉事務所にリハ職種(作業療法士・理学療法士・言語聴覚士)が配置されていたこともあり,県行政との連携のもとに,石巻圏域,気仙沼圏域で作業療法士が,避難所・福祉避難所での個別的な支援のほか,補装具・福祉用具・生活用具の供給体制の整備などの支援にあたった.
- (一社)福島県作業療法士会[4]では,原子力発電所の事故という特殊性もあり,避難者が住み慣れた土地を離れたこと,2次避難所であるホテルや旅館では個別に各部屋に閉じこもってしまうことも多く,部屋を回りながらの生活支援を行った.特に,いわきなどの沿岸部から会津などの山間部に避難した場合には,積雪など気候的に大きな差があり,「冬の暮らし方」といったパンフレットを作成するなどで生活環境への適応を支援した.
- その他,近隣する山形県や新潟県では,避難者の避難所などでの廃用症候群(生活不活発病)の予防や閉じこもり,孤立化の予防のために,避難所内でのコミュニティの形成などの支援を展開してきた[4].

今後を想定した備えと課題

- OT協会では,阪神・淡路大震災,新潟県中越地震・新潟県中越沖地震などの支援活動から「大規模災害時支援活動基本指針(以下,基本指針)」[5]を整備してきたが,今回の東日本大震災の教訓から平時より「災害対策室」を常設組織化し,平成26年2月25日には「基本指針」の改訂を行った.
- 「基本指針」では,平時よりマニュアルの整備に努め,研修会などで災害支

1 「基本指針」による具体的な災害支援

- 第1次対応(目安:発生直後〜1週間以内)
  医学的知識を持つ専門職としての人命救助を優先し,避難所生活に応じた生活環境の整備や集団での生活での精神的な安定に努める.
- 第2次対応:主に避難所生活への支援(目安:発生後1週間〜6か月程度)
  (1)避難所の環境整備・環境調整
  (2)生活リズムの形成や活動性を引き出す活動の展開
  (3)避難所における身体機能が低下した高齢者・障害者への個別対応
  (4)避難所における精神機能に障害のある避難者への個別対応
- 第3次対応:主に仮設住宅や復興住宅での生活支援(目安:発生6か月後〜1年程度)
  (1)仮設住宅や復興住宅における障害者や高齢者対応の居住環境整備
  (2)引きこもり防止や活動性を引き出す活動の展開
  (3)身体効能が低下した高齢者・障害者への個別対応
  (4)精神機能に障害のある避難者への個別対応
- 作業療法士ができる復興支援・まちづくりへの貢献
  (1)心身両面を考慮しながら,住民の生活の質の向上に関与できること
  (2)住民一人一人の力を引き出しながら,地域のコミュニティの充実に対象者の力を結び付けていくこと
  (3)市町村等関連の自治体や保健師等地元の支援者との連携を図りながら,作業療法士の力が発揮できる仕組み作りを行うこと
  (4)長期的視点で,地元で生活される方々に寄り添い続けること

援に対する会員の意識向上を促し,災害支援ボランティアの登録をして,災害時の派遣に備える.また,大規模災害リハビリテーション支援関連団体協議会(Japan Rehabilitation Assistance Team:JRAT)との研修事業などを通じて,多職種連携による災害時対応の体制を整備することを明記した.

 ## おわりに

- 作業療法士としては,生活行為の視点を重視し,災害時でも初期から継続的に生活行為を向上することを被災者とともに共有していく.
- さらに,災害初期から多職種と連携し,シームレスな作業療法を提供することが,被災者の生活の質を向上し,まちづくり・地域づくりの貢献に寄与する(1).

文献

1) 厚生労働省医政局長.医療スタッフの協働・連携によるチーム医療の推進について.平成22年4月30日医政発0430第1号.
2) 一般社団法人日本作業療法士協会(編).作業療法マニュアル57生活行為向上マネジメント.一般社団法人日本作業療法士協会;2014.
3) チーム医療推進協議会(編).災害時におけるメディカルスタッフの役割.医歯薬出版;2014(非売品)
4) 一般社団法人日本作業療法士協会災害対策室.東日本大震災における災害支援活動報告書.2014年3月.
5) 一般社団法人日本作業療法士協会災害対策室.大規模災害時支援活動基本指針.平成26年2月25日.

多職種からの活動報告と今後への対策

理学療法士

伊藤智典
日本理学療法士協会

- これまでの災害時支援では，トリアージに代表される災害急性期の外科的な治療などが中心であり，高齢者や障害者などへの慢性期的な問題に対しては十分とはいえなかった．
- 超高齢社会のわが国における災害時支援の在り方は，生活不活発病（廃用症候群）の予防が重要であり，これには要介護度の維持・改善などが含まれる．
- 日本理学療法士協会は，リハビリテーション関連団体とともに「大規模災害リハビリテーション支援関連団体協議会」を結成し，全国で協働して支援にあたれる体制を構築しているところである．
- 開業医の先生方においては，ご所属の理学療法士に周知いただけるようお願いしたい．

東日本大震災後の支援の反省

直接的な支援

- 政府や政党に対し，生活不活発病の予防のための対応策の必要性を要望し，避難所での生活で機能が低下しないように働きかけた．
- 高齢者や障害をもつ方の生活不活発病の保健・予防活動のため，生活機能が低下しないような運動や留意点を，ラジオや新聞などのメディアを活用して情報発信を続けた．
- 生活不活発病の予防テキストを送付し，アドバイスなども行った（1）．ホームページから必要な情報が得られるよう運動マニュアルなどのダウンロードを可能にした．
- 震災後半年間での会員派遣ボランティアの支援延べ人数は，岩手県山田町68名，陸前高田町280名，気仙沼市周辺120名，石巻市周辺60名，仙台市内50名であった．
- 社会的弱者といわれる高齢者や震災前から移動する動作が困難だった方々に，物理的な移動範囲を増加させ，健康増進をする対策が必要だった．
- 発災前には日常的に行っていた家事動作，たとえば近隣への買い物などを行う必要がなくなったなどの場合や，支援により役割が減って体を動かすことが少なくなったなどの場合には，自然に動くことができるような環境整備を

1 災害時に体力を落とさないためのリハビリ（一般向け配布資料）

（日本理学療法士協会ホームページ．［一般向け］災害時に体力を落とさないためのリハビリ．より）

行った．

⚓ 間接的な支援

- 被災地域の理学療法士会への支援金送付を通じて，間接的に支援を行った．
- 本会会員から寄せられた寄付金，国内外から得たリハビリテーション関連物資，企業の好意により低価格で購入したリハビリテーション専用靴を，地方自治体や公的機関，NPO団体と協力して必要な地域へ適時送れるようにした．

⚓ リハビリテーション関連職種が地域で集まり，協働して支援にあたれる体制

- 理学療法士は，基本的動作能力（座る・立つ・歩く等）の維持・回復を主な仕事としている．この基本的動作能力を低下させる要因の一つとして生活不活発病がある．
- 発災直後の避難所生活では，多くの被災者は体育館にシートを張り，そこで横たわっている状況がみられた．
- 大規模災害の発生時に備えて，リハビリテーション関連職種が各地域で協働して支援をする体制を整えるために，JRAT（大規模災害リハビリテーション支援関連団体協議会）では月例の戦略会議を開催している．
- また，JRAT主催の災害リハビリテーションコーディネーターチームを育成する研修会を全国から集まった多職種に対して開催している．
- これらの活動を通じ，全国で協働して支援できる体制を構築しているところである．

JRAT
Japan Rehabilitation Assistance Team. 大規模災害リハビリテーション支援関連団体協議会（旧 東日本大震災リハビリテーション支援関連10団体）の略称．

2 災害時にリハビリテーション職種が実施する評価

	被災混乱期 初動対応	応急修復期 応急対応	復旧期 生活始動	復興期 地域生活支援
環境		避難所評価	避難所評価	近隣の物理的環境評価 コミュニティの評価 仮設住宅の評価
個人		調査票 評価簡易版 リハ要否の評価	評価通常版 動作やADL評価 歩行評価	社会参加度評価
想定場所	避難所 医療施設内	避難所 医療施設内 介護施設内	避難所 （一部福祉避難所など） 介護施設内 仮設住宅	自宅 仮設住宅 サロン（集会所等）
留意点	救命・救助を優先	日常生活自立に必要な資材・機材の投入を優先 リハ職種以外への情報提供を前提とした簡便な評価を	地域の医療・介護施設の復旧度合いにより引き継ぎ可能な評価を	生活再建に向けて在住地域の物理的・社会的な評価と、個人の参加度を複合的に評価

（東日本大震災リハビリテーション支援関連10団体『大規模災害リハビリテーション対応マニュアル』作成ワーキンググループ．医歯薬出版；2012[1]）より）

 災害に対する理学療法士の対応(2)

- 2025年を目標年度とした地域包括ケアシステムにおける「自助」「互助」「共助」「公助」の仕組みにも対応した社会的弱者に対する防災の準備をしておく．
- 災害時に運動の必要性を訴えるのではなく，平時より，国民に対する生活不活発病の啓蒙や啓発は地域レベルで行っておく必要がある．
- 被災地の会員はまず自らの身の安全を確保する．次に近隣の安全に可能な限りつとめる．状況が落ち着いて職場が許す場合，許可を得て各都道府県理学療法士会の指示に従って活動する．
- 被災地外の会員で所属施設が「JRAT」の場合，職場の許可を得て，各都道府県理学療法士会の指示に従って支援活動をする．
- 情報の混乱は多い．必要なリハビリテーション関連の支援物資も，ライフラインや物流，インフラの回復に伴い時期による変動が大きいので，正確な実態把握と情報の統一化がまず必要であることを認識し，拙速な活動はさけたい．
- 災害時の支援者として日本理学療法士協会に登録し，組織的なトレーニングを受けておいていただきたい．
- 日本理学療法士協会のホームページには，災害時の健康を守るための情報を掲載しているので，ご参照いただきたい．

掲載情報
生活不活発病予防リーフレット―（公社）日本理学療法士協会版
［一般向け］災害時に体力を落とさないためのリハビリ
［医療者向け］災害時の理学療法マニュアル

文献
1) 東日本大震災リハビリテーション支援関連10団体『大規模災害リハビリテーション対応マニュアル』作成ワーキンググループ．大規模災害リハビリテーション対応マニュアル．医歯薬出版；2012．

Special Lecture

東日本大震災における歯科活動
被災地の東北大学歯学研究科は何をしたか

佐々木啓一
東北大学大学院歯学研究科長・歯学部長

はじめに

2011年3月11日（金），私は東京へ向かう新幹線車中にて被災した．メール，携帯で大学や家族の状況を摑みながら，一夜を浦和駅前のファストフード店で過ごした．一晩中，テレビやネット映像を通して，見慣れた場所や建物が津波に呑まれ，火に包まれている光景を見ていた．翌朝8時，学会関係者から車を借りて仙台へ向かった．そして身元確認のための歯型記録や歯科医療チーム派遣をどうするかを考えていた．18時間かけて仙台へ辿り着き，歯学研究科の被害状況確認，教職員，学生の安否確認を行い，比較的被害の少なかった講義室を対策本部とし，月曜朝に教職員に招集をかけた．

東北大学歯学研究科の始動

3月14日（月）8時30分，講義室には100名を超す教職員，学生がいた．すべてのライフラインが断たれ，それぞれが自宅やアパートに大きな被害を受けたなか，徒歩や自転車で駆けつけた．なかには家族の消息も摑めない者もいた．歯学研究科では従前より地域歯科医師会，県，市町村等との連携を行っていた．そこで，今回の震災に際しても宮城県歯科医師会（宮歯）に協力を申し出て，歯科医師会から支援要請を受ける形で連携体制の協定を結んだ．これにより東北大学の歯科医師が活動できる体制ができた．県歯科医師会に設置された大規模災害対策本部の機構図においても対策本部長である会長と並んで歯学研究科長が位置づけられ，身元確認班と医療救護班の統括を共に担う立場となった．

宮城県警からの要請による身元確認活動は，発災翌日から始まっていたが，通信網のダウンにより宮歯会員への連絡がつかず，限られた人員での活動に留まっていた．一方，収容される遺体数は膨大であり，県警からは県下の遺体安置所へ総計50名以上の歯科医師を派遣したい旨の依頼が来ていた．そのため歯学研究科では翌日から40名程度の歯科医師を派遣することとした．ここから我々の活動が始まった．

身元確認のための歯型記録と照合

東北大学では15日から1日40名の歯科医師派遣を続けた（[1]）．3月19日以降は遺体数も減少傾向となり，また地元歯科医師の参加も増加した．さらに日本歯科医師会の指揮のもと，23日から20名の精鋭が各地から宮城県入りした．その後は1週クールで応援部隊が入った．11月までの累計で検案・歯型照合に関わった歯科医師数は延べ1,985名に上る．

これらと並行して，身元不明者の生前情報の収集作業にも多くの歯科医師が協力した．生前の歯科情報は，歯科診療録に記録されている．そのため身元不明者の歯科診療録の提供を，生前，通院していた歯科医院等に依頼した．当然のことながら，身元不明者のほとんどすべては津波被害者であり，近隣の歯科医院も被災していたが，未だ水も引かないなか，多くの歯科医師が診療録を確保する努力を行っていた．流出

1 宮城県警から被災地へ向かう歯科医師たち

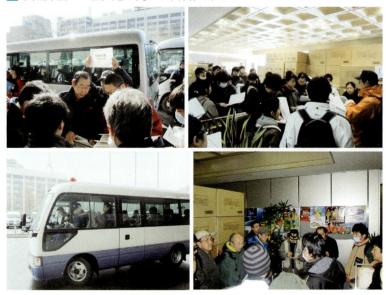

2 歯型による身元確認の概要

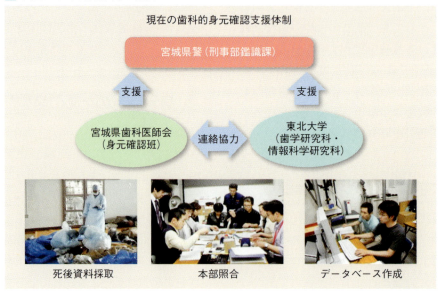

(東北大学大学院歯学研究科)

した診療録も多かったが，津波に漬かった診療録から貴重なデータが得られた．

これら収集した診療録から，歯科治療歴を解き起こし生前情報シートを作製した．この膨大な作業に，県警鑑識課の一室にて毎夜，鑑識係員とともに多くの歯科医師が携わった（**2**）．

これら生前情報と検案所で記録された死後情報を照合し，身元確認が行われるが，総計で2,000件以上にも及ぶデータの照合は容易ではない．そのため県警では，東北大学大学院情報科学研究科の青木孝文教授の全面的な協力を得て，宮歯，歯学研究科とともに歯型照合ソフ

3 歯型照合ソフト「デンタルファインダー」を用いた身元確認

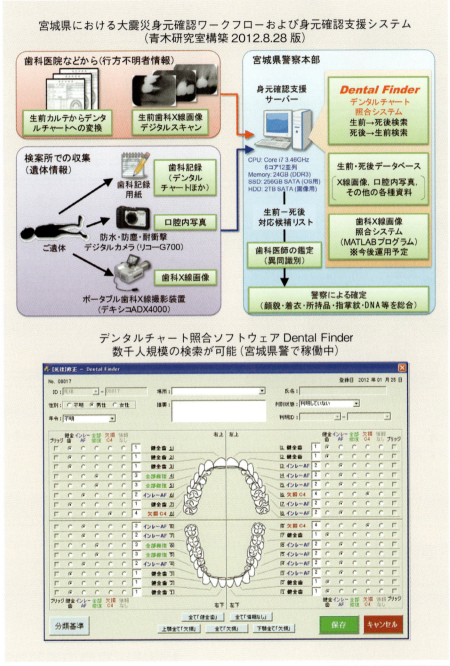

（東北大学大学院歯学研究科）

を開発した（3）。歯型の生前情報，死後情報は，X線写真や口腔内写真とともにソフトに取り込み，検索式により確率の高い組み合わせを抽出した。このソフトは，福島県，岩手県でも採用されるに至り，絶大な力を発揮した。福島県で収容された遺体が，宮城県の身元不明者にヒットした例など多数，歯型から身元が明らかになった。

4 避難所での歯科医療救護風景

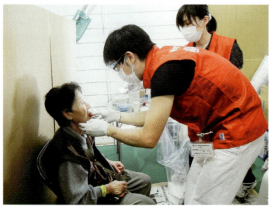
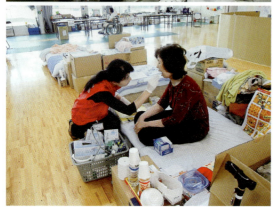

　震災から4年経った現在，身元不明者の数は少なくなったが，今なお，県警鑑識課に協力しての身元確認作業は続いている．

歯科医療救護活動

　発災数日後から被災地から，避難所での歯ブラシ，マウスリンスの提供など口腔ケアへの支援の要請があった．口腔ケア用品については，当初は宮歯，東北大学でかき集めたものを被災地へ何とか送り続けた．しかし，3月中はガソリン不足であり，仙台から自分たちで被災地へ運ぶことが大変に困難であった．また交通の遮断により県外からの支援も滞った．宮歯から日歯，東北大学から各大学へ支援を要請したが，支援物資が届いたのは新潟大学経由が23日，日歯からは30日頃であった．これらの運搬も自力で行った．

　被災地への救護班は，大学からは22日，宮歯各支部からはその数日前から派遣が始まった（4）．しかし宮城県からの支援要請に基づくものではなかった．広大な被災地での歯科医療救護の展開には，宮歯会員，大学のみでは対応できないため，全国からの応援を早い時期から要請していたが，宮城県から厚労省へ要請が上がったのは月が明けた4月5日，第1陣19名が各地の歯科医師会，大学から派遣されたのは4月11日であった．この時期，被災者の避難所生活は既に1か月を超えていた．肺炎の発症もピークを越えていた．

　その後，宮歯，東北大学，応援隊それぞれの地域を固定し，支援を8月まで継続した．支援歯科医師の延べ数は2,820名であり，3月中が252名，4月は応援隊が入り774名，その後漸減した．ボランティアで入った歯科医療チームも多数あったが，その実態は把握不可能であった．

　東北大学からも歯科衛生士を含め323名が3市3町，延べ178か所の避難所等を訪問したが，すべてが県の記録に残っているわけではない．支援内容は，口腔ケアが47%と最も多く，次いで義歯修理15%，歯周治療11%であった．義歯を紛失した被災者も多かったが義歯製作を行ったのは2%であった．これは被災者医療として，緊急対応に限るという通達があり，義歯の新製は認められないという判断があったからである．

大規模災害時の歯科活動の課題と今後の対応

　我々東北大学歯学研究科は，東日本大震災発災後の歯科活動を行うにあたり多くの困難に直面した．ここでは課題を整理し，その対応についてこれまでの経緯を含めて記す．

身元確認業務について

■課題

東日本大震災での検案・身元確認での歯型記録業務は，宮城県警鑑識課の献身的な活動もあり，誰もが経験したこともない大きな災害にもかかわらず，比較的順調に遂行できたと評価される．しかし最大の課題は，発災直後の歯科医師派遣体制であった．収容される犠牲者は発災から数日でピークに達する．そのため迅速な対応が必須である．

地元では歯科医師もほとんどが被災し，地元歯科医師会での組織だった活動は発災直後は困難であった．幸いにも仙台には本学があったため，その補完が可能であった．一方，日本歯科医師会では警察庁から派遣要請があるものと考え，各都道府県歯科医師会，学会等へ派遣歯科医師のリスト提出を求め，被災各県への派遣者リストを用意していたが，依頼は18日までなかった．これは宮城県警は発災直後には警察庁へ応援依頼を行ったが，それへの対応は直後の法歯学者数名の派遣のみで，その後，再度の依頼が必要であったためである．

また記録用紙に関しても当初，混乱が見られた．応援部隊がそれぞれの様式を持ち込む例があった．さらに生前情報の収集は紙カルテを集めての手作業となり，膨大な時間，人手を要した()．

■今後の対応

今後起こりうる大規模災害では，発災直後に今回よりもさらに多数の犠牲者が出ることが予測され，検案への初動体制の整備が必要である．このためには，組織的に動きうる歯科大学・歯学部を組み込んだ支援体制と，全国からの支援部隊を迅速に送りうる体制の確立が必要である．

現行では，警察庁と日本歯科医師会，警視庁・道府県警察と都道府県歯科医師会との協定により検案歯科医師の派遣ルートが整備されている

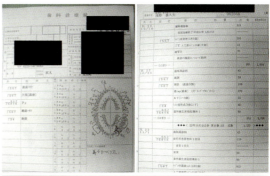

5 膨大な歯科診療録からの生前情報の作製

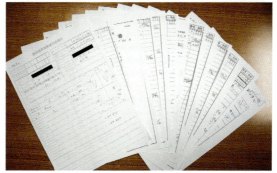

が，このなかに大学を組み込んだ協定を整備すべきである．また各地の警察からの要請に基づき警察庁が日本歯科医師会に対し派遣要請を行う体制では時間的なラグを生じ，現地は疲弊してしまう．この要請・派遣ルートを簡略化し，迅速に派遣可能な体制とすべきである．

現在，日本歯科医師会を中心として警視庁，大学が体制整備のための協議を行っており，筆者が国立大学代表として参画している．

また，これらを効果的に運用するうえでは警察歯科医の研修を大学所属を含め広く歯科医師が受講し，災害に備えること，また全国での歯型記録の様式の統一を図っておくことが求められる．全国統一の歯型記録様式ならびに歯科診療情報，特にレセプト情報の有効利用については，厚労省が入った協議が進んでいる．

歯科医療救護活動について

■課題

口腔ケア用品などを被災地へ届けることは，

6 自衛隊による石巻赤十字病院へ向けての歯ブラシの運搬

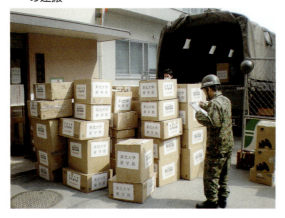

歯科関係者としての責務と認識していた．しかし3月中はガソリン不足により仙台から被災地へ運ぶことが困難であった．また交通の遮断により県外からの支援も滞った．

今回の被災地医療で注目された石巻赤十字病院から3月22日，入院患者に誤嚥性肺炎が急増しており緊急に口腔ケア支援の要請があったが，宮城県を通しての公的な支援物資として口腔ケア用品を運搬することはできず，結局，自衛隊に依頼し運搬した（6）．すなわち，災害救助法で指定する救援物資として，口腔ケア用品が入っていないため，公的支援物資として被災者に届けることができなかったのである．

被災者への歯科医療救護の必要性は視察や現地からの要請により認識していた．しかし行政的には，現地市町村からの公式な依頼があってからしか派遣できない体制であり，厚労省を通しての全国からの支援も現地の県からの要請がなければ動けず，対応が1か月遅れた．

また被災地での活動を行う際，避難所における歯科的ニーズの把握など必要情報を得ることが難しかった．これは宮城県では医科的対応は医療整備課，歯科的対応は地域保健課と分離されていること，被災市町村においても歯科の担当者がいない，あるいは歯科衛生士が1～2名などという状況であったこと，現地での保健医療のコーディネータのもとに歯科が入っていないことが多かったことなどに起因する．

支援内容としては歯科医療ニーズも少なからずみられたが，最も必要とされたのは被災者全般へ対しての口腔ケアの提供，啓蒙であった．これら被災地医療の現状を理解して活動している支援チームもあったが，一般的な歯科治療の提供を念頭においていたチームもあり，ニーズと支援体制のアンマッチも浮かび上がった．

さらに今回の被災地は過疎化，高齢化が著しい地域であり，それらに伴う課題も多かった．数十名の小規模の避難所が多数，リアス式海岸の沿岸に点在し，その把握も困難で，ニーズを有する被災者を探し出すことが難しかった．また被災者の多くは高齢者であり，高血圧等，何らかの全身疾患を有していた．元来が医療過疎であり，さらに震災後，常用薬等も入手困難となったことから，疾患がコントロールされていない患者も多かった．安全に歯科医療救護を実施するためには，全身状態の把握のもとで治療を行いうるチーム編成が望ましかった．

一部の大学チームはこれらに対応しうる専門医を交えており，また在宅訪問診療に慣れた歯科医師からなるチームもあった．しかし患者の把握が困難であり，訪問診療に慣れていないということから本活動への参加を躊躇った宮歯会員も見られた．

■今後の対応

歯科医療救護活動に関して，多数の歯科医師が動員されたにもかかわらず，必ずしも有効に遂行しえなかった．まずは，検案と同様に初動体制であり，地元歯科医師会会員が被災している状況下で，初期に迅速に動ける大学からの支援体制を組み込んでおくことと，現地からの要請がないと派遣できないという現行のシステムの見直しが必要となる．医科のDMAT等にならった体制整備を行うことが必要であろう．

このとき，想定される被災地と，支援を行う都道府県歯科医師会・郡市歯科医師会，大学の

担当を予め決めておくことは有効な手段であると思われる．発災時には要請がなくとも現地都道府県歯科医師会との連絡調整のうえ，速やかに現地入りし活動を開始することが効果的である．現行では歯科医師会ルートに乗らないボランティア活動が把握できず，現地でのバッティングなどの問題も生じた．

現地での活動を効率的に行ううえでは，強力な統率力と情報収集が不可欠であり，そのために都道府県行政と現地歯科医師会との密な連携による強力な指揮系統の確立，また被災地域における医療コーディネータ，保健行政と一体化した支援活動体制を構築することが重要となる．

また災害医療の基本をもったチーム派遣が必要であり，そのためには平時からの人材育成に努めなければならない．そして今回浮かび上がった口腔ケア，義歯作成等の歯科的ニーズは，現行の災害救助法で指定されている応急処置的な歯科医療とは異なっていた．この点の整備も緊急に必要である．幸いにも，口腔ケア用品は現在，災害救助法の支援物資に組み込まれた．

多職種からの活動報告と今後への対策

医療ソーシャルワーカー

笹岡眞弓
文京学院大学人間学部／日本医療社会福祉協会

- ◆ 災害と社会福祉，ソーシャルワークの関係は歴史的にも長い．1891（明治24）年濃尾大地震と石井十次の孤児院の開設，1923（大正12）年関東大震災と浴風会設立，1995（平成5）年阪神淡路大震災における医療ソーシャルワーカー（MSW）の5年間の活動などがあった．
- ◆ 災害時におけるMSWの役割の第一は，超急性期から5年以上の期間にわたって継続的な支援を保障することである．生活の再構築には多大な時間が必要である．一説には10の5乗時間，11年間を費やしてやっと「被災者」から脱するといわれている．
- ◆ MSWは震災時に利用できる医療制度・サービスの情報を提供し，特に病気・障害をもつ人，生活困窮者への相談支援を専門として活動する．
- ◆ MSWは限られた時間内での面接で，情報収集し優先順位をつけ長期的な見通しをもって，地元の関係者と連携することを通常業務としているので，被災地での支援にすぐ適応できる．
- ◆ 仮設住宅から復興住宅への移行支援，仮設住宅に取り残される自立困難世帯・者への支援は中・長期的な支援が必要であり，医療福祉連携が要となる．MSWは連携の要として社会資源開発も含めて，虐待予防，要介護者のリスク予防に対応する．

MSWとは

- Medical Social Worker，医療ソーシャルワーカーをMSWと略するのが通常である．戦後GHQが全国的に保健医療分野にSWを導入し，発展した．
- 平成元年に「医療ソーシャルワーカー業務指針」が厚生省健康政策局長から通知され，MSWは精神科ソーシャルワーカーも含み患者・家族の援助をする者だと整理された．
- 2006年に診療報酬に初めて社会福祉士が明記され，2008年MSWの退院支援業務が評価されたこと，さらに2007年「介護福祉士及び社会福祉士法」の改正等によって，MSWとは「社会福祉士を持ち，保健医療分野で生活相談に応じる人」と整理された．病院での採用条件に社会福祉士が必須となりつつある．全国には約2万名のMSWがおり，全国組織である公益社団法人日本医療社会福祉協会（1953年設立）は，約5,000人の会員で構成されている（1）．

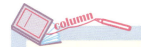

世界のSWの組織
　国際ソーシャルワーカー連盟（IFSW：本部はスイス）は，1956年，ミュンヘンで開催された「社会福祉についての国際会議」で設立された．現在116国が加盟し，100万人以上のSWが会員である．1国にSW団体は1つが原則だが，日本はSWの全国組織が4団体（日本医療社会福祉協会，日本ソーシャルワーカー協会，日本社会福祉士会，日本精神保健福祉士協会）あり，この4団体で「社会福祉専門職団体協議会」を調整団体として構成し，加盟している．同じ倫理綱領を採択している．

東日本大震災におけるMSWの活動

- 震災直後の石巻赤十字病院では，MSWは安否確認情報の管理と黒トリアージの人への対応及び遺族への対処を担当した．遺族のやり場のない怒りと向き合い，寄り添うことを通常業務でも行っているMSWはこの分野でも適切な対応がとれる．
- 被災者が集中する医療機関における後方搬送には，医師に協力するMSWの記録管理機能が貢献した．
- 石巻市の80名規模の福祉避難所における医療福祉連携のために，5,000名の会員の約4％の200名のMSWが活動した．避難所閉鎖までの180日間で延べ約700名が活動し，退所者は次の生活場所に「退所サマリー」を持って移行した．
- 東日本大震災では，岩手県と福島県では県内の社会福祉専門職団体が結束した活動を展開したが，医療と福祉の連携が成功したとは言えなかった．岩手県の活動を基礎として，「DMAT」版ソーシャルワーク機能を展開する協議体「DWAT」の設立が模索されている．宮城県では石巻市を中心にMSWが市役所と連携し，被災者宅を戸別訪問し，医療介護ニーズの調査に協力した．
- 石巻市におけるMSWの活動は4年と9か月を経過した．現在までに延べ3,000人以上のMSWが，仮設住宅居住者，在宅被災者への個別支援，復興住宅説明会への協力，引きこもりの子をもつ親の会の運営，社会福祉協議会地域生活支援員からの困難ケース支援，自治会組織への協力など，地域の復興に貢献した．

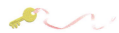

DWAT
Disaster Welfare Assistant Team．社会福祉専門職団体の連合体をイメージしている．社会福祉士会，社会福祉協議会，介護福祉士会，MSWなどの連合体が，DMAT，JMATとどのように連携できるのか．この種の連合体が乱立することの混乱も含めて，研修体制の整備が急がれている．

全国からのMSWの協力員は，実数300名を超え，本部事務所協力員を加えると，延べ活動人数は5,000名になろうとしている．強制的な派遣機能をもたないため，協力員は職場から休暇を取り，自発的に被災地に赴いてくる．リピート率（3回以上の活動）は17％だった．

　一連のシームレスな活動を志向する際，支援のバトンをつなげるためには，①現地責任者を1名置き，窓口の一本化を図ること，②派遣作業をスムースにするための事務所機能を充実すること，③現地と事務所のマニュアルを整備すること，④現地常駐者のストレスの軽減のためにスーパービジョン体制を敷くこと，が必須だった．

1 医療ソーシャルワーカー

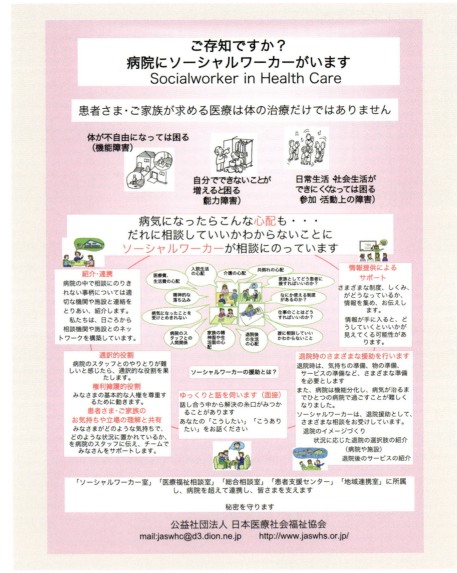

（日本医療社会福祉協会より許可を得て掲載）

大規模災害支援の課題

- 阪神淡路大震災では，MSWは最後の仮設住宅閉鎖まで5年間，仮設住宅の中にソーシャルワーカー室を開設し，相談援助活動を行った．生活の再構築を支援するためには，「現地に引き継ぐ」という言葉を吟味して使用する必要がある．最も支援を必要とする被災者が，圧倒的に人手不足の被災地で取り残されていくのが実態である．
- 広域にわたった甚大な被害を特徴とする東日本大震災では，復興にはより多

くの時間がかかることが予想される．震災を契機に，それまでの生活課題がより深刻化したケースが増加している．仮設住宅から復興公営住宅へと，再度生活が移行する今後に向けて，腰を据えた支援が求められている．同時に，社会資源を創設する力量もまた求められている．

参考文献
- 日本医療社会福祉学会．災害ソーシャルワークの確立Ⅰ．2012．
- 立木茂雄．災害ソーシャルワークとは何か．月刊福祉 2014；3：33-38．
- ソーシャルケアサービス従事者研究協議会．3.11東日本大震災に学び，復興支援を考える集い，資料集．2012．
- 笹岡眞弓．災害ソーシャルワーク～被害日本大震災へのMSWの取り組み～．地域ケアリング 2011；7：17-23．

多職種からの活動報告と今後への対策

介護支援専門員（ケアマネ）

鷲見よしみ
日本介護支援専門員協会

- ◆介護支援専門員（ケアマネ）の役割は，高齢者総合相談支援，避難している要介護者の保護支援，生活支障・生活ニーズの把握，生活支援，介護と生活の視点からの情報発信といったことである．
- ◆同じ被災地でも地域や場所等により課題に違いがあるので，役割と活動の範囲を一般的に定めておくことが必要である．
- ◆被災地では活動制限が伴うので専門職としての役割整理が必要である．
- ◆災害時に支援実行できる人材とコーディネーターの養成が必要である．

高齢者対応における課題

東日本大震災をとおして，大震災における介護支援専門員の高齢者対応に関する課題について解説する．

課題 1
- 役割の規程：いざ災害対応する時の役割が不明瞭であり，同じ被災地でも地域や場所等により課題に違いがあるので，役割と活動範囲の規程を一般的に定めておき，発災時には何らかの宣言のようなものが必要である（**1**）．

課題 2
- 被災地では活動制限が伴うので，専門職としての被災地での役割整理が必要である（**2**）．

役割規定
- 災害時に助けに来ないと責められることがあるので，契約書等に明記する必要がある．

災害時の役割
- ①安否確認，②生死確認，③そこでの暮らしが継続できるかどうかの確認．

個人の動機づけ
- 職業倫理の確立と研修，契約事項の整理．

1 活動のスコープ（範囲）

役割の規定	活動範囲の規定
高齢者総合相談支援 避難している要介護者の保護支援 生活支障・生活ニーズ把握 生活支援 介護と生活の視点からの発信「つなぐ」	同じ県内でも被災地/そうではない 死者が多い/そうでもない 避難所/在宅 沿岸/内陸

2 避難所における介護等の提供体制

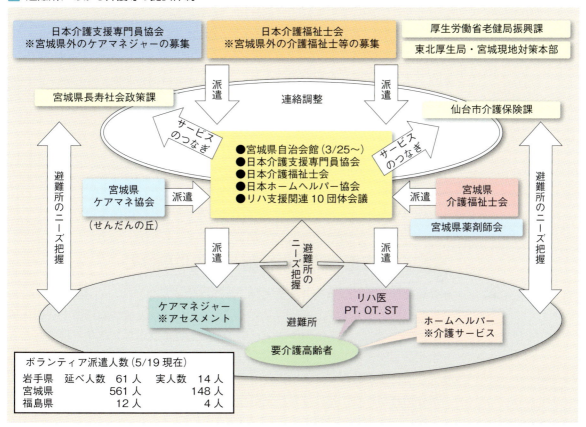

（一般社団法人日本介護支援専門員協会．平成23年4月18日）

行動の優先順位
- 被災地地域，その住民の誰れから回るのかを検討．

事業者の意識
- 現地の事業者との関係性を重視する（鍵を隠して訪問するなと言われたなど）．

⚓ 課題3

- 災害時に支援実行できる人材とコーディネーターの養成が必要である．地域単位でこれまでのつながりを中心に体制を構築する．

県内で十分/不十分
- 外からの支援が必ずしも適切に動けるとは限らないので地域との連携を基本とする．
- 組織間で，行政との調整や医療・保健福祉関係者と連携をとる．

福祉関係者
- 限られた資源であっても専門性の低い，不十分な支援者や地域でも経験不十分な人材等の役割について検討をすること(適材適所)．
- 災害時に対応可能な即戦力のある人材養成の必要性．
- 災害時に提供できる人材とその機能一覧(データベースの作成)．
- コーディネーターによりその避難所の果たせる機能や暮らしやすさの違いが現れる．
- 地元の保健師等とつながると的確な状況判断と役割が明確になるが，その連携は負担をかけない方法をとる(地域のルールに従う，つながりのある人と連携)．
- 行政の対応は手一杯なので事情に配慮する．

課題4
- 活動の開始時は，災害規模に合わせること．「生活支援」をキーワードに総合支援を行う．

介護支援専門員の役割と今後に向けて

- 介護支援専門員の職務は，要支援・要介護認定者など(以下，要援護者等)に対して，アセスメントに基づくケアプランの作成，介護全般に関する相談援助，関係機関との連絡調整等を行い，その心身の状況等に応じた自立した日常生活を支えることである．
- 大きな災害が起きて，要援護者が在宅で暮らせなくなったときにも，介護支援専門員が行うことには変わりがない．

平常時から準備しておくこと
① 教育啓発活動：災害時のケアマネジメント手法について確立し，会員の資質向上に努める．また，都道府県支部，地域支部が開催する災害机上訓練等の支援を行う．
② 義援金の検討．
③ マニュアルの見直し・整備：都道府県支部の状況とマニュアル内容を把握し，本マニュアルとの整合性を勘案しつつ必要に応じて検証する．
④ 人材・チーム育成，組織構築：災害の規模や都道府県支部の状況に応じた介護支援専門員の受け入れやコーディネートが円滑に行われるよう，都道府県支部との連携のもと，専門職ボランティアを養成し，組織化する．
⑤ 連携強化：他の職能団体，関係団体との連携を図る(JRAT等)．

3 東日本大震災発災後の活動

2011年		
	3月11日	地震発生 災害対策本部を設置(本部長：木村隆次会長　当時) ネット経路寸断のため，ファクシミリ等で被災地の情報収集に努める
	3月13日	第1回災害対策本部会議 ネット経路復旧．会員に「災害の対応について」経過をメールで配信(以降，連日配信)
	3月16日	第2回災害対策本部会議 先遣隊として，副会長3名を岩手県・宮城県・福島県に3日間派遣 ケアマネジャー・ボランティアの募集開始 義援金の受付開始
	3月17日	宮城県知事より東北地方太平洋沖地震被災地に対する支援について協力要請 ホームページに災害掲示板を設置
	3月21日	被災地にケアマネジャー・ボランティアの派遣開始
	3月22日	厚生労働省老健局振興課より，ケアマネジメント等の取扱いに関する事務連絡が発出される(当協会で災害直後より折衝)
	3月23日	宮城県災害対策本部設置(宮城県自治会館内)
	3月30日	岩手県災害対策本部設置(岩手県社会福祉協議会内)
	4月 3日	福島県災害対策本部設置(郡山市　福島県介護支援専門員協会・福島社会福祉士会合同事務所)
	4月13日	岩手県保健福祉部長より東北地方太平洋沖地震及び津波被災地に対する支援について協力要請
	5月11日	東日本大震災リハ支援関連10団体総合戦略会議(現：JRAT)開催 以降，適宜開催(2014年12月現在も開催中)
	6月10日	宮城県女川町健康福祉課より仮設住宅入居者の健康・生活状況実態把握調査について協力要請
	7月25日	宮城県女川町健康福祉課より仮設住宅入居者の健康・生活状況実態把握調査について協力要請
	9月 3日	東日本大震災復興支援フォーラム(仙台市)開催
	9月16日	東日本大震災および一連の災害による被災会員会費免除　通知文発出
	10月18日	宮城県女川町健康福祉課より仮設住宅入居者の健康・生活状況実態把握調査について協力要請
2012年		
	3月20日	宮城県仙台市において東日本大震災の振り返り(新潟大学　田村教授　ほか) 内容は「改訂版　災害対応マニュアル　追補版資料集」に収載
	8月 1日	「改訂版　災害対応マニュアル　追補版資料集」発行
	9月14日	東日本大震災および一連の災害による被災会員会費免除　通知文発出
	12月 8日	「災害発生時における要援護者支援ネットワーク構築に向けた調査研究事業」報告会開催(助成金事業により実施)
2013年		
	2月16〜17日	(JRAT主催)災害リハビリテーションコーディネーター研修会開催
	7月13日	「大規模災害発生直後から要援護者支援のために被災地へ派遣する介護支援専門員の養成事業」研修会開催(助成金事業により実施)
	9月25日	東日本大震災および一連の災害による被災会員会費免除　通知文発出
	10月19日	(JRAT主催)災害リハビリテーションコーディネーター研修会開催
2014年		
	1月23日	市町村要介護認定事務担当者会議(福島県庁)
	5月27日	南相馬市および大熊町へ要介護認定調査に対するボランティア派遣

(2014年12月現在，支援継続中)

⑥被災時の執行機能：執行部もしくは事務局が被災した際の執行機能等について検討，準備をする．
行政(国)との確認事項
①特例措置等について調整を行う．

⚓ 発災当日～3日間(応急期) 3
①状況に応じて災害支援本部を立ち上げる．
②都道府県支部(被災状況によっては地域支部)と連絡を取り合い，被災地の状況を把握し，直接的・間接的支援を行う．
③都道府県支部事務局が被災した場合，県域を超えた支援体制の調整をする．
行政(国)との確認事項
①担当部局と連絡をとり，情報共有と連携を図る．
②特例措置等について調整を行う．

⚓ 発災4日目～1か月(応急期から復旧期)
①都道府県支部や都道府県と連絡をとり，被災地で必要とされているニーズの把握をする．
②都道府県支部への派遣依頼および派遣調整をする．
行政(国)との確認事項
①情報共有と連携を図る．
②特例措置等について調整を行う．

⚓ 発災1か月～2，3年(復旧～復興へ)
①都道府県支部と連携をとり，被災地のニーズの変化を把握し，調整の上，対応を行う．
②国との継続的な情報交換を行い，被災地への情報提供を行う．
③規程により義援金の検討と対応を行う．
行政(国)との確認事項
①情報共有と連携を図る．
②特例措置等について調整を行う．

多職種からの活動報告と今後への対策

薬剤師

丹野佳郎
石巻薬剤師会

- ◆東日本大震災では限られた医薬品のなかで，医師の処方意図に沿った薬を選択するための薬剤師の助言が必要となった．
- ◆支援に入る医療チームが被災地に持ち込む薬を統一する必要があり，JADMが制定した「災害時超急性期における必須医薬品モデルリスト第1版」が推奨される．

 支援薬剤師の活動

- 日本薬剤師会から派遣された支援薬剤師の主な活動は下記のとおりであった．
  ①救護所・避難所で救護班へ助言
  ②医薬品集積場での仕分け作業
  ③病院・救護所での調剤
  ④避難所への一般用医薬品の供給
  ⑤避難所等での衛生活動（トイレ，飲料水，うがい，害虫駆除）
- 過去の災害では医療班との連携で，医薬品の管理と供給が主な活動内容であったが，東日本大震災では限られた医薬品（量，種類）のなかで，医師の処方意図に沿った薬を選択するため薬剤師の助言が必要であった．下線部はこの震災以前には想定していなかった業務である．
- 例えば「鎮痛剤」「睡眠薬」とだけ処方した医師がいた．薬剤師が疑義照会したときその医師は「自分の病院であれば採用薬は頭の中にあるが，ここは仮設の救護所でどんな薬があるかわからない．薬剤師の方が処方選択をしてほしい」とのことだった．医師が診断を下し，治療方針を決定し，薬剤師が処方設計に貢献するという，真の医薬分業がここにあった．
- 平時であれば，水道の蛇口を捻れば清潔な水がふんだんに流れ，医師が処方箋を発行すれば適切な医薬品が薬剤師の手を経て患者さんに提供される．医薬分業は薬剤師が水道システムを守り，医薬品卸が医薬品を医療機関・薬局に配達することから達成できる．
- 災害時の被災地での医薬品供給システムの構築は，井戸を掘って水を汲み上げることに等しい．医薬品だけがあっても被災者に医薬品供給することはで

きない．
- 地元薬剤師会と協定を結び，災害時であっても院外処方箋の発行ができるような体制づくりが必要である．

⚓ Push 型の支援と Pull 型の支援

⚓ Push 型の支援
- 発災直後被災地の情報がほとんどない状況であったり，災害現場で医薬品ニーズの取りまとめが出来ない場合は，外部からの Push 型の支援になるが，その時は支援に入る医療チームが被災地に持ち込む薬を統一する必要がある．
- 薬の統一基準には日本集団災害医学会(JADM)が制定した「災害時超急性期における必須医薬品モデルリスト 第1版」()を推奨したい．
- 医療機関・救護所等の医薬品が不足すると予想されたときに支援を開始する．

⚓ Pull 型の支援
- 被災地での支援活動には医療を提供することだけではなく，被災地のニーズを探り，その状況を被災地の外に発信することが重要である．
- 被災地個々の医療機関・救護所等の医薬品ニーズを把握し，必要となる医薬品の薬効群，銘柄，数量を現地災害対策本部と協議したうえで派遣元の組織に連絡し，後続の医療班が持参する医薬品の選択に反映させる．

1 災害時超急性期における必須医薬品モデルリスト 第1版（日本集団災害医学会）
(DMATによる救命救急医療用医薬品を除く)

No.	薬効分類 (薬効分類コード)	薬効	区分	管理	一般名【改訂案】	商品名(例示)採用医薬品で選択	備考
1	催眠鎮静剤・抗不安剤(112)	バルビツール酸系製剤	注	劇・向	フェノバルビタール	フェノバール注射液 100 mg	けいれん発作の対応療法にも応用可(医師の判断に委ねる)
2		ベンゾジアゼピン系製剤	内	向	ジアゼパム	セルシン錠 2 mg/ホリゾン錠 2 mg	
3		ベンゾジアゼピン系製剤	注	向	ジアゼパム	ホリゾン注射液 10 mg/セルシン注射液 10 mg	
4		ベンゾジアゼピン系製剤	内	向	ブロチゾラム	レンドルミンD錠 0.25 mg	
5	精神神経用剤(117)	ベンゾジアゼピン系(抗不安薬)	内		エチゾラム	デパス錠 0.5 mg	
6	解熱鎮痛消炎剤(114)	解熱鎮痛抗炎症薬(NSAIDs)	内		ロキソプロフェンナトリウム	ロキソニン錠 60 mg	
7		解熱鎮痛抗炎症薬(NSAIDs)	外	劇・冷	ジクロフェナクナトリウム	ボルタレン坐剤 50 mg	
8		解熱鎮痛薬	内		アセトアミノフェン	カロナール錠 200 mg	小児
9		解熱鎮痛薬	外		アセトアミノフェン坐剤	アンヒバ坐剤 100 mg	小児
10	総合感冒剤(118)	総合感冒薬	内		総合感冒薬	PL配合顆粒 1 g	
11	局所麻酔薬(121)	局所麻酔薬	注	劇	リドカイン塩酸塩	キシロカイン注シリンジ1%　10 mL	
12		局所麻酔薬	外		リドカイン塩酸塩ゼリー	キシロカインゼリー 2%　30 mL	
13		局所麻酔薬	外	劇	リドカイン塩酸塩スプレー	キシロカインポンプスプレー 8% 80 g	
14	鎮痙剤(124)	鎮痙薬	内		ブチルスコポラミン臭化物	ブスコパン錠 10 mg	
15		鎮痙薬	注	劇	ブチルスコポラミン臭化物	ブスコパン注 20 mg シリンジ	
16	止しゃ剤・整腸剤(231)	整腸剤	内		乳酸菌製剤	ビオフェルミン	1 g/包を優先

#	分類	種別	剤形	劇毒等	一般名	製品名例	備考
17	消化性潰瘍用剤(232)	胃粘膜保護薬	内		レバミピド	ムコスタ錠 100 mg	
18		H₂受容体拮抗薬	内		ファモチジン	ガスターD錠 10 mg	OTCで対応可能な場合には削除
19	下剤・浣腸剤(235)	下剤	内		センノシド	プルゼニド錠 12 mg	
20		下剤	内		ピコスルファートナトリウム水和物	ラキソベロン内用液 0.75%	小児
21		浣腸薬	外		グリセリン	グリセリン浣腸剤 60 mL	
22	その他の消化器官用薬(239)	胃腸機能改善薬	内		メトクロプラミド	プリンペラン錠 5 mg	
23		消化管運動改善剤	内		ドンペリドン	ナウゼリンドライシロップ 1%（分包1g）	小児
24	利尿剤(213)	利尿薬	内		フロセミド	ラシックス錠 20 mg	
25		利尿薬	注		フロセミド	フロセミド注 20 mg シリンジ	
26	血管拡張剤(217)	冠血管拡張剤	内	劇	アムロジピンベシル酸塩	アムロジンOD錠 5 mg	
27		抗狭心症薬	舌下	劇	ニトログリセリン	ニトロペン舌下錠 0.3 mg	
28		抗狭心症薬	外	劇	ニトログリセリン貼付薬	ミリステープ貼付剤 5 mg	
29	鎮咳剤(222)	鎮咳薬	内		デキストロメトルファン臭化水素酸塩水和物	メジコン錠 15 mg	
30	去痰剤(223)	去痰薬	内		アンブロキソール塩酸塩	ムコソルバン錠 15 mg	
31	気管支拡張剤(225)	抗喘息薬	内	劇	テオフィリン	ユニフィルLA錠 200 mg	
32		抗喘息薬（β刺激性）	外		サルブタモール硫酸塩	サルタノールインヘラー（1噴霧あたり 100 μg）	
33		抗喘息薬（β刺激性）	外		ツロブテロール貼付薬	ホクナリンテープ 0.5 mg	小児
34		抗喘息薬（β刺激性）	外		ツロブテロール貼付薬	ホクナリンテープ 2.0 mg	
35	副腎ホルモン剤(245)	ステロイド薬	内		プレドニゾロン	プレドニゾロン錠 5 mg	
36		ステロイド薬	注		ヒドロコルチゾンコハク酸エステルナトリウム	ソル・コーテフ静注用 100 mg	
37	その他のホルモン剤(249)	インスリン製剤	注	劇・冷	ヒトインスリン（速攻型）	ヒューマリンR注射液（100単位/mL、10 mL）	
38		インスリン製剤	注	劇・冷	ヒトインスリン（速攻型/中間型）	ヒューマリン3/7注射液（100単位/mL、10 mL）	
39		針付シリンジ（インスリン用）	外		インスリン皮下投与用針付シリンジ	ロードーズシリンジ（100単位用）	
40	糖類剤(323)	ブドウ糖液	注		5%ブドウ糖液	5%ブドウ糖液 500 mL	
41		ブドウ糖液	注		20%ブドウ糖液	20%ブドウ糖液 20 mL	低血糖時に内服も
42	血液凝固阻止剤(333)	抗凝固薬	内		ワルファリンカリウム	ワーファリン錠 1 mg	
43	その他の血液・体液用薬(339)	抗血小板薬	内		アスピリン腸溶錠	バイアスピリン錠 100 mg	
44	血液代用剤(331)	リンゲル液	注		細胞外液補充液（リンゲル液）	ラクテック注 500 mL	
45		生理食塩液	注		生理食塩水	生理食塩水 100 mL	創部洗浄にも使用することを想定し量を検討
46		生理食塩液	注		生理食塩水	生理食塩水 20 mL	
47	糖尿病用剤(396)	スルホニル尿素(SU)系	内	劇	グリメピリド	アマリールOD錠 1 mg	
48		ビグアナイド系	内	劇	メトホルミン	メトホルミン錠 250 mg	
49		血糖検査器				血糖検査器	
50		尿糖検査紙				尿糖検査紙	
51	アレルギー用薬(441, 449)	抗ヒスタミン薬	内		d-クロルフェニラミンマレイン酸塩	ポララミン錠 2 mg	
52		その他のアレルギー用薬	内		フェキソフェナジン	アレグラ錠 30 mg	花粉症などの時期により検討
53	グラム陽性・陰性菌に作用するもの(613)	セフェム系第三世代	内		セフカペンピボキシル塩酸塩水和物	フロモックス錠 100 mg	
54		セフェム系第三世代	内		セフカペンピボキシル塩酸塩水和物	フロモックス細粒 100 mg	小児
55		セフェム系第二世代	注		セフメタゾールナトリウム	セフメタゾン点滴静注 1 g キット	
56	グラム陽性菌、マイコプラズマに作用するもの(614)	マクロライド系抗生物質	内		クラリスロマイシン	クラリスロマイシンDS10%（分包0.5g）	小児
57	その他の抗生物質製剤(619)	複合ペニシリン系	内		アンピシリン・クロキサシリン（1：1）	ビクシリンS錠 250 mg	
58	合成抗菌剤(624)	ニューキノロン系	内		レボフロキサシン水和物	クラビット錠 500 mg	

59	毒素及びトキソイド類(632)	トキソイド	注	劇・冷	破傷風トキソイド	沈降破傷風トキソイド
60	眼科用剤(131)	抗菌点眼薬	外		レボフロキサシン水和物	クラビット点眼液 0.5%
61	化膿性疾患用剤(263)	抗生物質軟膏	外		ゲンタマイシン	ゲンタシン軟膏 0.1%
62		抗生物質貼付剤	外		フラジオマイシン硫酸塩	ソフラチュール貼付剤 10 cm×10 cm
63	鎮痛・鎮痒・収斂・消炎剤(264)	ステロイド・抗菌薬軟膏	外		ベタメタゾン・ゲンタマイシン	リンデロン-VG 軟膏 0.12% 5 g
64		鎮痛・抗炎症貼付薬	外		ロキソプロフェンナトリウム水和物	ロキソニンテープ 100 mg
65		鎮痛・抗炎症クリーム	外		インドメタシン	インテバンクリーム 1%
66	消毒剤	消毒剤(手指消毒用)	外		クロルヘキシジングルコン酸塩(手指消毒)	ウエルパス手指消毒液 0.2%
67		消毒剤(エタノール)	外		エタノール	消毒用エタノール 500 mL
68		消毒剤(エタノール)	外		エタノール	スワブパッド消毒用エタノール 500 mL
69		消毒剤(次亜塩素酸)	外		次亜塩素酸ナトリウム	ミルトン(OTC)
70		消毒剤(二酸化塩素)	外		二酸化塩素	クレベリン S（スプレー）	ノロウイルスによる感染拡大予防
71		消毒剤(皮膚・粘膜用)	外		クロルヘキシジングルコン酸塩 0.05%	スワブスティックヘキシジン
72		消毒剤(皮膚・粘膜用ヨード剤)	外		ポビドンヨード	スワブスティックポビドンヨード
73		消毒綿	外		塩化ベンザルコニウム含浸	ザルコニン 0.025% 綿球 20

注 1：青く着色した部分は，列記した医薬品を使用するにあたって必要と考えられる機器・検査キットなどである．
注 2：
1 本リストは，医療救護所／避難所等で被災直後（発災直後から最長 10 日間程度）に最低限必要と考えられる医薬品をリストしたもので，DMAT による救命救急医療用医薬品を除く．
2 医療救護所／避難所となると想定される場所もしくは地域での備蓄，被災地外から被災直後に当該地域へ医薬品問屋が供給もしくは DMAT を除く医療チームが携行することを想定している．
3 精神科，婦人科等の専門医が携行する医薬品は，それぞれの専門医の判断に委ねる．
4 注射薬は，被災直後の状況を勘案し，プレフィルドタイプを推奨している．予算上の制約などからプレフィルド以外の製品とするなど，柔軟に対応されたい．
5 医薬品名は，一般名と代表的な商品名を記載している．同一成分の他の製品に切り替えることを否定するものではないが，できる限り同一の外観のものが現場で供給されることが患者の混乱を防ぐことから，原則，先発品を推奨する．
6 医療用として，服薬，吸入薬使用後のうがい，消毒薬調製等のため，清潔な水を備蓄もしくは持参する必要がある．
7 アドレナリン注 0.1% シリンジ，メイロン静注 7%，ソセゴン注射液 15 mg（施錠管理が必要）などを含む蘇生キットを医療チームが携行することを推奨する．
8 受傷者多数かつ整形外科的処置が可能なチームは，資機材として，オルソグラス，切断用ハサミ，ヘムコンガーゼケアなども併せて検討されたい．
参考資料：日本赤十字社災害救護マニュアル「日赤救護班用医薬品リスト 2011 年版」

（日本集団災害医学会ホームページより）

URL 一覧表

リストに収載のサイトへは中山書店 HP「スーパー総合医特設サイト」よりジャンプできます．

（アクセス最終確認日 2015.7.10）

ページ	項目名	URL
災害医療におけるプライマリ・ケア		
6	クラスター・アプローチ	http://www.mofa.go.jp/mofaj/gaiko/jindo/jindoushien2_2y.html
災害拠点病院としての急性期対応		
35	大規模災害発生時の災害医療等について	http://www.bousai.go.jp/jishin/syuto/taisaku_wg/7/pdf/5.pdf
35	日本 DMAT 活動要領の一部改正について	http://www.dmat.jp/katudoukaisei.pdf
大規模災害時における医療救護チームの派遣調整		
41	第6次宮城県地域医療計画	http://www.pref.miyagi.jp/soshiki/iryou/rmpindex.html
41（48）	大規模災害時医療救護活動マニュアル（改訂版）	http://www.pref.miyagi.jp/soshiki/iryou/iryokyugomanyuaru.html
41	東日本大震災〜保健福祉部災害対応・支援活動の記録〜	http://www.pref.miyagi.jp/site/ej-earthquake/daisinsaikiroku-2.html
地域災害医療コーディネーターの役割		
48	California Public Health and Medical Emergency Operations Manual. July 2011	http://www.cdph.ca.gov/programs/aids/Documents/FinalEOM712011.pdf
災害時のボランティアコーディネート		
97	災害対策基本法等の一部を改正する法律	http://www.bousai.go.jp/taisaku/minaoshi/kihonhou_01.html
97	PCAT 2011 年活動報告書	http://barefoot-doctors.org/ar2011pcat.pdf
97	PCAT 2012 年活動報告書	http://barefoot-doctors.org/ar2012pcat.pdf
97	スフィア・プロジェクト	https://www.refugee.or.jp/sphere/The_Sphere_Project_Handbook_2011_J.pdf
97	Contingency Planning	http://epdfiles.engr.wisc.edu/dmcweb/EP01ContingencyPlanning.pdf
災害時の要援護者への支援		
105	CANNUS	http://www.nurse.gr.jp/
105	PCAT	http://www.pcat.or.jp/
105	石巻ローラー作戦についての報告—主観的な評価も交えて	http://medg.jp/mt/?p=1338
災害時の食を中心とした多職種協働		
119	MNA	https://www.nestlehealthscience.jp/mna
121	DMAT	http://www.dmat.jp/DMAT.html
121	DHEAT（参考図）	http://plaza.umin.ac.jp/~dheat/dheat.html
121	JRAT	http://www.jrat.jp/
121	JDA-DAT（活動マニュアル）	http://dietitian.or.jp/eq/pdf/jda141104.pdf
121	JMAT	http://dl.med.or.jp/dl-med/eq201103/jmat/jmatandjmat220141030.pdf
123	東日本大震災後に気仙沼市内で発生した肺炎アウトブレイクの実態調査	http://www.daiwa-grp.jp/dsh/results/38a/pdf/06.pdf

ページ	項目名	URL
123	サイコロジカル・ファーストエイド実施の手引き	http://www.j-hits.org/psychological/index.html
123	心理的応急処置（サイコロジカル・ファーストエイド：PFA）フィールド・ガイド	http://saigai-kokoro.ncnp.go.jp/pdf/who_pfa_guide.pdf
次の災害対策への公衆衛生の取り組み		
180	プロフェッショナル・オートノミーと臨床上の独立性に関するWMAソウル宣言	http://www.med.or.jp/wma/seoul.html
180	医師主導の職業規範に関するWMAマドリッド宣言	http://www.med.or.jp/wma/madrid.html
180	原子力災害における安定ヨウ素剤服用ガイドライン	http://dl.med.or.jp/dl-med/teireikaiken/20140312_2.pdf
180	日本医師会「救急災害医療対策委員会」報告書（平成22年3月）	http://www.med.or.jp/etc/eq201103/kyukyu_saigai21.pdf
180	JMAT携行医薬品リスト（災害医療対策について）	http://www.med.or.jp/doctor/report/002049.html
180	日本医師会防災業務計画　別紙「JMAT要綱」	http://www.med.or.jp/doctor/report/saigai/jmat_youkou20140401.pdf
181	JMATに関する災害医療研修会（2012年3月10日）	http://dl.med.or.jp/dl-med/eq201103/jmat/jmat_20120310.pdf
181	スフィア・プロジェクト―人道憲章と人道対応に関する最低基準	http://www.janic.org/more/accountability/development/sphere/
181	災害時の衛星活用に向けた実証実験に関する協定を締結	http://www.med.or.jp/shirokuma/no1637.html
181	日医ニュース第1255号	http://www.med.or.jp/nichinews/n251220j.html
メンタルケア：PTSD，悲嘆反応など		
191	PTSD初期対応マニュアル：プライマリケア医のために	http://www.jstss.org/topics/573.php
191	PTSDの薬物療法ガイドライン：プライマリケア医のために	http://www.jstss.org/topics/573.php
191	IES-R	http://www.jstss.org/topics/886.php
子どものメンタルケア		
198	JEN（特定非営利活動法人ジェン）	http://www.jen-npo.org/
198	NICCO（公益社団法人日本国際民間協力会）	http://www.kyoto-nicco.org/
198	（認定）NPO法人「地球のステージ」	http://e-stageone.org/
継続支援		
212	NPO法人どさんこ海外保健協力会	http://homepage3.nifty.com/hope-dosanko/
作業療法士		
251	医療スタッフの協働・連携によるチーム医療の推進について	http://www.mhlw.go.jp/shingi/2010/05/dl/s0512-6h.pdf
251	東日本大震災における災害支援活動報告書	http://www.jaot.or.jp/others/saigai.html
251	大規模災害時支援活動基本指針	http://www.jaot.or.jp/wp-content/uploads/2014/07/daikibosaigai-kihonshishin.pdf
理学療法士		
253	災害時に体力を落とさないためのリハビリ（一般向け）	http://www.japanpt.or.jp/upload/japanpt/obj/files/activity/japanquake2011_leaflet_a2.pdf

索 引

太字のページは詳述箇所を示す

和文索引

あ

アウトリーチ 164
　――活動 184
亜急性期 20, 58
　――以降の救護活動 13
悪性腫瘍患者 100, 104
圧迫死 151
アドミニストレーション 95
アルマ・アタ宣言 24
安全の確保 194

い

医師会の役割 176
石巻医療圏
　――の対応 9
　――の薬局の被害 112
石巻圏合同救護チーム 9, 11
一般臨床医の対応 175
移動調剤車両 116
医薬品供給 112
医療救護チーム 36
　――の派遣調整 36
医療救護班 37
　――の派遣調整 39
医療支援のありかた 228
医療ソーシャルワーカー 262
医療対策本部と災害対策本部 230
院外情報収集 31
院外処方箋 115
インターネットによる情報共有 179
インフルエンザ対策 141
飲料水 140

う

ウイルス性胃腸炎 142
ウェザリング効果 170
うつ病 192

え

エコノミークラス症候群 228
エリア・ライン制 9, 17

お

応急的福祉用具提供 157
往診 65
オールハザードアプローチ 175

か

開業医の災害対応 8
介護会議 9
介護支援専門員 266
介護支援体制 82
介護保険 81
外傷後ストレス障害 25, 163, 188, 194
外傷的死別 193
回避 188
回復の3段階 194
外部支援者 144
外部被ばく 169, 170
かかりつけ医 174
学生による支援体制 83
隔離 142
仮設コミュニティ 217
仮設サポートセンター 218
仮設住宅 153
　――等での健康相談 209
　被災直後の―― 216
仮設診療所 19
ガソリンの調達 135
語りと服喪追悼 195
釜石平田仮設 216
からころステーション 182
仮診療所 222
看護協会 240
感染管理認定看護師 9
感染症 138
　――サーベイランス 139
　透析患者と―― 126
がん専門看護師 104

き

基幹災害拠点病院 33
義歯 119
　――の紛失 75
基準該当サービス 81
キャンナス 245
救急搬送 31
給水所 140
急性期 20, 57
　――の医療提供体制 35
　――の歯科活動 74
急性期外部被ばく 169
急性期内部被ばく 168
急性ストレス障害 20
強化型在総診料 67
共助 11
拠点病院 28
緊急医療支援体制 18
緊急災害時必需品リスト 162
緊急支援物資輸送 53
緊急通行車両等認定証 135
緊急帝王切開 15
緊急透析 125

く

クラスター・アプローチ 6, 46
　東日本大震災での―― 93
グリーフケア 192

け

ケアゾーンの設定 218
ケアマネ 266
警察医 70
警察歯科医 77
継続期 21
継続支援 207
気仙沼医療圏域 56
気仙沼巡回療養支援隊 107
検案 70
検案歯科医師の派遣ルート 259

健康格差　233
健康相談会　209
健康の社会的決定要因　233
原発事故　**166**

こ

広域医療搬送拠点　33
広域災害救急医療情報システム　31, 45, 47, 50
広域連携　83
口腔衛生状態　74
口腔ケア　75, 119
　　──用品　259
航空搬送拠点臨時医療施設　39
高血圧（透析患者）　125
公衆衛生　**173**
高齢化率　216
　　──と基礎疾患　122
高齢者の在宅療養　**65**
誤嚥性肺炎　75
国際生活機能分類　200
国際ソーシャルワーカー連盟（IFSW）　263
こころ（心）のケアチーム　153, 182
骨折のリスク（透析患者）　126
コーディネーター　210
　　災害医療──　8, 37, **42**
　　災害ボランティア──　89
　　支援者側の──　120
　　保健医療チームの──　120
孤独死対策　151
子どものメンタルケア　**194**
コミュニティケア型仮設住宅地　217

さ

災害医薬品のコントロール　115
災害医療コーディネーター　8, 37, **42**
災害医療コーディネートシステム　13
災害医療支援者の大原則　230
災害関連死　151
災害救護　**8**
災害拠点病院　**28**
　　──の指定要件　34
災害サイクル　20
災害支援車両　116
災害支援ナース　**240**
災害支援ネットワーク　213
災害時健康危機管理支援チーム　121
災害時サポートセンター　82
災害時超急性期における必須医薬品モデルリスト　272
災害時における医療体制の充実強化について　33
災害時のコミュニケーション　4
災害時の情報管理　3
災害時の予防医学　52
災害時派遣医療チーム　174
災害時プライマリ・ケア　**20**
災害時保健医療　46
災害時ボランティア　247
災害弱者　174
災害対策　**173**
災害対策基本法　49, 59
災害派遣医療チーム　20, 29, 36
災害福祉広域支援ネットワーク　79
災害保健医療支援室　52
災害ボランティア　88
　　──コーディネーター　89
　　──センター　111
災害用処方箋　115
在宅医療　218, 225
　　大規模災害時の──　106
在宅時医学総合管理料（在総診）　66
在宅人工呼吸器療養者　130, 134
在宅寝たきり高齢者　103
サイバーズギルト　163
作業療法士　**249**
避けられた災害死　49
サプライチェーン　54
サーベイランスの構築　139
サポートセンター　219
　　──構想　79

し

死因　72
　　──の比較（透析患者）　126
　　──割合　107
自衛隊の医療班　58
ジェネリック　209
支援者支援　162
支援者側のコーディネーター　120
支援薬剤師　271
歯科医療救護活動　258, 259
歯科活動　74, **255**
歯科診療録　255
自殺防止　151
施設トリアージ用シート　47
実効線量換算係数　167
疾病発生の予防　52
死別　193
地元医師会　228
地元への引き継ぎ　110

社会との再結合　197
手術　15
首長　**151**
巡回健康相談チーム　109
消化器症状（透析患者）　126
小児甲状腺検査　169
情報管理　3
情報通信システム　47
初回透析　125
食事の問題　103
褥瘡の発生　103
食の確保　**118**
食品汚染　169
食糧　140
　　──の配給　140
人工呼吸器療養者　**136**
震災後介護認定率　224
震災こころのケア・ネットワークみやぎ　183
震災二次被災地域　131
心的外傷後ストレス障害　25, 163, **188**, 194
人道援助ロジスティクス　49
侵入症状　188
深部静脈血栓症　101
心理社会的ケア　194
心理的応急処置　24
診療所の被災　**56**

す

スピリチュアルケア　192

せ

生活機能モデル　201
生活行為向上マネジメント　249
生活不活発病　156, **199**
　　──チェックリスト　203
　　──の予防　252
精神疾患　104
精神障害者　100
赤十字ネットワーク　51
摂食嚥下障害　119
全国コミュニティライフサポートセンター（CLC）　213
選択的セロトニン再取込み阻害薬　190
先発品　209
専門職ボランティア　213
線量再構築　170

そ

相馬市の場合　151
ソーシャル・キャピタル　**233**
　　――の喪失　226

た

大学病院の取り組み　**14**
大規模災害リハビリテーション支援
　関連団体協議会　121, 251, 253
大災害時の検案　**70**
退所サマリー　263
タイムラグ(医薬品供給)　114
多次元的ボランティアコーディネート
　90
多職種協働
　食を中心とした――　**118**
多数傷病者対応　31
短期的対応　151

ち

地域区分　130
地域災害医療コーディネーター　**42**
地域災害医療連絡会議　37
地域住民の備え　10
地域精神保健活動　**182**
地域包括ケア
　――システム　174
　石巻市の――　**222**
地域包括ケア推進実施計画　227
地域保健医療体制　50
地域リハビリテーション　158
チェルノブイリ事故　169
中長期の課題　153
超急性期　20, 56
地理情報システム　47

つ

津波襲来時　60
津波襲来直後　56

て

低線量被ばく　166
ディーパット　43
ディヘート　43
デブリーフィング　25
テレコミュニケーション　54
電子カルテ　64, 209
デンタルプラーク　75

と

トイレの設置　140
透析患者　**124**
　――の移送　128
東北大学病院の取り組み　**14**
ドクターヘリ　63
特別な配慮が必要な人　206
都道府県災害医療コーディネーター
　42
トモダチ作戦　94
トラウマ　188, 193
　――の記憶　195
トリアージ　15
　――ゾーン　60
　――タグ　60
トレンチトイレ　140

な

内部被ばく　167
南海トラフ地震　10
　インターネットによる情報共有
　179

に

新潟県中越地震　79, 113, **228**
日常生活動作　99
日本医師会災害医療チーム　13, 20,
　41, 121
日本栄養士会災害支援チーム　121
日本赤十字社　51
日本プライマリ・ケア連合学会　22
日本DMAT活動要領　39
乳幼児を持つ親子　100
妊産婦　104

ね

ネガティブリスト　145

の

ノロウイルス　142

は

肺炎アウトブレイク　120
肺炎対策　101
排泄の問題　103, 119
排泄物　140
肺塞栓　101
ハイプ・サイクル　148
廃用症候群　202
歯型からの身元確認　**77**

歯型記録　255
歯型照合ソフト　256
阪神・淡路大震災　49
　概要　113
　義歯の紛失　74
　災害医療の問題点　28
　肺炎患者　101
　被災者とのコミュニケーション　5

ひ

東日本大震災
　医薬品供給　**113**
　医療救護チーム　**41**
　医療ソーシャルワーカー　**262**
　介護支援専門医　**269**
　概要　**113, 160**
　クラスター・アプローチ　93
　検案　**70**
　健康相談　209
　コーディネート活動　45
　子どものメンタルケア　**163, 194**
　災害救護　**8**
　災害拠点病院　**30**
　災害支援ナース　**240**
　災害保健医療支援室　52
　在宅医療　**106**
　在宅人工呼吸器療養者　**136**
　作業療法士　**249**
　歯科活動　**255**
　首長の指揮　151
　震災地域区分　130
　診療所の被災　**56**
　精神保健活動　**182**
　地域包括ケア　**222**
　透析患者の支援透析　125
　歯型からの身元確認　**77**
　病院の被災　**59**
　訪問看護　**245**
　要援護者への支援　**98**
　理学療法士　**252**
　リハ支援避難所　158
　JMATの派遣　177
　PCATの活動　22
被災地外の開業医の役割　13
避難所　151
　――の環境整備　156
被ばく　166
　――線量　153
被ばく者疫学調査　166
病院災害対策本部　60
病院の被災　**59**

ビルド・バック・ベター　6

ふ

複雑性悲嘆　193
福祉避難所　9, 158
福島第一原発事故　169
福祉用具　157
防ぎえた災害死　32, 199
防ぎえる生活機能低下　199
復興期　46, **233**
復興市街地　221
物流インフラ　53
プライマリ・ケア
　　──の5つの理念　3
　　──の役割　21
　　災害医療における──　**2**
　　PTSDの──　190
フラッシュバック　193
プロフェッショナル・オートノミー　173

へ

米国緊急事態管理庁　54
変形性膝関節症　156
変形性脊椎症　156

ほ

放射性セシウム　169
放射線医療　**166**
放射線被ばく　166
　　──対策　153
訪問看護　**245**
訪問支援　164
訪問診療　65, 108
訪問診療医　**65**

保健医療情報管理　4
保健医療チームのコーディネーター　120
保健師　244
　　──のコーディネート　108
ポジティブリスト　145
ボランティア　88, 247
　　──と感染症　141
ボランティアコーディネート　**88**
　　──におけるコーディネーターの養成　110
ボランティアセンター　213
ボランティアナース　245

ま

慢性期　20, 170
　　──の継続支援　207
慢性期外部被ばく　170
慢性期内部被ばく　169
慢性透析療法の現況　124

み

三重県の地震防災必携　231
ミスマッチ（医薬品供給）　114
ミニレクチャー（健康講話）　210
身元確認　255
　　──業務　259
　　──システム　77
宮城県災害対策本部における活動　44
宮城県サポートセンター支援事務所　215

め

メディアとのコミュニケーション　4
メンタルケア　160, **188**, 223

　　子どもの──　194

も

燃え尽き症候群　25
モバイルファーマシー　116

や

薬剤師　114, **271**
薬剤師班　115

よ

要援護者　**98**
預託実効線量　169

ら

ライフライン　30
　　──途絶者　130
　　──の確保　133

り

理学療法士　**252**
リスクマネジメント　65
リハ支援避難所　158
リハビリテーション関連職種　253
リハビリテーション支援活動　**155**
療養型避難所　9

れ

連携　238

ろ

ロジスティック　95
　　──支援　**49**
ロタウイルス　142

欧文索引

A

ADL（activities of daily living）　99

B

Build Back Better　6
burnout　25

C

CBRT（Community-Based Rehabilitation Team）　156
Contingency Planning　97

D

DART（Disaster Acute Rehabilitation Team）　155
debriefing　25
DHEAT（Disaster Health Emergency Assistance Team）　43, 121
Disaster Preparedness　179
DMAT（Disaster Medical Assistance Team）　13, 18, 20, 29, 36, 50, 174
　　──との協働　32

　　──派遣調整　37
dose reconstruction　170
DPAT（Disaster Psychiatric Assistance Team）　43
DVT（deep vein thrombosis）　101
DWAT（Disaster Welfare Assistant Team）　263

E

EAT-10　119

EMIS（Emergency Medical Information System） 31, 45, 47, 50
EWARN（Early Warning Alert and Response Network） 139

F

Facebook の利用 186
FEMA（Federal Emergency Management Agency） 54

G

GIS（Geographic Information System） 47

H

Huma 50
humanitarian logistics 49

I

ICF（International Classification of Functioning, Disability and Health） 200

J

JMAT（Japan Medical Assosiation Team） 13, 20, 33, 41, 43, 121, 176
JRAT（Japan Rehabilitation Assistance Team） 43, 121, 155, 251, 253

K

Kokushikan DMAT 50

M

MCA 無線（機） 41, 63
MNA（mini nutritional assessment） 119
MSW（Medical Social Worker） **262**

P

PCAT（Primary Care for All Team） **20**
PDCA サイクル 95
PFA（Psychological First Aid） 24, 90
PIPC（Psychiatry In Primary Care） 223
preventable death 199
preventable disability 199
PTSD（posttraumatic stress disorder） 25, 163, **188**, 194
Pull 型の支援 272
Push 型の支援 272

R

risk-management（RM） 65

S

SCU（Staging Care Unit） 33, 39
SPHERE Standard 92
SSRI 190

T

The Japan Dietetic Association-Disaster Assistance Team（JDA-DAT） 121
Tokusyukai DMAT 50

V

volunteer 88

スーパー総合医

大規模災害時医療

2015年8月10日　初版第1刷発行 ©

〔検印省略〕

シリーズ総編集 ―― 長尾和宏

専門編集 ―――― 長　純一，永井康徳

発行者 ――――― 平田　直

発行所 ――――― 株式会社 中山書店
　　　　　　　　〒113-8666 東京都文京区白山1-25-14
　　　　　　　　TEL 03-3813-1100（代表）
　　　　　　　　振替 00130-5-196565
　　　　　　　　http://www.nakayamashoten.co.jp/

装丁 ――――――― 花本浩一（麒麟三隻館）

印刷・製本　　株式会社 真興社

Published by Nakayama Shoten Co.,Ltd.
ISBN 978-4-521-73904-5　　　　　　　　　　　　　　　　Printed in Japan
落丁・乱丁の場合はお取り替え致します．

・本書の複製権・上映権・譲渡権・公衆送信権（送信可能化権を含む）は株式会社中山書店が保有します．

・JCOPY 〈（社）出版者著作権管理機構 委託出版物〉
本書の無断複写は著作権法上での例外を除き禁じられています．複写される場合は，そのつど事前に，（社）出版者著作権管理機構（電話 03-3513-6969，FAX 03-3513-6979，e-mail:info@jcopy.or.jp）の許諾を得てください．

本書をスキャン・デジタルデータ化するなどの複製を無許諾で行う行為は，著作権法上での限られた例外（「私的使用のための複製」など）を除き著作権法違反となります．なお，大学・病院・企業などにおいて，内部的に業務上使用する目的で上記の行為を行うことは，私的使用には該当せず違法です．また私的使用のためであっても，代行業者等の第三者に依頼して使用する本人以外の者が上記の行為を行うことは違法です．